Dave Pulsford & Rachel Thompson
Demenz
Unterstützung für Angehörige und Freunde

www.junfermann.de

blogweise.junfermann.de

www.facebook.com/junfermann

twitter.com/junfermann

www.youtube.com/user/Junfermann

DAVE PULSFORD & RACHEL THOMPSON

DEMENZ

UNTERSTÜTZUNG FÜR ANGEHÖRIGE UND FREUNDE

Aus dem Englischen von Christine Sadler

Junfermann Verlag
Paderborn
2016

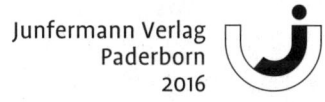

Copyright	© der deutschen Ausgabe: Junfermann Verlag, Paderborn 2016
Copyright der Originalausgabe	© 2013 Dave Pulsford und Rachel Thompson Die Originalausgabe ist 2013 unter dem Titel *Dementia: Support for Family and Friends* bei Jessica Kingsley Publishers erschienen.
Übersetzung:	Christine Sadler
Illustrationen:	© Geoff Brennan
Coverfoto:	© miamariam – fotolia.com
Reihenentwurf:	Christian Tschepp
Satz	satz&sonders GmbH, Münster

Bibliografische Information der Deutschen Nationalbibliothek	Die Deutsche Nationalbibliothek verzeichnet diese Publikation in der Deutschen Nationalbibliografie; detaillierte bibliografische Daten sind im Internet über ↗ http://dnb.d-nb.de abrufbar.

ISBN 978-3-95571-490-1
Dieses Buch erscheint parallel als E-Book.
ISBN 978-3-95571-575-5 (EPUB)
978-3-95571-576-2 (MOBI)
978-3-95571-577-9 (PDF)

Inhalt

Danksagungen

Wir möchten uns bei folgenden Personen bedanken: Maureen Evans, Kate Harwood, Barbara Pointon, Peter Watson und den anderen Familienangehörigen und Freunden demenzkranker Menschen, die freundlicherweise bereit waren, sich für dieses Buch befragen zu lassen.

Ein Dank für ihre Unterstützung geht auch an Joy Watkins von Uniting Carers, Dementia UK.

Einleitung: Über dieses Buch

Dieses Buch richtet sich an alle, die mehr über Demenz wissen wollen und erfahren möchten, wie sie von dieser Krankheit Betroffene unterstützen können. Unsere Leser sind möglicherweise enge Familienangehörige eines mit Demenz lebenden Menschen: sein Ehepartner, sein Kind oder sein Enkelkind. Vielleicht haben Sie die Rolle der „Hauptpflegeperson" übernommen oder erwarten, dass diese auf Sie zukommt. Oder möglicherweise sind Sie ein guter Freund und möchten den Erkrankten und seine Familie unterstützen. Es kann auch sein, dass Sie sich über sich selbst Gedanken machen. Wie fühlen Sie sich in diesem Moment? Wir nehmen an, Sie sind besorgt und verunsichert. Das ist verständlich; doch lassen sich mit Beratung und Unterstützung einige der mit Demenz verbundenen Ängste verringern.

Wie auch immer Ihre Beziehung zu dem Betroffenen beschaffen sein mag, wir hoffen, dieses Buch wird für Sie informativ und von Nutzen sein. Es soll Ihnen praktischen Rat und Anregungen dazu geben, wie Sie einem Menschen mit Demenz ein so angenehmes und erfülltes Leben wie nur denkbar ermöglichen und dabei zugleich auch sich selbst und einander unterstützen können. Vor allem hoffen wir, Ihnen helfen zu können, eine positive Einstellung gegenüber dem Leben mit der Demenz anzunehmen. Denn obwohl es schwierig, anstrengend und mitunter herzzerreißend sein kann, Angehöriger oder Freund eines Demenzkranken zu sein, kann dieser doch mit der Hilfe von Ihnen und anderen Menschen (darunter bezahlte Pflegende und Fachkräfte) eine gute Lebensqualität haben und sich bis zum Ende seines Lebens wohlfühlen. Sie können also etwas Trost und Befriedigung aus dem Wissen schöpfen, dass Sie für die Person und die ihr Nahestehenden Ihr Bestes getan haben.

Bei der Demenz handelt es sich um eine fortschreitende und tödlich verlaufende Krankheit, gegen die es bislang noch kein Heilmittel gibt. Dennoch können wir viel tun, um Menschen mit diesem Leiden zu helfen. Wir gehen davon aus, dass unsere Leser bemüht sind, einem demenziell Erkrankten ein optimales Leben zu ermöglichen, sie hierfür aber Wissen, Verständnis und Fertigkeiten benötigen. Zu wichtigen Wissensaspekten zählen Informationen über die Form der Demenz, die den Betroffenen ereilt hat, über die Auswirkungen, welche die Erkrankung auf ihn und andere haben wird, sowie über die verfügbaren Möglichkeiten externer oder professioneller Unterstützung.

Es ist Verständnis darüber erforderlich, wie Menschen mit Demenz ihre Krankheit wahrnehmen, welche Gefühle sie wahrscheinlich haben und, ganz wichtig, wie sie die Welt aufgrund ihrer kognitiven Schwierigkeiten – dem Hauptmerkmal einer Demenz – erleben. Wir sprechen in diesem Zusammenhang von „Demenzempathie", einer Qualität, die wir als den wichtigsten Faktor beim erfolgreichen Unterstützen eines Betroffenen ansehen. Das Konzept der Demenzempathie werden wir im gesamten Buch umfassend erläutern. Zu den wichtigen Fertigkeiten zählen das effektive Kommunizieren mit einem demenzkranken Menschen, das Fördern seines Bemühens, aktiv und selbstständig zu bleiben, und das wirkungsvolle Reagieren, wenn er sich in einer von anderen als schwierig empfundenen Weise verhält.

Der Weg durch die Demenz erfordert zahlreiche Entscheidungen, mit denen entweder die betroffene Person selbst oder die ihr Nahestehenden künftige Vorgehensweisen bestimmen müssen. Wir sind der Überzeugung, dass die Informationen und Ideen in diesem Buch unseren Lesern dabei helfen und sie dazu ermutigen werden, die Person nach Möglichkeit in die Entscheidungsprozesse mit einzubeziehen. Der Inhalt dieses Buchs leitet sich aus der Erfahrung her, die wir selbst durch unsere praktische Tätigkeit, Lehre und Forschung im Bereich der Demenzpflege gesammelt haben. Des Weiteren lassen wir Familienangehörige und Freunde demenzkranker Menschen zu Wort kommen, die freundlicherweise über ihre eigenen Erfahrungen in der Pflege und Unterstützung eines Betroffenen berichtet haben und deren Zitate wir in den Text eingebunden haben.

Die Demenz ist eine fortschreitende Krankheit, die möglicherweise erst nach vielen Jahren zu ihrem Ende kommt. Wenngleich jeder Mensch ein wenig andere Symptome aufweisen kann, durchlaufen die meisten Menschen auf ihrem Weg durch die Demenz doch voraussichtlich drei grob definierte Stadien. Bei diesen handelt es sich um das Frühstadium (leichte Demenz), das mittlere Stadium (mittelschwere Demenz) und das fortgeschrittene Stadium (schwere Demenz). Der Aufbau des Buchs folgt dieser Unterteilung, um den fortschreitenden Verlauf der Erkrankung zum Ausdruck zu bringen. Obgleich es in der Art des Voranschreitens einer Demenz einige individuelle Unterschiede gibt, hoffen wir, dass diese Struktur einen nützlichen Rahmen bietet. Wir beginnen in *Kapitel 1* mit einem breiten Überblick über die Demenz, mit allgemeinen Informationen über die Natur der Krankheit und mit den wesentlichen Grundsätzen des Pflegens und Unterstützens eines Menschen mit Demenz. *Kapitel 2* beschäftigt sich mit der Frage, wie eine Demenz beginnt, und mit dem Einschätzungsprozess, der zu einer Diagnose führen kann. Des Weiteren untersuchen wir einige spezielle Formen der Demenz. In *Kapitel 3* konzentrieren wir uns auf das Frühstadium der Demenz, in dem ein Betroffener noch über viele seiner Fähigkeiten verfügt. Die Hauptrolle von Angehörigen und Freunden besteht jetzt darin, ihm beim Bewahren seiner Selbstständigkeit zu helfen und gleichzeitig für die Zukunft zu planen. In *Kapitel 4* behandeln wir das mittlere Stadium der Demenz, in dem ein Erkrankter aktivere Pflege und Unterstützung benötigt. Angesichts seiner Schwierigkeiten kann es problematisch werden, seine Selbstständigkeit aufrechtzuerhalten. Da es im mittleren Stadium zu den tief greifendsten Veränderungen der Person kommt und sich Angehörige und Freunde jetzt häufig vor die größten Herausforderungen gestellt sehen, fahren wir in *Kapitel 5* mit der Betrachtung dieses Abschnitts der Erkrankung fort. In *Kapitel 6* besprechen wir die Fragen, die sich im Zusammenhang mit der stationären Langzeitpflege ergeben: ob für den Betroffenen ein Platz in einer Pflegeeinrichtung gesucht werden soll oder nicht, wie ein Pflegeheim ausgewählt wird und wie der in einem Pflegeheim wohnende Mensch unterstützt werden kann. *Kapitel 7* behandelt das fortgeschrittene Stadium der Demenz, in dem die Schwierigkeiten der Person so groß sind, dass sie mehr oder weniger vollständig auf die Pflege anderer – ob Familienangehörige und Freunde oder Fachkräfte – angewiesen ist. Und da es sich bei der Demenz zwangsläufig um eine tödlich verlaufende Krankheit handelt, machen wir uns schließlich in *Kapitel 8* Gedanken über das Lebensende. Spezielle Schwierigkeiten werden im gesamten Buch jeweils an dem Punkt auf dem Weg durch die Demenz besprochen, an dem sie mit der größten Wahrscheinlichkeit auftreten. Es muss aber immer daran gedacht werden, dass alle Menschen mit Demenz Individuen sind und es Unterschiede im Fortschreiten der Krankheit sowie in der Art, wie sie sich auf die Betroffenen auswirkt, geben kann.

Unser Schwerpunkt liegt auf allgemeinen Grundsätzen der Pflege und Unterstützung, die sich auf demenzkranke Menschen weltweit anwenden lassen. Die meisten Länder verfügen über weitgehend ähnliche professionelle Pflegedienste und flankierende rechtliche Rahmenbedingungen, doch gibt es unweigerlich in einer Reihe von Bereichen Unterschiede. Hierzu gehören die Versorgung mit Unterstützungsdiensten, die Finanzierungsregelungen, die Gesetzgebung und zum Teil auch die Terminologie. Wir unternehmen nicht den Versuch, Einzelheiten wie die Struktur der Pflegedienste, der Finanzierungsmodalitäten oder des Rechtsrahmens für verschiedene Ländern zu erläutern. Wir haben jedoch einen Abschnitt „Informationsquellen für Angehörige und Freunde" ans Ende des Buchs gestellt, in dem spezielle Organisationen und Unterstützungsangebote für Leser in Deutschland, Österreich und der Schweiz aufgeführt sind.

> Mehr über die Demenz zu erfahren und zu wissen, was ich zu erwarten hatte, half mir zu erkennen, wie ich besser reagieren und die Lage meistern konnte.

1. | Mit Demenz vertraut werden

1.1   Was ist Demenz?

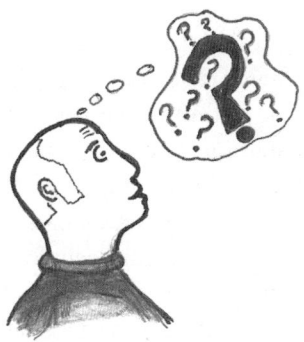

Demenz ist ein Leiden, das durch eine Erkrankung des Gehirns hervorgerufen wird. Medizinisch gesprochen handelt es sich bei der Demenz um ein *Syndrom* – das heißt, jemand ist mit einer ganzen Reihe von Schwierigkeiten konfrontiert, die etliche Ursachen haben können. Es sind mehr als 100 unterschiedliche Formen der Demenz bekannt, von denen die meisten zum Glück nur äußerst selten auftreten. Zumeist ist eine Person erst zu einem späteren Zeitpunkt im Leben von Demenz betroffen – die große Mehrheit der Demenzkranken ist 65 Jahre oder älter –, doch können manche Erkrankungen, die zu einer Demenz führen, auch jüngere Menschen ereilen. Die häufigsten Arten der Demenz sind die Alzheimer-Krankheit, die vaskuläre Demenz, die Lewy-Körperchen-Demenz und die frontotemporale Demenz. Wir werden diese und andere Demenzformen im nächsten Kapitel behandeln.

Da Menschen lange mit Demenz leben können, ist die Sicherung ihrer Lebensqualität von grundlegender Bedeutung. Jedoch muss man sich darüber im Klaren sein, dass es sich bei der Demenz um eine fortschreitende und tödlich verlaufende Krankheit handelt, die in den meisten Fällen zu zunehmenden kognitiven Schwierigkeiten und wachsender Abhängigkeit von anderen führt. Wie lange ein Betroffener leben wird, hängt von der Art seiner Demenzerkrankung, seinem Alter und seinem allgemeinen Gesundheitszustand ab. Viele Menschen leben jedoch mehrere Jahre lang mit diesem Leiden. Letztlich wird ein Demenzkranker aber wahrscheinlich an diesem Syndrom sterben, auch wenn einige Betroffene – insbesondere ältere Personen – andere Krankheiten bekommen, die zum Tode führen können, wie zum Beispiel eine Herzerkrankung oder Krebs. Dies erschwert Familienangehörigen und Freunden den Umgang mit Demenz natürlich in besonderem Maße. Sie machen die schmerzhafte Erfahrung zu sehen, wie jemand, den sie kennen und lieben, abbaut und sich verändert. Und sie müssen sich schon früh damit abfinden, dass sie diesen Menschen wahrscheinlich eines Tages verlieren werden. Der tödliche Verlauf der Demenz bedeutet zudem, dass es wichtig ist, sich über die Zukunft Gedanken zu machen und vorausschauend zu planen. Mag es auch schwerfallen, sich diesem Thema zu stellen, ist eine Beschäftigung mit ihm doch unerlässlich (siehe Kapitel 3).

Demenziell erkrankte Menschen sind nicht alle gleich, und jedes Individuum hat seine eigenen speziellen Schwierigkeiten. Hierfür gibt es eine Reihe von Gründen. Erstens kommt Demenz, wie bereits gesagt, in vielen verschiedenen Formen vor. Eine jede kann, insbesondere im Frühstadium, unterschiedliche Merkmale aufweisen. Zweitens sind einige Merkmale in der früheren Phase auffälliger, während andere eher in den späteren Stadien auftreten. Dies liegt daran, dass es sich bei der Demenz um eine fortschreitende Erkrankung handelt. Drittens beeinflussen mit der Eigenart eines Menschen zusammenhängende Faktoren, wie seine Persönlichkeit, seine Lebensgeschichte und seine körperliche sowie psychische Gesundheit, die Ausprägung der Demenz. Und schließlich kann die Art, wie Angehörige, Freunde und Fachkräfte mit der betroffenen Person interagieren und für sie sorgen, große Auswirkungen darauf haben, wie die Demenz fortschreitet. Wir werden uns mit diesen Faktoren in den nachfolgenden Kapiteln ausführlicher beschäftigen. Im Großen und Ganzen entstehen durch eine Demenz jedoch die folgenden Hauptschwierigkeiten.

Gedächtnisschwierigkeiten

Häufig, aber nicht immer, sind Gedächtnisschwierigkeiten die ersten Anzeichen einer Demenz. Jemand beginnt, Dinge zu vergessen, an die er sich normalerweise mühelos erinnern würde. Zunächst handelt es sich hierbei wahrscheinlich um Erinnerungen an jüngste Ereignisse oder neu gelernte Informationen. Die erkrankte Person vergisst vielleicht den Namen eines Menschen oder was sie am Tag zuvor getan hat. Sie sagt etwas im Zuge eines Gesprächs und wiederholt es dann kurz darauf noch einmal, weil sie nicht mehr weiß, dass sie es bereits gesagt hat. Wird ihr etwas Neues erzählt, kann sie es sich nicht merken, oder es fällt ihr schwer, zu überblicken, was um sie herum geschieht. Wichtig ist, dass es sich hierbei um eine *Veränderung* gegenüber der Art handelt, die man von der Person normalerweise kennt – wir alle haben gelegentlich Gedächtnisaussetzer, und Gedächtnisschwierigkeiten sind nur dann ein Anzeichen einer Demenz, wenn das Gedächtnis des Betroffenen schlechter zu sein scheint als früher und auch andere Veränderungen erkennbar sind.

> Es war vor allem das Gedächtnis meines Mannes; er fragte mich ständig nach der Uhrzeit, nach dem Datum und danach, was wir vorhatten. Früher war er mehr Herr der Lage.

Mit fortschreitender Demenz dürften sich die Gedächtnisschwierigkeiten verschärfen. Im Frühstadium der Erkrankung ist eine Person noch imstande, sich an sehr vertraute Informationen zu erinnern, wie zum Beispiel an die Namen enger Familienangehöriger oder daran, wo sie zu Hause bestimmte Gegenstände findet. Auch kann sie sich auf Ereignisse aus der Vergangenheit besinnen, wobei die Erinnerungen häufig bis in die Kindheit zurückreichen. Mit der Zeit jedoch kommt es zu einer Beeinträchtigung dieser Erinnerungen und schließlich zu ihrem Verlust. Im fortgeschrittenen Stadium der Demenz hat die betroffene Person nicht selten ein schwaches Erinnerungsvermögen für neue wie für vergangene Ereignisse und lebt ihr Leben ganz und gar im gegenwärtigen Augenblick.

Veränderungen des Wesens und der Emotionen

Das erste Anzeichen einiger Formen der Demenz ist nicht unbedingt Gedächtnisverlust, vielmehr kommt es zu sichtbaren Veränderungen der Persönlichkeit – des Wesens oder der Lebenseinstellung einer Person. Manche Menschen scheinen stärker zu Überempfindlichkeit oder Wut zu neigen als gewöhnlich, während andere auf bestimmte Ereignisse ruhiger und zurückhaltender oder besorgter zu reagieren scheinen. Diese Anzeichen werden häufig nicht als das erkannt, was sie sind. Familienangehörige und Freunde glauben möglicherweise, der Betroffene sei depressiv oder stehe unter Stress. Das kann häufig bei jüngeren Demenzkranken (65 Jahre oder jünger) vorkommen, weil Wesens- und Verhaltensänderungen übliche erste Anzeichen einiger der Erkrankungen sind, die diese Altersgruppen treffen.

Solche Veränderungen können mit fortschreitender Demenz spürbarer werden. Sie kommen darin zum Ausdruck, dass jemand sich auf eine von anderen als schwierig empfundene Art und Weise verhält, zum Beispiel in bestimmten Situationen sehr unruhig wird oder sich vielleicht widersetzt und sogar aggressiv wird. Manche Personen können sehr emotional werden und viel mehr weinen oder sich aufregen als früher. Andere werden teilnahmslos, wollen nichts mehr unternehmen und leiden möglicherweise durchaus an einer Depression. Menschen sind jedoch sehr unterschiedlich, und bei einigen zeigen sich nur wenige Wesensänderungen oder Abweichungen von ihrer gewöhnlichen Gemütslage.

> Mein Opa beschrieb meine Oma immer als ziemlich starrköpfig und schwierig, und das waren Sachen, die ich mir bei ihr einfach nicht vorstellen konnte.

> Mein Mann hatte angefangen, sehr ungeduldig mit meiner Mutter zu sein. Und das, obwohl er normalerweise sehr geduldig und freundlich war. Er begann sie anzuschreien – sehr untypisch.

Rückgang der kognitiven Fähigkeiten

Der Begriff „kognitiv" bezieht sich auf die intellektuellen Fähigkeiten oder Denkfähigkeiten eines Menschen. Eine Demenz beeinflusst die kognitiven Fähigkeiten in
vielfacher Hinsicht. Angehörige und Freunde werden feststellen, dass dem Betroffenen das Ausführen vieler Dinge, zu denen er früher in der Lage war, schwerer fällt.
Seine allgemeinen Denkfähigkeiten nehmen ab – war er beispielsweise früher gut
im Lösen von Kreuzworträtseln, Mathematikaufgaben oder Fernsehquizzen, kann er
dies nun als zunehmend schwierig empfinden. Wahrscheinlich sinkt seine Aufmerksamkeitsspanne, und er hat immer größere Mühe, sich länger als nur für kurze Zeit
auf etwas zu konzentrieren oder sich mit Dingen zu befassen, die außerhalb seines
direkten Blickfelds liegen. Nicht selten ist sein Urteilsvermögen beeinträchtigt, und
er tut sich schwerer mit dem Fällen von Entscheidungen oder ist nicht in der Lage,
sämtliche an der Entscheidungsfindung beteiligten Faktoren zu berücksichtigen. Dies
kann dazu führen, dass er manchmal Dinge tun will, bei denen er riskiert, sich oder
anderen Schaden zuzufügen. Ein Beispiel hierfür wäre, dass jemand glaubt, immer
noch problemlos Auto fahren zu können, wenn er in Wirklichkeit Gefahr läuft, sich
zu verfahren oder einen Unfall zu erleiden.

Ebenfalls abnehmen kann die Fähigkeit zur Ausführung von Aufgaben, die eine Hand-
lungsabfolge beinhalten. Beispiele hierfür wären das Ankleiden oder Teekochen (Psychologen nennen dies eine „Störung der Exekutivfunktionen"). Der Betroffene zieht
seine Kleidungsstücke möglicherweise in der falschen Reihenfolge an oder ist nicht
in der Lage, sein Hemd zuzuknöpfen. Letztlich kann dies zum Verlust der Fähigkeit
führen, für sich selbst zu sorgen. Die Person benötigt dann Hilfe beim Essen und
Trinken, bei der Körperpflege sowie beim Gang auf die Toilette.

> Ich brachte meiner Frau das Dominospiel bei, und sie verstand nicht, dass man immer gleiche
> Augenzahlen aneinanderlegen muss. Ich fand das wirklich seltsam. Eines Tages merkte meine
> Frau, dass sie keine Sandwiches mehr zubereiten konnte. Sie stand einfach da mit zwei Scheiben
> Schinken und vier Scheiben Brot und wusste nicht, was sie tun sollte.

Es ist nicht ungewöhnlich, dass Menschen mit Demenz sämtliche Schwierigkeiten, denen sie sich gegenübersehen, zu vertuschen suchen. Dies gilt vor allem im Frühstadium
der Erkrankung. Es kann deshalb einige Zeit dauern, bis Angehörige und Freunde
Veränderungen tatsächlich bemerken. Häufig macht ein Betroffener Ausflüchte, um
die Übernahme bestimmter Aufgaben zu vermeiden oder Situationen zu verhindern,
in denen er sich ausgeliefert fühlt.

> Ich konnte sehen, dass das Selbstvertrauen meines Mannes sank. Eines Tages kam er tat-
> sächlich zu mir, weil er nicht herausfinden konnte, wie er einen dreipoligen Stecker richtig

verdrahten sollte. Und das ist ein Mann, der früher komplett von null an elektronische Geräte gebaut hat.

Mein Mann tat nicht mehr so viel wie früher. Wir hatten immer eine sehr gleichberechtigte Beziehung, aber nun fing er an, weniger zu tun. Er sagte Dinge wie: „Du kochst besser als ich" – ich akzeptierte das damals, aber wenn ich jetzt zurückblicke, glaube ich, dass es eine Ausrede war.

Eine weitere Folge von Gedächtnisstörungen und kognitiven Schwierigkeiten ist *Desorientierung*. Von dieser spricht man, wenn es einer Person Probleme bereitet, ihren Standort zu lokalisieren, sich zurechtzufinden, das Konzept der Zeit zu verstehen oder andere Menschen zu erkennen. Die Desorientierung nimmt normalerweise mit fortschreitender Erkrankung zu, bis der Betroffene schließlich ganz offensichtlich kein Verständnis seiner Umwelt mehr hat.

Ich glaube, eine der ersten Sachen, die ich bemerkte, war die, dass meine Frau während unseres Urlaubs im Hotel nicht mehr den Weg zurück zum Zimmer finden konnte. Ich fand das schon ein bisschen merkwürdig, dachte aber zu dem Zeitpunkt nicht viel darüber nach … Ich dachte einfach, sie wäre schusselig.

Bei einigen Formen der Demenz kann es zu Schwierigkeiten mit der visuellen oder räumlichen Wahrnehmung kommen: der Fähigkeit, Objekte visuell zu verfolgen oder zu verstehen, auf welche Weise Dinge in der physischen Welt in Beziehung zueinander stehen.

Mein Mann begann, beim Klavierspielen Fehler zu machen – er hatte das Gefühl, dass seine rechte Hand und die linke Hand sich nicht in Einklang bringen ließen. Er war vollkommen frustriert, er übte und übte, um seine Hände wieder zu trainieren, der eigentliche Grund aber war der, dass sein Blick von einer Notenzeile zur nächsten rutschte. *Das* war das Problem.

Verhaltensänderungen

Es dürfte klar sein, dass die Gedächtnisprobleme, Wesensänderungen und kognitiven Schwierigkeiten eines Demenzkranken zu erheblichen Veränderungen seiner Verhaltens- und Handlungsweisen führen. Wir haben erwähnt, dass der Betroffene den Rückgang einiger Fähigkeiten feststellen wird. Dies veranlasst ihn dazu, weniger zu tun als zuvor. Häufig beginnt er, sich zudem anders zu verhalten und Dinge zu tun, die für andere schwer zu verstehen sind. So kann er sich etwa verstecken oder Gegenstände horten oder einen starken Bewegungsdrang haben. Mitunter gibt er sich in einer Weise, die Angehörige und Freunde als sehr schwierig empfinden, ist beispielsweise extrem reizbar oder unruhig. Solch ein Verhalten mag häufig willkürlich und unerklärlich erscheinen, kann aber, wie wir in Kapitel 5 sehen werden, für die betroffene Person durchaus einen Sinn haben.

> Ich dachte, mein Mann würde es mit Absicht tun; er nahm immer meine Topfhandschuhe und warf sie oben auf den Küchenschrank, wo ich nicht an sie rankam. Aber vielmehr versteckte er sie sicher, weil er wusste, dass sie wichtig waren und nicht verloren gehen durften. Ich dachte einfach, er wäre schwierig.

Kommunikationsschwierigkeiten

Die mit der Demenz einhergehende Beeinträchtigung des Gedächtnisses und der Kognition äußert sich häufig darin, dass der Betroffene Mühe hat, mit anderen zu kommunizieren und andere zu verstehen. Im Frühstadium einer Demenzerkrankung kann er normalerweise begreifen, was andere sagen, doch fällt es ihm schwer, sich klar auszudrücken. Zunächst besteht seine Schwierigkeit nicht selten darin, den richtigen Namen für etwas zu finden (einschließlich sehr vertrauter Wörter wie „Hund" oder „Jacke"). Später kann es ihm, obwohl er weiß, was er sagen will, Probleme bereiten, verständliche Sätze zu bilden (Psychologen verwenden für diese Sprachstörung den Begriff „kognitive Dysphasie"). Dies ist fraglos sehr frustrierend für die erkrankte Person und schwierig für jene Angehörigen und Freunde, mit denen sie zu kommunizieren versucht.

> Einmal konnte meine Mutter kein Wort herausbringen, und sie wurde ärgerlich und beschimpfte mich. Es sah so aus, als wollte sie sich die Haare ausreißen, in so einem Zustand war sie, und ich musste ihre Hände festhalten und sagen: „Tu mir das nicht an, Mama, ich versuche nur, dir zu helfen. Ich finde es schrecklich, was mit dir passiert." Letztlich regte sie sich auf, und ich regte mich ebenfalls auf.

Manchmal bringt das, was ein Demenzkranker sagt, gestörtes Denken zum Ausdruck. So kann er der festen Überzeugung sein, etwas sei wahr, wenn es in Wirklichkeit nicht den Tatsachen entspricht. Dies könnte darauf hindeuten, dass er Dinge missversteht; es könnte sich hierbei aber auch um eine Störung handeln, die von Psychologen als „wahnhaftes Denken" bezeichnet wird. Daraus können betrübliche Situationen entstehen, so etwa, wenn er zutiefst davon überzeugt ist, dass andere ihn bestehlen oder dass seine bereits vor Jahren verstorbene Mutter noch am Leben ist und zu Besuch kommt. Es ist wichtig, zu verstehen, dass diese Art des Denkens bei Menschen mit Demenz häufig das Ergebnis des Versuchs ist, sich im Rahmen ihres schwindenden Erinnerungs- und Denkvermögens ihre Umwelt zu erklären und eine Realität zu schaffen, die ihnen hilft zurechtzukommen.

Andere Betroffene hören Stimmen in ihrem Kopf oder sehen Dinge, die tatsächlich gar nicht da sind („akustische oder visuelle Halluzinationen"). Sie reden dann so, als entsprächen ihre Wahrnehmungen der Realität. Dieses Phänomen kann ein wesentliches Merkmal einiger Demenzformen darstellen. Auch haben ältere Menschen nicht selten Probleme mit dem Sehvermögen, die bei ausbleibender Korrektur zu visuellen Fehlwahrnehmungen führen können. Es ist wichtig, die Ursache festzustellen und zu erkennen, dass diese Erfahrungen zur Krankheit gehören. In Kapitel 4 werden wir besprechen, wie auf derartige Kommunikationsprobleme einzugehen ist.

Eine verbreitete Schwierigkeit bei der Kommunikation mit demenzkranken Menschen besteht darin, dass sie sich zu wiederholen beginnen: Sie können wieder und wieder dieselben Fragen stellen oder ein ums andere Mal dieselben Sätze von sich geben. Häufig geschieht dies infolge von Gedächtnisverlust – der Betroffene hat einfach vergessen, dass er etwas schon einige Minuten zuvor gesagt hat.

> Das erste Anzeichen war, dass meine Oma sich ständig wiederholte, dieselbe Frage noch einmal stellte oder immer und immer wieder dasselbe sagte.

Mit dem Voranschreiten der Demenz ins fortgeschrittene Stadium scheint eine Person die Fähigkeit zu verlieren, zu verstehen, was andere ihr erzählen. Wir sagen „scheint", da sie an diesem Punkt häufig das Vermögen verloren hat, sich mit anderen Menschen sinnvoll zu unterhalten. Wir können deshalb nicht wirklich wissen, ob sie uns zu verstehen vermag oder nicht. Es ist gut möglich, dass sie noch etwas von dem erfasst, was wir ihr sagen – wahrscheinlich nimmt sie die hinter unseren Worten stehenden Gefühle wahr und wird, je nachdem, welches diese Gefühle sind, getröstet oder bekümmert. Wir werden in Kapitel 7 ausführlicher darauf eingehen, wie sich effektiv mit Menschen mit schwerer Demenzerkrankung kommunizieren lässt.

Körperliche Probleme

Wie bereits erwähnt, handelt es sich bei der Demenz um eine fortschreitende Erkrankung. Im späteren Stadium sehen Betroffene sich nicht selten mit einem merklichen körperlichen Verfall konfrontiert. Etliche physische Veränderungen können mit Voranschreiten des Leidens auftreten, darunter Probleme mit dem Essen und Trinken, mit der Benutzung der Toilette und mit dem Gehen. Bei einigen Arten der Demenz zeigen sich zudem während des gesamten Verlaufs der Erkrankung zusätzlich zu den bereits beschriebenen psychischen Symptomen auch körperliche Symptome (siehe Kapitel 2).

Vermindertes Bewusstsein

„Bewusstsein" bezieht sich auf das Ausmaß, in dem ein Mensch mit Demenz sich seiner Erkrankung bewusst ist und versteht, welche Folgen diese für ihn hat. Betroffene unterscheiden sich hinsichtlich des Grads ihres Bewusstseins. Im Frühstadium einer Demenz verfügen manche noch über ein ausgeprägtes Bewusstsein ihrer Erkrankung und derer Auswirkungen. Dies ermöglicht es ihnen, Maßnahmen gegen ihre Schwierigkeiten zu ergreifen und Vorkehrungen für die Zukunft zu treffen. Bei anderen Menschen schwindet das Bewusstsein von Anfang an. Dann bestreitet der Betroffene möglicherweise, dass mit ihm etwas nicht stimmt. Dies kann natürlich Probleme für Angehörige und Freunde erzeugen, da er ihre Hilfe vielleicht nicht annimmt oder darauf besteht, mit Tätigkeiten fortzufahren, die er nicht mehr sicher auszuführen vermag.

Mit fortschreitender Demenz schwindet normalerweise zusammen mit der kognitiven Fähigkeit auch das Bewusstsein. Dem Erkrankten fehlt das Verständnis dafür, warum andere ihn gewisse Dinge nicht tun lassen, wie etwa allein das Haus verlassen. Ebenso wenig begreift er, warum sie offensichtlich darauf bestehen, ihn zu bestimmten Dingen zu zwingen, zum Beispiel dass er sich wäscht oder auf die Toilette geht.

1.2   Das weltweite Ausmaß der Demenz

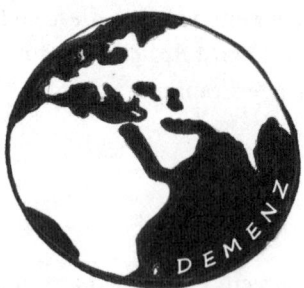

Kann eine Demenzerkrankung auch Menschen jeden Alters treffen, kommt sie doch am weitaus häufigsten bei älteren vor. Je länger eine Person lebt, umso stärker läuft sie Gefahr, eine Demenz zu entwickeln. In den meisten Ländern steigt die Lebenserwartung, weshalb es heute auf der ganzen Welt weit mehr Demenzkranke gibt als früher. Ein im Jahr 2009 von der Organisation *Alzheimer's Disease International* veröffentlichter Bericht schätzt, dass weltweit 36 Millionen Menschen von einer Demenz betroffen sind und sich die Zahl der Erkrankten alle 20 Jahre verdoppelt (Prince und Jackson 2009).

Nur wenige Familien haben keinen Fall von Demenz zu beklagen, und es mag für unsere Leser hilfreich sein zu wissen, dass sie bei Weitem nicht die Einzigen sind, die sich mit dieser Erkrankung abzufinden haben. Nach Angaben der Deutschen Alzheimer Gesellschaft leben in Deutschland derzeit etwa 1,5 Millionen Demenzkranke (Deutsche Alzheimer Gesellschaft 2014); in Österreich liegt die Zahl der Betroffenen bei ca. 115 000 bis 130 000, in der Schweiz bei 119 000 (Bundesministerium für Gesundheit 2015; Schweizerische Alzheimervereinigung 2015). In Großbritannien sind laut Schätzungen einer kürzlich veröffentlichten Studie gegenwärtig ungefähr 820 000 Menschen an Demenz erkrankt (Luego-Fernandez, Leal und Gray 2010), und die jüngsten Zahlen der amerikanischen *Alzheimer's Association* deuten auf 5,4 Millionen Menschen mit demenzieller Erkrankung in den USA hin (Alzheimer's Association 2012). Die Demenz tritt jedoch nicht nur in Industriegesellschaften auf: Ungeachtet der allgemein niedrigeren Lebenserwartung ist die große Mehrheit der Demenzkranken in Entwicklungsländern beheimatet, und der erwartete Anstieg der Zahl Betroffener wird zu einem großen Teil in Ländern mit niedrigem und mittlerem Einkommen stattfinden. Dies ist natürlich in finanzieller Hinsicht von erheblicher Bedeutung – im Jahr 2010 beliefen sich die weltweit durch Demenz verursachten Kosten nach Schätzungen des *World Alzheimer Report* auf 604 Milliarden US-Dollar, d. h. umgerechnet etwa 530 Milliarden Euro, und damit auf mehr als ein Prozent des weltweiten Bruttoinlandsprodukts (Price und Jackson 2009). Wäre die Demenzpflege ein Land, so heißt es, stünde sie unter den Volkswirtschaften der Welt an 18. Stelle.

Dennoch ist die Demenz keine zwangsläufige Folge des Älterwerdens. Weniger als zehn Prozent der unter 80-Jährigen und nicht einmal ein Viertel der Menschen zwischen 80 und 90 Jahren erkranken an Demenz (Knapp und Prince 2007). Das Wissen, dass sie zu einer Minderheit gehören, wird die mit einem Demenzleiden in ihrer Familie belasteten Menschen nicht trösten. Aber es ist kein Naturgesetz, dass wir eine Demenz entwickeln, nicht einmal, wenn wir 100 Jahre alt werden: Weniger als zwei Fünftel der Hundertjährigen sind dement.

1.3 Demenz bei „Minderheitengruppen"

Potenziell kann eine Demenz jeden Menschen treffen. Jedoch ist es wichtig, die besonderen Schwierigkeiten und Bedürfnisse jener Gruppen zu berücksichtigen, die nicht die Mehrheit der Demenzkranken darstellen.

Frühe Demenz

Der Großteil der Demenzfälle wird der spät einsetzenden Variante zugerechnet, die auch als „Altersdemenz" bezeichnet wird. Hierunter versteht man eine Demenz, die sich nach dem 65. Lebensjahr manifestiert. Jedoch können Menschen jeden Alters von einer Demenz ereilt werden, und so entwickelt ein Teil der Bevölkerung bereits im jüngeren Lebensalter dieses Leiden. Von einer früh einsetzenden oder frühen Demenz spricht man, wenn die Anzeichen der Erkrankung auftreten, bevor eine Person das Alter von 65 Jahren erreicht hat. In Deutschland liegt die Zahl der an einer frühen Demenz erkrankten Menschen nach Angaben der Deutschen Alzheimer Gesellschaft bei 20 000 bis 24 000. In Großbritannien ist bei etwa 17 000 Menschen eine frühe Demenz diagnostiziert worden, in den Vereinigten Staaten bei ungefähr 200 000. Wegen falscher Einschätzungen von Symptomen und daraus resultierender Fehldiagnosen dürften diese Zahlen allerdings zu niedrig veranschlagt sein (Prince und Jackson 2009).

Manchmal gleicht der Verlauf der Krankheit dem der spät einsetzenden Demenz, oft aber führen unterschiedliche Leiden mit den ihnen eigenen spezifischen Merkmalen zu einer frühen Demenz. Wir werden im nächsten Kapitel einen Überblick über einige der häufigeren dieser Leiden geben. Eine frühe Demenz bringt für den Erkrankten, für seine Familie und Freunde sowie für Fachkräfte ganz besondere Herausforderungen mit sich. Die Betroffenen haben mehr aufzugeben – sie sind mit größerer Wahrscheinlichkeit berufstätig und tragen möglicherweise elterliche und finanzielle Verantwortungen. Letztere müssen von anderen Familienmitgliedern übernommen werden, denen gleichzeitig die Aufgabe zufällt, sich um die erkrankte Person zu kümmern. Ein jüngerer Mensch mit Demenz ist vielleicht in höherem Maße körperlich fit und aktiv. Deshalb kann es schwerer fallen, sein Bedürfnis nach Aktivität zu befriedigen, und gravierendere Probleme können entstehen, wenn sein Verhalten anderen Menschen Schwierigkeiten bereitet. Hinzu kommt, dass die Seltenheit der frühen Demenz Auswirkungen auf die Versorgung mit professionellen Unterstützungsdiensten oder Pflegeheimen haben kann: Da es in einer bestimmten Gegend vergleichsweise wenig Menschen mit früher Demenz gibt, kann sich die Bereitstellung speziell auf sie zugeschnittener Leistungen schwierig darstellen. Jüngere Betroffene sind dann mangels geeigneterer Alternativen zur Inanspruchnahme von Diensten gezwungen, die für ältere Menschen bestimmt sind. Verschlimmert wird dies durch die Tatsache, dass unterschiedliche Formen der frühen Demenz sehr ungleiche Merkmale aufweisen – ein Faktum, das Experten zu dem Vorschlag veranlasst, für jüngere Menschen angebotene Leistungen speziell auf die jeweilige Art der Demenz abzustimmen. Dies ist bei der geringen Anzahl betroffener Personen noch schwerer zu realisieren.

Ethnische Minderheiten- und Einwanderergruppen

In einigen Ländern gibt es kleine, aber wachsende Einwanderergruppen, deren kulturelle Überzeugungen bezüglich Demenz und dem Umgang mit diesem Leiden sich von denen der Mehrheitskultur unterscheiden. So betrachten manche Kulturen eine Demenz nicht unbedingt als einen Krankheitsprozess. In mehreren südasiatischen Sprachen gibt es beispielsweise kein Wort für Demenz, da die zu dieser Erkrankung führenden kognitiven Prozesse einfach als ein Aspekt des Alterns aufgefasst werden, der jeden irgendwann mehr oder weniger stark trifft.

Es ist auch bekannt, dass manche Minderheitengruppen sehr viel weniger Gebrauch von professionellen Unterstützungsdiensten und vor allem von der stationären Pflege machen als die Mehrheit der Bevölkerung. Dies kann Fachleute zu dem Glauben veranlassen, sie bräuchten mit Demenzkranken aus einigen ethnischen Minderheitengruppen und deren Angehörigen nicht zu arbeiten, da „die Familie sich um die Ihren kümmert". Die Wirklichkeit ist etwas komplexer. Gewiss bewahren einige Gruppen, wie die aus den südasiatischen und chinesischen Kulturräumen, traditionelle Werte, zu denen gehört, dass die Familie die Verantwortung für ihre älteren oder bedürftigen Mitglieder übernimmt. Bisweilen herrscht in diesen Gruppen aber auch der Eindruck, die angebotenen professionellen Dienste könnten ihre Bedürfnisse aufgrund eines Mangels an kulturellem Verständnis gar nicht befriedigen. Zudem ist es eine Tatsache, dass die pflegenden Angehörigen aus ethnischen Minderheitengruppen ebenso viel Stress und Belastung erfahren können wie die aus der Bevölkerungsmehrheit und deshalb gleichermaßen von Hilfe von außen profitieren könnten. Hinzu kommt, dass kulturelle Veränderungen stattfinden, wenn Einwanderergruppen in ihrer Wahlheimat sesshaft werden, und einige Kinder „verwestlichte" Werte übernehmen, zu denen vielleicht weniger ein Gefühl der familiären Verpflichtung gehört.

Es ist auch möglich, dass einige Formen der Demenz in bestimmten Volksgruppen weiter verbreitet sind. Beispielsweise deuten neuere Forschungsergebnisse darauf hin, dass in Großbritannien lebende Afroamerikaner oder Menschen mit afrokaribischem Hintergrund häufiger eine Demenz entwickeln (Adelman et al. 2011; Alzheimer's Association 2002).

Menschen mit Lernbehinderungen

Es besteht ein enger Zusammenhang zwischen Lernbehinderungen wie dem Down-Syndrom und Demenz. Menschen mit Lernbehinderungen sind stärker gefährdet, eine Demenz zu entwickeln, und erkranken normalerweise in einem jüngeren Alter als die Bevölkerung insgesamt. In der Vergangenheit hatte dies weniger Bedeutung, da die Lebenserwartung von Menschen mit Lernbehinderungen tendenziell relativ niedrig war. Dank medizinischer Fortschritte und einer Verbesserung der sozialen Versorgung erhöhte sich aber die Lebenserwartung, was heute zu einer steigenden Zahl von lernbehinderten Menschen mit Demenz führt. Man könnte annehmen, eine Demenzerkrankung sei für diese Betroffenen aufgrund ihrer bereits vorhandenen kognitiven Behinderung nicht so problematisch. Jedoch können die tief greifenden negativen Veränderungen der kognitiven Fähigkeiten, die eine Demenz mit sich bringen kann, die Behinderung verstärken. Für die Angehörigen und Freunde entsteht dadurch ebenso großes Leid wie für die eines jeden anderen Demenzkranken. Zudem kann eine Demenz die Lebenserwartung eines Menschen mit Lernbehinderungen genauso verkürzen wie die sonstiger Betroffener.

Lesben, Schwule, Bisexuelle und Transsexuelle

Angehörige, Partner oder Freunde einer an Demenz erkrankten lesbischen, schwulen, bisexuellen oder transsexuellen Person (LGBT – Lesbian, Gay, Bisexual and Transgender) stehen selbstverständlich denselben Problemen gegenüber wie alle anderen Leser. Die Erfahrung von LGBT-Personen mit Demenz kann sich jedoch in gewisser Weise von der Heterosexueller unterscheiden. Dies betrifft insbesondere die Kommunikation mit Fachkräften, denen möglicherweise das Verständnis für ihre Bedürfnisse oder sogar das Bewusstsein für ihre Situation fehlt. LGBT-Personen lösen sich eher von ihrer Familie, womit ihnen im Fall einer Demenzerkrankung weniger Quellen der Unterstützung zur Verfügung stehen. Es kann sein, dass sie ihre Sexualität jahrelang verheimlicht haben und weder sie noch ihre Partner sich in der Lage fühlen, mit Fachkräften offen über die wahre Natur ihrer Beziehung zu sprechen. Dies kann zur Folge haben, dass die Bedürfnisse und möglichen Beiträge ihrer Partner von Fachkräften übersehen werden. Manche in der stationären Pflege Beschäftigten haben die Erfahrung gemacht, dass ein Bewohner regelmäßig von einem „engen Freund" desselben Geschlechts besucht wurde – ohne zu bemerken, dass dieser Freund der Partner des Bewohners war, oder auf die Idee zu kommen, den Besucher zu fragen, ob dies wohl der Fall sei.

Angehörige und Freunde von Demenzkranken, die zu einer Minderheit gehören

Falls Sie ein Angehöriger oder Freund einer an Demenz erkrankten Person sind, die in eine dieser „Minderheitengruppen" fällt, erkennen Sie möglicherweise einige der sich hieraus ergebenden zusätzlichen Herausforderungen. Wir werden im weiteren Verlauf des Buchs über bestimmte Themen sprechen, die für diese Gruppen relevant sind. Die Ziele der Demenzpflege und die Grundsätze der Unterstützung eines demenzkranken Menschen sind jedoch immer dieselben, unabhängig von seiner jeweiligen Situation. An erster Stelle stehen in jedem Fall die Lebensqualität und das Wohlbefinden des Betroffenen. Zu verstehen, wie ihm bei der Realisierung dieser Ziele geholfen werden kann, ist entscheidend für seine Unterstützung auf dem Weg durch die Demenz.

1.4 Lässt sich eine Demenz behandeln, heilen oder verhindern?

Wenn wir hören, dass ein uns nahestehender Mensch eine Krankheit hat, ist unser erster Gedanke: Lässt sich diese behandeln oder heilen? Was die Demenz betrifft, lautet die offene Antwort, dass es nach unserem gegenwärtigen Verständnis für keine Form der Demenz ein Heilmittel gibt. Forscher wecken allerdings die Hoffnung auf eine Änderung dieser Situation. Es gibt einige Medikamente, die für eine kurzfristige Linderung der Symptome der Alzheimer-Krankheit sorgen, und derzeit werden neue Arzneimittel getestet, die das Fortschreiten einer Demenz weiter verzögern können. Wir werden über diese im folgenden Kapitel sprechen.

Einer Demenz vorbeugen

Es gibt zunehmend Hinweise darauf, dass Aspekte unseres Lebensstils beeinflussen können, ob wir an Demenz erkranken oder nicht, und vielleicht auch Auswirkungen auf das Fortschreiten des Leidens haben. Wie wir im nächsten Kapitel sehen werden, ist eindeutig belegt, dass an den Formen der Demenz, die im späteren Leben am häufigsten auftreten, kardiovaskuläre Faktoren beteiligt sind. Ein Lebensstil, der vor Herz-Kreislauf-Erkrankungen wie Hypertonie (Bluthochdruck), Diabetes, Herzinfarkt und Schlaganfall schützt, kann auch einer Demenz vorbeugen. Einfache gesundheitsfördernde Verhaltensweisen, wie etwa der Verzicht auf das Rauchen, begrenzter Alkoholkonsum, das Beibehalten des empfohlenen Körpergewichts und eine „mediterrane" Ernährung mit einem Minimum an rotem Fleisch und gesättigtem Fett, aber viel Obst, Gemüse und ölreichem Fisch, sind für das Vorbeugen einer Demenz ebenso relevant wie für das Abwenden anderer Erkrankungen. Körperliche Betätigung bis ins hohe Alter ist ebenfalls wichtig: Forschungsergebnisse zeigen deutlich, dass regelmäßige, moderate Bewegung das Risiko einer Demenzerkrankung senken kann.

Ein weiterer Faktor, der Einfluss auf die Demenz zu haben scheint, ist Bildung und insbesondere das Beibehalten intellektueller Aktivitäten bis ins Alter hinein. Fahren wir beim Älterwerden mit geistig anregenden Beschäftigungen wie etwa dem Lesen, dem Lösen von Kreuzworträtseln und Denksportaufgaben, dem Lernen von Neuem und dem Musizieren fort, können wir den Ausbruch einer Demenzerkrankung hinauszögern oder zumindest unser Gehirn weiterhin in ausreichendem Maße aktiv fordern und stimulieren, um eine Verschlechterung der Situation zu verlangsamen. Allerdings sollte man sich vor „Gehirntrainingsbüchern" oder Software-Paketen in Acht nehmen, die für ihre Fähigkeit werben, eine Demenz abzuwehren. Keines der Produkte verfügt über eine wissenschaftlich fundierte Grundlage. Bis ins hohe Alter einen weitgehend geselligen und geistig anregenden Lebensstil zu pflegen dürfte zudem eine größere Schutzwirkung haben als das gelegentliche Durchführen spezieller Gehirnübungen.

Kurzum, es gibt Dinge, die wir tun können, um das Risiko einer Demenzerkrankung zu mindern. Und es liegen Beweise dafür vor, dass sich das Fortschreiten des Leidens bei bereits erkrankten Personen durch mehrere Maßnahmen verlangsamen lässt: durch das Behandeln kardiovaskulärer Faktoren wie Bluthochdruck und hohe Cholesterinwerte, durch kognitive Stimulation und dadurch, dass wir dem Betroffenen helfen, körperlich aktiv zu bleiben. Zwar müssen wir noch viel über die Demenz lernen, und bis zu ihrer Ausmerzung werden zahlreiche weitere Jahre vergehen. Doch stehen wir der Aufgabe, uns und unsere an Demenz erkrankten Angehörigen und Freunde vor den schlimmsten Folgen dieser Krankheit zu schützen, nicht vollkommen hilflos gegenüber.

1.5   Die Ziele der Unterstützung eines Menschen mit Demenz: Lebensqualität und Wohlbefinden

Wir haben in der Einleitung dieses Buchs erwähnt, dass eine an Demenz erkrankte Person, die von Familienangehörigen und Freunden unterstützt wird, zu bestmöglicher Lebensqualität gelangen und weitestgehend Wohlbefinden erfahren kann. Was bedeuten diese zwei Begriffe eigentlich, und wie können Angehörige und Freunde einem Menschen mit Demenz beim Erreichen dieser Ziele helfen?

„Lebensqualität" und „Wohlbefinden" sind ziemlich vage Begriffe, die wir jedoch auf uns selbst anwenden können. Wir könnten alle eine Liste jener Dinge erstellen, die unserem Empfinden nach unsere Lebensqualität erhöhen und dafür sorgen, dass wir uns wohlfühlen – Konzerte, Rotwein, Lesen, Schwimmen, Spaziergänge in der Natur und Restaurantbesuche mit Angehörigen und Freunden stehen bei uns persönlich ganz oben auf der Liste! Im Frühstadium einer Demenz, wenn die Betroffenen noch über viele ihrer Fähigkeiten verfügen, gibt es keinen Grund, warum ihr Leben nicht weitgehend so fortlaufen könnte wie zuvor. Wenigstens in gewissem Maße können ihnen folglich ihre gewohnten Aktivitäten und Zeitvertreibe Wohlbefinden bereiten.

Beginnt das Spektrum an Fähigkeiten sich jedoch zu verengen, kann das Ausführen mancher bevorzugter Tätigkeiten auf den ersten Blick schwierig werden oder vielleicht gar unmöglich erscheinen. Gleichzeitig schöpft ein Demenzkranker aus denselben allgemeinen Aspekten einer Erfahrung Wohlbefinden wie alle anderen Menschen.

Zuneigung, Würde und Respekt erfahren

Wir sind uns zweifellos alle darin einig, dass diese drei Elemente für unser Wohlbefinden wichtig sind. Schon ein aggressiver Fahrer, der uns unnötigerweise anhupt, kann ausreichen, um uns den Tag zu verdüstern. Und Streits und Verstimmungen in der Familie bewirken ohne Frage, dass wir uns schlecht fühlen. Bei Demenzkranken sieht das nicht anders aus. Mit Fortschreiten der Krankheit rückt die Art, wie Angehörige und Freunde mit dem Betroffenen umgehen, stärker in den Blickpunkt: Kleine Dinge, die andere sagen und tun, haben einen großen Einfluss auf das Wohlbefinden dieser Person (siehe Kapitel 4).

Aktiv bleiben

Viele Menschen mit Demenz sind ihr ganzes Leben lang aktiv gewesen und haben das Bedürfnis, dies auch mit fortschreitender Erkrankung zu bleiben. Das kann einfach bedeuten, dass sie auf den Beinen sein und herumlaufen möchten. Sie können aber auch in irgendeiner Weise das Verlangen zum Ausdruck bringen, weiter Freizeit- oder Arbeitsaktivitäten nachzugehen, an denen sie einst ihre Freude hatten. Selbstverständlich bedeuten viele Tätigkeiten zudem den geselligen Umgang mit anderen. Einer der stärksten Beiträge, den Angehörige und Freunde zur Erhöhung des Wohlbefindens Demenzkranker leisten können, besteht darin, ihnen beim Aktivbleiben zu helfen. Hierfür unterstützen sie die Betroffenen entweder beim weiteren Ausüben von Freizeitbeschäftigungen, die ihnen früher gefallen haben, oder finden neue Aktivitäten für sie, die sie trotz ihrer Schwierigkeiten ausführen können. In erster Linie wollen Menschen, egal in welchem Stadium, sich einbezogen und beteiligt fühlen. Je mehr wir dafür tun können, umso besser ist es für die jeweilige Person. Tatsächlich hört man von Betroffenen im Frühstadium einer Demenzerkrankung immer häufiger: „Ich sterbe nicht an der Demenz, ich lebe mit ihr.“

Selbstständigkeit bewahren

Viele Menschen mit körperlichen Problemen verspüren ein starkes Bedürfnis, ihre Selbstständigkeit zu bewahren und Dinge selbst zu verrichten, anstatt sie von anderen erledigen zu lassen. Dasselbe gilt für Menschen mit kognitiven Schwierigkeiten, wie sie durch eine Demenz verursacht werden. Im Frühstadium der Demenz kommt dies häufig in dem Verlangen nach einem selbstständigen Leben zum Ausdruck. Diese Unabhängigkeit aufzugeben kann schwerfallen. In den späteren Stadien der Erkrankung steht der Erhalt der Selbstständigkeit mit dem Aktivbleiben in Zusammenhang: Je mehr die Betroffenen selbst tun können – ob sie nun im Haushalt helfen, Hobbys nachgehen oder sich einfach selbst waschen und ankleiden –, umso mehr halten sie ein bestimmtes Maß an Aktivität aufrecht. Eine derartige Aktivität bietet zudem, da sie selbstständiges Denken erfordert, kognitive Stimulation; diese trägt, wie wir bereits gesehen haben, häufig zur Verlangsamung des Fortschreitens der Demenz bei. Es kann vorkommen, dass Personen beaufsichtigt werden müssen oder tatsächlich auch einmal Dinge „falsch" machen, doch ist die Möglichkeit, sich weiterhin zu beteiligen, von entscheidender Bedeutung.

> Meine Oma geht jeden Tag hinüber zum Supermarkt, um die Sachen zu kaufen, die sie braucht … Das ist ihr Vergnügen, es ist das Einzige, was sie tut. Wenn wir ihr das Einkaufen im Supermarkt nehmen würden, hätte sie keine Lebensqualität mehr.

Entscheidungen treffen

Selbstständigkeit und das Treffen von Entscheidungen sind zweifellos eng miteinander verknüpft: Selbstständig zu sein bedeutet, dass wir entscheiden, wie wir unser Leben leben wollen. Im Frühstadium einer Demenz verfügt der Betroffene wahrscheinlich noch über eine beachtliche Fähigkeit, Entscheidungen über sein Leben zu fällen. Es kann jedoch vorkommen, dass eingeschränktes Bewusstsein oder verminderte Einsicht Entscheidungen zur Folge haben, die nicht seinem Wohl dienen. Beispiele hierfür wären, dass er Hilfe verweigert oder Aktivitäten weiterführen möchte, mit denen er sich in Gefahr bringt. In solchen Situationen ist die Rolle von Angehörigen und Freunden als Befürworter der richtigen Entscheidung überaus wichtig. Dies kann großes Geschick und Diplomatie erfordern. Zusätzlich dazu, dass sie dem Erkrankten bei Entscheidungen in der Gegenwart zur Seite stehen, können Angehörige und Freunde ihm auch beim Treffen von Entscheidungen für seine Zukunft helfen. Hierfür wird eine Patientenverfügung aufgesetzt, in der die Person festhält, was ihrem Wille nach geschehen soll, wenn sie selbst nicht mehr zum Fällen wichtiger Beschlüsse in der Lage ist (dieses Thema wird in Kapitel 3 behandelt).

In den späteren Stadien der Demenz kann es einem Menschen sehr schwerfallen, wichtige Entscheidungen zu treffen, doch sollte das Anbieten von Wahlmöglichkeiten nicht gänzlich verworfen werden. Wir erweisen dem Betroffenen höhere Achtung und größeren Respekt, wenn wir ihn nach Möglichkeit fragen, welches seine Wahl wäre, statt für ihn zu entscheiden. Das gilt selbst bei so einfachen Fragen wie: „Möchtest du Tee oder Kaffee?"

Vertrautheit und Kontinuität erleben

Menschen mit Demenz fühlen sich häufig sicherer und zufriedener in einer ihnen vertrauten Umgebung und mit einer täglichen Routine, die durch Kontinuität und ein Minimum an größeren Veränderungen gekennzeichnet ist. Das liegt zum Teil daran, dass bereits seit Längerem bestehende Erinnerungen besser bewahrt werden als solche aus der jüngeren Vergangenheit. Der Betroffene kann also Gegenstände und Menschen wiedererkennen, die ihn an dauerhafte Aspekte seines Lebens erinnern, und Trost in diesem Wiedererkennen finden. Hinzu kommt, dass an Demenz erkrankte Personen sich zwar an fremde Umgebungen anpassen und Neues lernen können, zu viel Veränderung und Fremdheit für sie jedoch schwer zu erfassen und zu verarbeiten sind. Selbstverständlich helfen Familienangehörige und Freunde einem Erkrankten schon durch ihre bloße Anwesenheit als Menschen, die er kennt und liebt, Vertrautheit zu erleben. Sie können sogar selbst dann, wenn er in eine Pflegeeinrichtung ziehen muss, zur Förderung einer vertrauten Umgebung beitragen: indem sie ihr Wissen über ihn und sein Leben an das Pflegepersonal weitergeben oder indem sie seinem Wohnbereich durch das Hinzufügen einiger persönlicher Gegenstände oder Fotos einen stärkeren Anstrich von Zuhause geben.

Bei Bedarf Hilfe annehmen

Sind dies auch alles edle Grundsätze, so braucht ein Erkrankter mit fortschreitender Demenz für die Bewältigung seines Lebens doch eindeutig mehr und mehr die Hilfe von anderen, da sich das Spektrum seiner Fähigkeiten verengt. Mit der Zeit verschiebt sich das Verhältnis zwischen dem Fördern von Selbstständigkeit und dem Übernehmen von Dingen, die der Betroffene nicht mehr selbst verrichten kann. In jedem Stadium braucht der Demenzkranke als Ausgleich für seine kognitiven Schwierigkeiten ein bestimmtes Maß an Hilfe. Letzten Endes kann dazu Unterstützung bei grundlegenden Bedürfnissen wie Essen, Trinken und Körperpflege gehören. In welchem Umfang diese Hilfe von Angehörigen und Freunden oder von professionellen

Pflegekräften geleistet wird, hängt von einer Reihe von Faktoren ab. In jeder Phase der Demenz aber und unabhängig davon, ob die betroffene Person rund um die Uhr professionell betreut wird oder nicht, spielen Angehörige und Freunde eine wichtige Rolle, wenn es sicherzustellen gilt, dass die Bedürfnisse des Betroffenen erfüllt werden.

1.6 Die Rolle von Angehörigen und Freunden eines Menschen mit Demenz

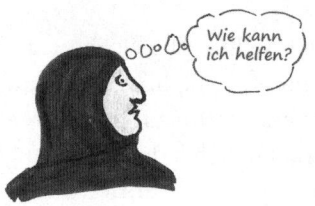

Wie sollten wir eine Demenz betrachten angesichts der Tatsache, dass es sich hierbei um ein langfristiges, fortschreitendes Leiden handelt, das früher oder später zu kognitivem Verfall und Abhängigkeit führt? Welches sollte unsere Rolle als Angehörige und Freunde sein? Das sind zwei schwierige Fragen, die jedoch erhebliche Auswirkungen auf unsere Beziehung zu der demenzkranken Person und auf deren Zukunft haben. Es dürfte klar sein, dass Betroffene aufgrund der Art ihrer Schwierigkeiten ganz besonders abhängig von anderen werden können, nicht nur, was den Schutz ihrer Sicherheit und körperlichen Gesundheit angeht, sondern auch in Bezug auf ihr Wohlbefinden. Und das bedeutet, dass sie auf Angehörige und Freunde angewiesen sind.

Wie geht es uns damit, diese entscheidende, aber anspruchsvolle Rolle innezuhaben? Unsere natürliche Reaktion auf Demenz mag negativ ausfallen. Möglicherweise sind wir voller Vorahnungen, wenn wir an den vor uns liegenden Weg denken sowie an die emotionalen und physischen Anforderungen, die er an uns stellen kann. Vielleicht empfinden wir es als einen langsamen und stetigen Verlust, wenn der Mensch, den wir gekannt haben, beginnt, uns fremd und zu einem ganz anderen Menschen zu werden, der nur wenig Ähnlichkeit mit unserem geliebten Freund oder Angehörigen hat. Das Gefühl von Verlust kann bewirken, dass wir uns von dem Betroffenen distanzieren wollen. Diese Haltung wurde prägnant von einer Bekannten zum Ausdruck gebracht, die ihre demenzkranke Großmutter nur ungern besuchte, da diese „nicht wirklich sie selbst" war. Im Gegensatz dazu ist die Situation für manche eine Gelegenheit, durch ihre neue Rolle als Unterstützende und Pflegende eine engere Beziehung zu der Person aufzubauen.

Wenn bei dem Demenzkranken das Verständnis der Welt abnimmt, gewinnt die Vertrautheit von Angehörigen und Freunden für ihn zunehmend an Bedeutung. Selbst im fortgeschrittenen Stadium, wenn er vielleicht nicht einmal mehr seine nächsten Angehörigen erkennt, hilft ihm der seelische Trost, den nur die Gegenwart eines geliebten Menschen spenden kann, ein gewisses Maß an Wohlbefinden zu erleben. Das soll nicht heißen, dass Angehörige und Freunde moralisch dazu verpflichtet sein sollten, die gesamte Arbeit der Pflege eines Demenzkranken zu übernehmen. Sich um einen Freund oder Angehörigen mit Demenz zu kümmern kann sehr anstrengend sein, insbesondere, wenn es zu Verhaltensänderungen kommt. Zudem fühlt sich nicht jeder dieser Rolle gewachsen. Qualifizierte Pflegekräfte, die über das richtige Verständnis und die benötigten Fähigkeiten verfügen, können den notwendigen seelischen Trost und die dringend gebrauchte Unterstützung bieten. Professionelle Hilfe ist in jedem Abschnitt des Wegs durch die Demenz unverzichtbar, und wie wir in Kapitel 6 aufzeigen werden, ist die stationäre Pflege für manche Demenzkranken eines Tages die geeignetste Lösung. Angehörige oder Freunde fühlen sich mitunter schuldig, weil sie meinen, in gewisser Weise versagt zu haben, wenn sie die Grundpflege abgeben. Aber der von Angehörigen und Freunden geleistete Beitrag sollte auch dann nicht unterschätzt werden, wenn die betroffene Person in ein Pflegeheim zieht.

Zur Hauptpflegeperson werden

Durch das zuvor Gesagte dürfte klar sein, dass es für Angehörige und Freunde eine erhebliche Verantwortung bedeutet, eine an Demenz erkrankte Person zu unterstützen. Zweifellos fühlen manche Menschen sich der Übernahme dieser Verantwortung besser gewachsen als andere. Viele Betroffene möchten natürlich in ihrer Gemeinde oder ihrem Viertel in gewohnten Umgebungen und bei vertrauten Menschen wohnen bleiben, und auch viele Angehörige wünschen sich genau dies für sie. Wir haben weiter oben gesehen, dass Selbstständigkeit, Vertrautheit und Kontinuität sowie die Gegenwart geliebter Menschen die Lebensqualität eines Demenzkranken erhöhen.

Typischerweise übernimmt eine bestimmte Person, normalerweise ein enger Angehöriger, manchmal auch ein Freund, für einen im Privathaushalt lebenden Menschen mit Demenz die Funktion der Hauptpflegeperson. Diese Person führt den Großteil der Pflegearbeit aus und steht in Kontakt mit professionellen Diensten. Zu ihr hat der Demenzkranke die engste Beziehung. Manchmal übernimmt die Hauptpflegeperson diese Rolle freiwillig und zieht es vor, sie selbst innezuhaben, statt sie anderen Mitgliedern der Familie zu überlassen. Manchmal aber wird jemand mangels Alternative zur Hauptpflegeperson: weil er der einzige Verwandte des Menschen mit Demenz ist oder weil andere Angehörige nicht in der Lage beziehungsweise nicht gewillt sind, die Verantwortung zu übernehmen, und auf subtile (manchmal unsubtile) Weise jemand anderen in die Pflegerolle drängen. Unter solchen Umständen ist es nicht verwunderlich, dass Frauen eher zur Hauptpflegeperson eines Demenzkranken werden als Männer. Eine derartige Familiendynamik ist vielleicht unvermeidbar, sorgt jedoch dafür, dass der Großteil der Pflegeverantwortung eindeutig auf einer Person lastet. Diese leidet möglicherweise unter fehlender Unterstützung oder fühlt sich allein gelassen, wenn andere Familienmitglieder oder Freunde sich zurückziehen und ihr die Arbeit überlassen. Es sollte die Pflicht von Angehörigen und Freunden sein, die Hauptpflegeperson nicht auf diese Weise im Stich zu lassen.

1.7 Die Grundlage der Unterstützung eines Menschen mit Demenz: Demenzempathie

Unabhängig davon, ob man die Hauptpflegeperson, ein Angehöriger oder ein Freund eines Menschen mit Demenz ist, braucht man ein Verständnis dafür, wie man diesen unterstützt oder pflegt. Unser Ansatz beruht auf einem grundlegenden Prinzip: Angehörige und Freunde sollten sich bemühen, Empathie für den Betroffenen zu empfinden. Hierfür versuchen sie zu verstehen, wie dieser sich fühlt und, ganz wichtig, wie er seine Umwelt begreift – wie er sie durch die Wand hindurch sieht, die seine kognitiven Schwierigkeiten zwischen ihm und seiner Welt aufbauen. Wir nennen dies „Demenzempathie": Wir fühlen uns ein in die kognitiven Schwierigkeiten der Person. Gelingt uns das, können wir ihr in mehr als nur einer Hinsicht helfen. Erstens können wir sie bei der Lebensbewältigung unterstützen, indem wir Möglichkeiten zum Ausgleich ihrer kognitiven Schwierigkeiten finden. Dies tun wir geradeso, wie wir Menschen mit körperlichen Schwierigkeiten helfen. Wenn wir zweitens erkennen, dass ihre Handlungen oder Worte ihre kognitiven Schwierigkeiten widerspiegeln, nehmen wir es nicht so schwer, wenn sie etwas uns Frustrierendes oder Empörendes tut oder sagt. Wir können uns dann in aller Ehrlichkeit sagen, dass „sie nicht anders kann". Und wir können uns bemühen, Wege zur Verringerung derartiger Missverständnisse oder zur Minimierung ihrer Auswirkungen auf andere zu finden.

Demenzempathie, kognitive Schwierigkeiten und „Verwirrtheit"

Die von Demenzkranken entwickelten kognitiven Schwierigkeiten beeinträchtigen ihre Fähigkeit zur Lebensbewältigung grob in zweierlei Hinsicht. Erstens kann es sein, dass sie ihre Umwelt, darunter andere Menschen, *missverstehen*. Wird einem Betroffenen von einem Angehörigen oder Freund etwas gesagt, legt er es möglicherweise falsch aus oder versteht es einfach überhaupt nicht. Vielleicht erkennt er nicht, wer mit ihm spricht, selbst wenn es sich bei dem Sprechenden um einen engen Familienangehörigen oder Freund handelt. Ebenso kann es sein, dass er Aspekte seiner Umgebung fehlinterpretiert, zum Beispiel das Wetter falsch deutet oder nicht weiß, wo er sich befindet. Manche Menschen haben Schwierigkeiten mit den visuell-räumlichen Fähigkeiten – Probleme mit dem Einschätzen von Entfernungen oder dem Interpretieren visueller Zeichen oder Hinweise. Ebenso ist es möglich, dass ein Demenzkranker Fehlwahrnehmungen oder Halluzinationen entwickelt (er Dinge sieht oder hört, die nicht wirklich da sind, und auf sie reagiert, als wären sie real) oder es bei ihm zu falschen Vorstellungen beziehungsweise Sinnestäuschungen kommt (er etwas für wahr hält und sich entsprechend verhält).

Zweitens äußern sich die kognitiven Schwierigkeiten, denen sich Menschen mit Demenz gegenübersehen, häufig in einer verminderten Fähigkeit, auf die Umwelt zu *reagieren*. Jemand versteht vielleicht, was ihm gesagt wurde, ist aber nicht in der Lage, die richtige Antwort zu finden. Er weiß möglicherweise, wo er sich befindet, ist sich aber nicht sicher, wie er von dort zu seinem Ziel gelangt. Er sieht eine Tasse, einen Kessel und ein Päckchen Teebeutel auf dem Küchenregal und erkennt diese Gegenstände, ist aber außerstande herauszufinden, wie man eine Tasse Tee zubereitet. Wenn er gebeten wird, sich in einer Sache zu entscheiden, versteht er vielleicht die zur Wahl stehenden Möglichkeiten, kann diese aber nicht vergleichen, um eine Entscheidung zu fällen. Abbildung 1.1 fasst die wichtigsten kognitiven Schwierigkeiten, die eine Demenz hervorrufen kann, mit Unterteilung in diese zwei groben Kategorien zusammen.

Gemeinsam führen diese Schwierigkeiten dazu, dass der Betroffene eine Haltung an den Tag legt, die üblicherweise als „Verwirrtheit" bezeichnet wird. Verwirrtheit ist der Oberbegriff für das Verhalten, Sprechen oder Auftreten einer Person, die ihre Umwelt missversteht oder nicht angemessen auf ihre Umwelt zu reagieren vermag oder bei der dies beides der Fall ist. Es ist wichtig, dass Angehörige und Freunde über den schlichten Begriff „Verwirrtheit" hinausblicken und versuchen, die speziellen Probleme ausfindig zu machen, die der Erkrankte beim Austausch mit der Welt hat.

Im Verständnis der Grundlage der kognitiven Schwierigkeiten einer Person liegt der Schlüssel zur Demenzempathie. Wenn wir uns gewissermaßen in den Kopf des Demenzkranken hineinversetzen und begreifen können, wie er seine Umwelt wahrnimmt, und wenn wir erkennen können, wann er angemessen auf Ereignisse in der Welt reagieren kann und wann nicht, können wir uns Mittel und Wege einfallen lassen, um ihm beim Ausgleichen seiner Schwierigkeiten zu helfen. Im gesamten Buch werden wir auf das Konzept der Demenzempathie verweisen, wenn wir Aspekte des Verhaltens eines Menschen mit Demenz deuten oder Ratschläge und Tipps dazu geben, wie wir ihm helfen können, sein Leben erfolgreicher zu leben.

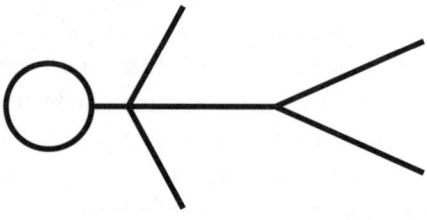

Schwierigkeiten, auf die Welt zu reagieren

Vergessen, notwendige Dinge zu tun.

Wissen, was sie sagen wollen, finden aber nicht die richtigen Worte.

Reagieren eher auf Fehlwahrnehmungen, Halluzinationen und Sinnestäuschungen als auf die „reale" Welt.

Haben Schwierigkeiten, Aufgaben in der richtigen Reihenfolge auszuführen.

Wissen, wo sie sind, aber nicht, wie sie dahin kommen, wo sie hinmüssen.

Haben Schwierigkeiten, Informationen einzuschätzen.

Haben Schwierigkeiten, angemessene Entscheidungen zu treffen.

Haben Schwierigkeiten, sich in angemessener Weise um die Erfüllung ihrer Bedürfnisse zu kümmern.

Schwierigkeiten, die Welt zu verstehen

Erkennen die Person nicht, die mit ihnen spricht.

Missverstehen, was ihnen gesagt wird.

Erkennen nicht, wo sie sind.

Erkennen vertraute Gegenstände nicht.

Interpretieren visuelle Hinweise falsch.

Haben Fehlwahrnehmungen (akustische oder visuelle Halluzinationen).

Haben falsche Überzeugungen (Sinnestäuschungen).

Haben Schwierigkeiten, dem Geschehen um sie herum Aufmerksamkeit zu schenken.

Haben Schwierigkeiten, Informationen aufzunehmen oder zu behalten.

Glauben, dass sie sich an einem anderen Ort oder in einer anderen Zeit ihres Lebens befinden.

Abbildung 1.1: Die kognitiven Schwierigkeiten demenzkranker Menschen

Den Demenzkranken unterstützen: Hilfe kontra Selbstständigkeit

Wenn Angehörige und Freunde einem Menschen mit Demenz beim Ausgleichen seiner kognitiven Schwierigkeiten helfen, haben sie mitunter einen schwierigen Balanceakt zu leisten. Auf der einen Seite wollen sie dafür sorgen, dass seine Bedürfnisse schnell und angemessen erfüllt werden. Auf der anderen Seite sollte seine größtmögliche Selbstständigkeit ihr Ziel sein. Wie wir gesehen haben, bringt Selbstständigkeit für einen Betroffenen viele Vorteile mit sich: Sie hilft ihm, aktiv zu bleiben, sie erhöht sein Wohlbefinden, und sie kann sogar das Fortschreiten der Demenz verlangsamen. Deshalb sollten Angehörige und Freunde versuchen, die Person im selbstständigen Handeln zu unterstützen und ihr nur dann Dinge abzunehmen, wenn sie eindeutig nicht in der Lage ist, diese ohne fremde Hilfe auszuführen.

Es lässt sich eine einfache Parallele zu körperlicher Behinderung ziehen. Angenommen, jemand hat eine Beinschwäche und das Aufstehen von einem Stuhl fällt ihm schwer. Wenn wir sehen, wie er sich mühsam erhebt, sind wir versucht, zu ihm zu gehen und ihm hoch zu helfen. Unsere Motivation hierfür ist häufig eine zweifache: Erstens wollen wir der Person die Sache erleichtern und weniger anstrengend gestalten. Zweitens wollen wir das Risiko verringern, dass sie fällt und zu Schaden kommt. Dieselben Motive stehen hinter unserem Wunsch, einem Menschen mit Demenz Dinge abzunehmen. Oft kann es einfacher erscheinen, etwas für ihn zu tun – sei es, dass wir seine Wohnung aufräumen, ihm eine Tasse Tee zubereiten oder, in den späteren Stadien der Erkrankung, ihn ankleiden –, als zu beobachten, wie er sich langsam damit abmüht, dies selbst zu erledigen. Auch sehen wir die Selbstständigkeit des Betroffenen manchmal mit echten Gefahren behaftet: Er könnte versehentlich Schaden erleiden oder sogar von anderen ausgenutzt und missbraucht werden. Das Abwägen der Risiken gegen die Vorteile der Selbstständigkeit ist eine der schwersten Aufgaben jener Menschen, die einen Demenzkranken unterstützen. Die Entscheidung, wann man eingreift und dem Betroffenen einen Aspekt der Selbstständigkeit nimmt, kann sehr schwierig sein. Das gilt insbesondere dann, wenn die Person glaubt, in diesem Bereich noch immer selbstständig handeln zu können. Wir werden derartige Situationen im weiteren Verlauf des Buchs untersuchen.

> Mein Mann ist sehr unruhig und möchte immerzu rausgehen und herumlaufen. Früher habe ich ihn dabei begleitet, aber ich habe eingesehen, dass ich jetzt nicht immer mit ihm gehen kann, also muss ich „das Risiko eingehen" und hoffen, dass er in Sicherheit ist. Ich erwarte aber, dass das mit seiner zunehmenden Verwirrung hinsichtlich der Tageszeit schwieriger werden wird.

> Eines Tages kam ich von der Arbeit zurück, und mein Mann hatte eine glühend heiße Pfanne erst auf dem Herd stehen lassen und dann auf die Arbeitsplatte gestellt. Die Küche hätte in Brand geraten können; das war ein Signal, dass er rund um die Uhr beaufsichtigt werden musste.

1.8 Notwendige Voraussetzungen für die Unterstützung eines Menschen mit Demenz

Zusammenfassend lässt sich sagen, dass Menschen mit Demenz unserer Meinung nach ein erfüllendes und qualitativ hochwertiges Leben führen können. Eine Demenz muss nicht als gänzlich leidvolle und negative Krankheit erfahren werden – die Betroffenen können sich wohlfühlen. Bei demenzkranken Menschen mit guter Lebensqualität schreitet das Leiden möglicherweise sogar langsamer voran. Eine derartige Lebensqualität ist gekennzeichnet durch positive Beziehungen zu anderen und die Möglichkeit, Entscheidungen zu treffen, selbstständig zu handeln und aktiv zu bleiben. Hochwertige professionelle Hilfe ist notwendig, damit ein Demenzkranker eine hohe Lebensqualität erlangen kann, noch entscheidender aber ist die Mitwirkung von Familienangehörigen und Freunden. Dies erlegt den Menschen, die einem Betroffenen nahestehen, eine erhebliche Verantwortung auf. Sie müssen zudem angemessen gerüstet sein, um eine pflegende oder unterstützende Funktion zu übernehmen. In diesem Abschnitt betrachten wir die notwendigen Voraussetzungen, über die Angehörige und Freunde einer demenzkranken Person verfügen müssen.

Eine positive Einstellung

In der Vergangenheit herrschte in unserer Gesellschaft eine fast gänzlich negative Sichtweise der Demenz vor. Dieses Stereotyp lässt sich zurückverfolgen bis zu Shakespeares Beschreibung des Greisenalters als „zweite Kindheit, gänzliches Vergessen, ohn' Augen, ohne Zahn, Geschmack und alles" in seinem Theaterstück *Wie es euch gefällt*. Wie bereits gesagt, ist auch unsere eigene Einstellung gegenüber der Demenz häufig eine negative.

Wenn wir uns mit der Realität einer Demenzerkrankung konfrontiert sehen, müssen wir jedoch versuchen, derartige Gedanken zu überwinden. Wie wir das tun, ist eine sehr individuelle Angelegenheit. Für viele von uns wird es einfach darum gehen, weiter für jemanden zu sorgen, der uns wichtig ist und den wir lieben. Andere nähern sich dem Thema möglicherweise unter der Fragestellung an, wie sie selbst im Fall einer Demenz würden gepflegt werden wollen. Welches auch immer unsere Herangehensweise sein mag, die Unterstützung eines Menschen mit Demenz geht von der Voraussetzung aus, dass der Betroffene weiterhin unseren Respekt und unsere Liebe verdient und dass wir seine Lebensqualität und sein Wohlbefinden positiv beeinflussen können.

Verständnis der Demenz

Um einen Menschen mit Demenz erfolgreich zu unterstützen, müssen wir seine Situation verstehen. Dieses Verständnis hat auf mehreren Ebenen zu erfolgen. Erstens müssen wir die Krankheit verstehen. Wie wir im nächsten Kapitel erläutern werden, ist es wichtig, dass eine Diagnose gestellt wird und dass wir als Familienangehörige und Freunde diese Diagnose kennen. Auch sollten wir erfahren, was die Diagnose für den Betroffenen bedeutet und wie die Erkrankung wahrscheinlich fortschreiten wird. Wir müssen wissen, ob Möglichkeiten der medikamentösen Behandlung zur Verfügung stehen und welche Wirkung diese haben können. Und wir müssen wissen, welche Folgen die Demenz langfristig auf die körperliche Gesundheit und den kognitiven Zustand des Erkrankten haben kann.

Zweitens müssen wir die betroffene Person verstehen. Wir müssen verstehen, wie sie die Demenz erlebt und wie sie über ihre Situation denkt. Wie bereits gesagt, heißt das, dass wir uns in die Person einfühlen und Empathie haben müssen: Wir müssen versuchen, ihre Gefühle einzuschätzen (emotionale Empathie) und zu begreifen, wie sie die Welt versteht (Demenzempathie).

Fertigkeiten der Unterstützung und Pflege

Die Unterstützung oder Pflege eines Menschen mit Demenz ist eine anspruchsvolle Aufgabe. Wir müssen mit dem Betroffenen umzugehen und zu kommunizieren wissen. Wir müssen wissen, wie wir ihm gleichzeitig beim Bewältigen seiner Schwierigkeiten helfen und seine Selbstständigkeit erhalten und wie wir reagieren sollen, wenn sein Verhalten uns Probleme bereitet. Außerdem müssen wir unser Vorgehen mit Fortschreiten der Krankheit an die veränderten Bedingungen anpassen. Es besteht kein Grund zu der Annahme, dass wir bereits über diese Fertigkeiten verfügen – warum sollten wir, wenn wir zuvor noch keinen an Demenz erkrankten Menschen gekannt haben?

Wir können an dieser Stelle eine Parallele zur Situation junger Eltern ziehen, die sich die Fertigkeiten der Kinderpflege aneignen müssen. Sie befinden sich ebenfalls in einer Situation, in der sie ohne vorherige Erfahrung und normalerweise ohne jedes Training eine sehr verantwortungsvolle Aufgabe übernehmen müssen. Kein Wunder, dass viele frischgebackene Eltern sich Bücher über Kinderpflege kaufen, die ihnen beim Erlernen der nötigen Fertigkeiten helfen sollen.

Nun müssen wir uns natürlich gut darüber im Klaren sein, was wir mit dieser Parallele sagen. Gleichzeitig über Demenzkranke und Kinder zu sprechen birgt Gefahren, riskiert man doch eindeutig, Menschen mit Demenz durch den Vergleich mit Kindern herabzusetzen oder zu erniedrigen. Shakespeares Bild von der „zweiten Kindheit" gehört zum weitverbreiteten negativen Stereotyp, das im Hinblick auf Demenz in der Gesellschaft vorherrscht. Gleichwohl gilt: Genauso wie Eltern sich die Fertigkeiten der Kinderpflege anzueignen vermögen, können Angehörige und Freunde eines Demenzkranken lernen, wie sie diesen am besten unterstützen und pflegen. Diesem Zweck dient schließlich das vorliegende Buch.

Unterstützung durch Angehörige, Freunde und Fachkräfte

Die letzte notwendige Voraussetzung für die Unterstützung eines Menschen mit Demenz besteht darin, dass man bei der Wahrnehmung dieser Rolle selbst Unterstützung erfährt. Diese Unterstützung sollte sowohl aus der Familie und dem Freundeskreis als auch von professionellen Diensten kommen. Wir haben an früherer Stelle bemerkt, dass häufig eine bestimmte Person zur Hauptbetreuungsperson des Demenzkranken wird, entweder freiwillig oder weil sie mehr oder weniger in diese Rolle gedrängt wird. Dies wird die Situation einiger unserer Leser sein, während andere eher damit beschäftigt sein werden, mit dem Betroffenen in Verbindung zu bleiben und die Hauptpflegeperson zu unterstützen. Welches immer Ihre Rolle sein mag, eine positive Einstellung gegenüber dem Menschen mit Demenz muss begleitet werden durch den echten Wunsch, Unterstützung nicht nur zu geben, sondern auch zu empfangen. In praktischer wie emotionaler Hinsicht ist es unerlässlich, dass Sie Hilfe und Unterstützung von anderen annehmen, egal, wie Ihre Beziehung zu dem Demenzkranken aussieht.

> Man braucht jemanden, mit dem man persönlich sprechen kann, eine Umarmung, wenn man niedergeschlagen ist, oder jemanden, der sagt: „Du machst das gut, alles ist okay." Ermutigung hilft dir, weiterzumachen.

> Es sind nicht nur der Ehepartner oder die Familie, die Unterstützung brauchen: Auch Freunde brauchen Unterstützung. Meine Freundin und ich haben uns gegenseitig sehr stark unterstützt, und sie ist seitdem zu einigen Schulungsgruppen mitgekommen, die ihr geholfen haben.

Professionelle Pflege und Unterstützung für Menschen mit Demenz sollte in Deutschland, Österreich und der Schweiz auf allen Abschnitten des Wegs zur Verfügung stehen. Der Zugang zu professioneller Unterstützung und die Qualität der von Fachkräften geleisteten Arbeit aber sind in der ganzen Welt bei Betroffenen wie bei deren Angehörigen und Freunden ein viel diskutiertes Thema. Einige hätten es gerne, dass die Regierung Demenzkranken sämtliche Leistungen zur Verfügung stellt, und meinen, sie sollten in Krankenhäusern oder anderen Pflegeeinrichtungen betreut werden. Finanziert werden sollte all dies mit öffentlichen Geldern, wie es in vielen Ländern vor Jahren der Fall war (einer von uns begann seine berufliche Laufbahn in Großbritannien mit der Arbeit mit Demenzkranken, die in einer großen, mittlerweile seit Langem stillgelegten psychiatrischen Klinik auf „gerontopsychiatrischen" Stationen untergebracht waren). Die Finanzierungsregelungen unterscheiden sich von Land zu Land, doch herrscht in sämtlichen deutsch- und englischsprachigen Ländern eine anhaltende Debatte darüber vor, wie viel die Regierung für die Demenzpflege bezahlen sollte und inwieweit die Kosten von den Betroffenen und ihren Familien getragen werden sollten. Es sei allerdings darauf hingewiesen, dass jede Diskussion darüber, wer die Demenzpflege leisten und bezahlen soll, für die Bewohner vieler Entwicklungsländer bedeutungslos ist: Staatlich finanzierte Pflege Demenzkranker, ob in einem Pflegeheim oder in Privathaushalten, steht hier nicht zur Verfügung. Die Familien müssen für sich selbst sorgen.

Im besten Fall kann der Einsatz von Fachkräften auf unterschiedlichen Ebenen einen wichtigen Beitrag dazu leisten, das Wohlbefinden demenzkranker Menschen zu verbessern und Angehörigen und Freunden ihre schwierige Aufgabe zu erleichtern. Das spezielle Angebot an Diensten variiert von Land zu Land; in späteren Kapiteln werden wir jedoch die wichtigsten Formen professioneller Unterstützung besprechen, die auf dem Weg durch die Demenz an verschiedenen Punkten zur Verfügung stehen.

> Ich hätte eine professionelle Meinung von jemandem gebraucht, der auf unsere spezielle Situation zugeschnittene Ratschläge zur Demenz hätte geben können. Ich meine nicht jemanden, der mich einfach nur auf Informationen verweist, sondern jemanden mit einem breiten Wissen, der mir direkt hätte helfen können.

1.9 Wie dieses Buch helfen kann

Es ist unser Ziel, Angehörigen und Freunden beim Erwerb jener Fertigkeiten zur Seite zu stehen, die sie zur Unterstützung eines Menschen mit Demenz und ihrer selbst benötigen. Wir werden grundlegende Informationen über die Hauptformen der Demenz und ihre dauerhaften Auswirkungen geben. Wir werden unseren Lesern helfen, die Schwierigkeiten einer Demenzerkrankung zu begreifen und zu lernen, sich in die Gefühle des Betroffenen und sein Verständnis der Welt einzufühlen. Wir werden versuchen, ihre Kompetenz im Umgang mit Demenzkranken in einer Vielzahl von Situationen zu verbessern. Und wir werden einen Überblick über professionelle Unterstützungsangebote geben und den Zugang zu diesen erläutern.

Nicht in unserem Vermögen liegt es, unseren Lesern eine positive Einstellung gegenüber Menschen mit Demenz zu vermitteln. Diese muss von innen kommen.

2. | Ein mir Nahestehender hat möglicherweise Demenz: Einschätzung, Diagnose und Demenzformen

2.1 Demenz erkennen

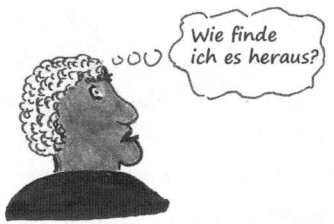

Wissen Sie ganz sicher, dass eine Ihnen nahestehende Person an Demenz erkrankt ist? Ist ein offizielles Verfahren zur Einschätzung ihrer Situation durchgeführt und eine ärztliche Diagnose gestellt worden? Falls ja, sind Sie wahrscheinlich bereits mit einem Großteil der in den ersten Abschnitten dieses Kapitels enthaltenen Informationen vertraut. Sie werden durch die Zeit der Unsicherheit gegangen sein, in der die kognitiven Fähigkeiten des Betroffenen allmählich nachzulassen schienen; Sie werden den anstrengenden Prozess durchlaufen haben, in dem die Einschätzung erfolgte und kognitive Tests stattfanden, und Sie werden schließlich die Nachricht erhalten haben, dass es, wie erwartet oder auch nicht, Demenz ist. Der schwierige Weg hat begonnen, aber Sie wissen, woran Sie sind, und Sie haben eine Vorstellung davon, was auf Sie zukommen wird.

Außerdem gehören Sie zu einer Minderheit. Trotz eines erhöhten Bewusstseins für Demenz, das durch öffentliche Aufklärungskampagnen sowie die verbesserte Einschätzung und Diagnose durch Spezialisten gefördert wird, bekommen viele Menschen mit Demenz noch immer zu keinem Zeitpunkt eine offizielle Diagnose. Das heißt, ihnen und ihren Angehörigen wird nie von einem Arzt mitgeteilt, dass eine Demenzerkrankung vorliegt. Wenn Sie vermuten, dass eine Ihnen nahestehende Person Demenz hat, aber nicht genau wissen, was Sie als Nächstes tun sollen, ist dieses Kapitel möglicherweise für Sie von Nutzen: Es kann Ihnen helfen zu verstehen, was mit der Person los ist, und Sie dazu ermutigen, sich um eine sachgemäße Einschätzung und Diagnose zu bemühen. Wie Sie im Verlauf dieses Kapitels sehen werden, sind damit erhebliche Vorteile verbunden.

2.2 Die ersten Anzeichen einer Demenz

Viele Erkrankungen, die weitreichende Folgen für den Betroffenen und die ihm nahestehenden Menschen haben, nehmen ihren Anfang mit minimalen und scheinbar unbedeutenden Signalen. Die Demenz bildet da keine Ausnahme. Typischerweise beginnt dieses Leiden damit, dass eine Person kleine Fehler macht oder sich in einer für sie etwas ungewöhnlichen, aber nicht besonders beunruhigenden Weise benimmt. Bisweilen zeigen wir alle ein Verhalten, das dem ersten Anzeichen einer Demenz gleicht. Denken Sie einmal darüber nach, ob Sie jemals …

- den Namen eines Menschen vergessen haben, den Sie gut kennen;
- einen Termin verschwitzt haben;
- sich eine Tasse Tee gekocht und es dann vergessen haben;
- im Rahmen einer Unterhaltung Schwierigkeiten hatten, das richtige Wort für einen vertrauten Gegenstand zu finden;
- nicht darauf kamen, welcher Wochentag gerade war;
- sich auf dem Weg zu einem Ort, an dem Sie vorher schon einmal waren, verirrt haben;
- Kleidung angezogen haben, die für das Wetter ungeeignet oder der Situation nicht angemessen war;
- nicht in der Lage waren, den Überblick über ein Gespräch zu behalten, das Sie führten;
- vergessen haben, eine laufende Rechnung zu bezahlen;
- etwas aus der Hand gelegt haben und nicht mehr in der Lage waren, es wiederzufinden;
- besonders launisch oder wütend waren und nicht wussten, warum;
- das Gefühl hatten, jemand würde versuchen, Sie zu schwächen oder Ihnen Schaden zuzufügen, obwohl es kaum Anhaltspunkte dafür gab.

Wir vermuten, viele von Ihnen haben reumütig zugegeben, dass Ihnen einiges davon irgendwann schon einmal passiert ist. Es ist gut möglich, dass Sie im Rückblick manche Punkte in der Liste als die ersten Warnsignale wiedererkennen, die Sie darauf aufmerksam machten, dass mit der Person, um die Sie jetzt besorgt sind, etwas nicht in Ordnung war. Weil eine Demenzerkrankung in ihrer frühesten Phase nach kaum mehr aussieht als nach alltäglicher Zerstreutheit oder Empfindlichkeit, kann es für Angehörige und Freunde sehr schwierig sein zu erkennen, dass etwas nicht stimmt.

Es ist schwer zu sagen, wann es bei meiner Mutter anfing – zuerst dachten wir, sie sei wegen ihrer Pensionierung depressiv geworden.

Am Anfang haben wir uns keine Sorgen gemacht, weil wir glaubten, es sei sein Gehör oder sein Sehvermögen. Häufig wirkte er ein bisschen unnahbar; ich sagte etwas, und er reagierte nicht. Aber sein Gehör und seine Sehkraft wurden beide untersucht und waren in Ordnung.

Eines Tages jedoch werden die Art und das Verhalten des Betroffenen ungewöhnlich und problematisch genug, um bei Angehörigen und Freunden Sorgen aufkommen zu lassen. Ausschlaggebend dafür, dass eine mögliche Demenzerkrankung erkannt wird, ist häufig eine auffällige *Veränderung* der Person. Vielleicht beginnt jemand, der sich normalerweise haargenau an alles erinnern kann, vergesslich zu werden, oder ein besonders heiterer Mensch wird missmutig oder besorgt. Alternativ kann sich die Veränderung auch im Grad eines Verhaltens äußern: Eine Person war vielleicht immer schon ein wenig zerstreut oder empfindlich, nun aber tritt dieser Zug deutlich stärker hervor.

Mein Mann war immer für die Finanzen zuständig gewesen, aber eines Tages ging ich in sein Büro und sah, dass er seinen Papierkram nicht geordnet hatte. Sachen waren geöffnet und nicht erledigt worden. Ich verstand, dass er Dinge nicht mehr begriff. Es war ein kleiner Schock.

Stereotypen über das hohe Alter können das Erkennen einer Demenzerkrankung behindern. Unser Bild vom älteren Menschen ist häufig das von einer Person, die schwerer von Begriff, vergesslich und in ihren Gewohnheiten festgefahren ist. Betrachtet man die Mehrzahl der älteren Menschen, könnte nichts der Wahrheit ferner liegen. Zeigt aber ein älterer Mensch ein solches Verhalten, sagen wir gerne: „Das liegt an seinem Alter", statt die Möglichkeit einer Demenz in Betracht zu ziehen.

Ein anderer Faktor, der das Erkennen einer Demenzerkrankung verhindern kann, ist eine Haltung, die wir, scharf ausgedrückt, als „Leugnen" bezeichnen können. Angesichts all der Folgeerscheinungen, die das Leiden mit sich bringt, möchte niemand von uns die Möglichkeit erwägen, dass ein naher Angehöriger oder Freund eine Demenz entwickelt. Beginnt ein geliebter Mensch, die weiter oben aufgelisteten Verhaltensweisen zu zeigen, entschuldigen wir ihn vielleicht oder verharmlosen die Bedeutung seiner Wesensveränderung. Zuweilen kann diese entschiedene Abneigung dagegen, sich der Möglichkeit einer Demenz zu stellen, noch lange nach Offenkundigwerden der Anzeichen der Erkrankung bestehen bleiben. Der Betroffene bekommt dann möglicherweise nie eine offizielle Demenzdiagnose.

2.3 Wie Menschen mit Demenz auf das Einsetzen der Krankheit reagieren

Menschen im Anfangsstadium einer Demenz reagieren natürlich ganz unterschiedlich auf ihre sich entwickelnde Krankheit. Einige deuten ihre Erfahrungen der Zerstreutheit oder Launenhaftigkeit als vorübergehende Entgleisungen, verursacht durch Alltagsbelastungen oder das „schleichende Altwerden". Andere sind sich zunehmend der Tatsache bewusst, dass etwas nicht in Ordnung ist, spielen die Angelegenheit aber durch „Leugnen" herunter oder verbergen ihre zunehmenden Schwierigkeiten vor Angehörigen und Freunden, um diese nicht zu beunruhigen. Wieder andere erkennen das Problem und sind bereit, Hilfe in Anspruch zu nehmen.

> Es war mein Mann, der es bemerkte und etwas dagegen tun wollte. Er sagte: „Ich vergesse Dinge und glaube, das dürfte nicht sein." – Wir beschlossen, zu unserem Hausarzt zu gehen.
>
> Ich habe später herausgefunden, dass meine Frau sich mit ihrer besten Freundin getroffen und zu ihr gesagt hatte: „Ich glaube, ich habe Alzheimer." Sie bat ihre Freundin, mir nichts zu sagen, und die hielt sich daran.

Ein Teil der Betroffenen beginnt bereits im Anfangsstadium der Demenz, das Bewusstsein für die eigene Erkrankung zu verlieren. Aus einem wahren Mangel an Verständnis dessen, was mit ihnen vor sich geht, bestreiten diese Menschen, dass ihnen etwas fehlt. Dies erzeugt weitere Probleme für besorgte Angehörige und Freunde: Sie bemerken möglicherweise Veränderungen, die der Erkrankte nicht sieht, und versuchen ihn dazu zu bewegen, Hilfe anzunehmen, für die er jedoch keine Notwendigkeit erkennt. In solchen Fällen kann sich die Diagnose verzögern, oder Angehörige greifen nicht selten zu Notlügen, damit eine Einschätzung vorgenommen werden kann. Falls Sie sich Sorgen machen, die betroffene Person selbst oder andere Menschen sich jedoch gegen eine Einschätzung sträuben, sollte bedacht werden, dass der Erhalt einer Diagnose erhebliche Vorteile bietet. Informationsbroschüren über das Verfahren und über Möglichkeiten der Behandlung und Unterstützung können hilfreich sein. Sorgen sollten auch mit Fachkräften wie dem Hausarzt besprochen werden, die für den Betroffenen medizinisch verantwortlich sind, da diese ihn vielleicht mit mehr Erfolg zur Durchführung einer Einschätzung ermuntern können.

2.4 Eine Demenz diagnostizieren

Unter einer Diagnose versteht man die offizielle Bestätigung des Vorliegens einer bestimmten Erkrankung und die Benennung derselben durch einen Arzt. Eine Diagnose erlaubt die Durchführung einer Behandlung, so es eine gibt, und versetzt den Mediziner in die Lage, eine Prognose zu geben – einen Ausblick darauf, wie die Erkrankung möglicherweise fortschreitet und was die Zukunft bringen wird. Selbstverständlich ist der Erhalt einer Diagnose, die auf eine das Leben verändernde und tödlich verlaufende Krankheit wie Demenz lautet, ein bedeutender Einschnitt – ein Wendepunkt im Leben des Betroffenen, seiner Angehörigen und Freunde; ebenso niederschmetternd wie eine Diagnose auf Krebs im Endstadium. Wie diese Diagnose überbracht wird, hat einen wesentlichen Einfluss darauf, wie der Erkrankte und die ihm Nahestehenden sich der Zukunft stellen.

Es gibt heute ein systematisches Verfahren, das zur Untersuchung von Gedächtnisschwierigkeiten und kognitiven Problemen sowie zur Diagnostizierung von Demenz durchlaufen werden sollte. Zunächst sollte der Betroffene seinen Hausarzt oder praktischen Arzt konsultieren. In manchen Fällen traut es sich der Allgemeinmediziner zu, die Einschätzung selbst vorzunehmen und eine Diagnose zu stellen. Andernfalls kann er den Patienten an eine Gedächtnisambulanz (auch Gedächtnisklinik, Gedächtnissprechstunde oder Memory-Klinik genannt) überweisen, sofern eine solche zur Verfügung steht. Diese Einrichtung mit ihrem multiprofessionellen Angebot ist auf die Einschätzung, Diagnostik und Behandlung derlei Probleme spezialisiert. Unabhängig davon, wo die Einschätzung stattfindet, folgt das Untersuchungsverfahren zur Demenzdiagnose einem systematischen Ablauf:

- Es wird eine vollständige Anamnese erhoben, einschließlich sämtlicher früherer körperlicher oder psychischer Gesundheitsprobleme.
- Es wird eine körperliche Untersuchung vorgenommen, um jegliche behandelbaren Ursachen der Symptome auszuschließen.
- Es wird ein Test der kognitiven Fähigkeiten durchgeführt.
- Möglicherweise wird der Patient zur Vornahme eines Gehirnscans an die Radiologie überwiesen.

Das Kernstück der Einschätzung ist der Test der kognitiven Fähigkeiten. Dieser wird von einem Arzt, einem Psychologen oder einem qualifizierten Helfer durchgeführt, der dem Betroffenen Fragen stellt und ihn kurze Aufgaben ausführen lässt. Für die Diagnostik einer möglichen Demenz stehen eine Reihe von Tests zur Verfügung; der bekannteste ist der Mini-Mental-Status-Test (MMST), es können aber auch andere genutzt werden.

Selbstverständlich ist die Überprüfung der kognitiven Fähigkeiten sowohl für die Person selbst als auch für die ihr Nahestehenden ein sehr beängstigender Vorgang. Sind die Tests auch kurz und die Fragen simpel, ähnelt die Prozedur doch dem Ablegen einer Prüfung, deren Ergebnis weitreichende Folgen haben wird. Das Testen sollte auf einfühlsame und professionelle Weise erfolgen und der Betroffene jede erdenkliche Chance erhalten, sein Bestes zu geben – zu unterstellen, dass eine Demenzerkrankung vorliegt, wenn es in Wirklichkeit nicht stimmt, ist angesichts des Stigmas, mit dem die Demenz behaftet sein kann, nicht hilfreich.

> Meine Mutter war wütend – sie sagte: „Testen die mich, um zu sehen, ob ich blöd bin?"

Mögliche Ergebnisse der kognitiven Einschätzung

Grob gesagt sind vier Ergebnisse möglich:

- Es ist durchaus möglich, dass die kognitiven Fähigkeiten einer Person sich als „normal" erweisen und es kein Anzeichen für eine Demenz gibt. Die Zerstreutheit besteht möglicherweise nur scheinbar, und die Einschätzung vermittelt die beruhigende Gewissheit, dass kein nennenswertes Problem vorliegt.

- Die Untersuchungen können ergeben, dass eine andere Erkrankung für die Symptome verantwortlich ist. Möglicherweise leidet die Person an einem *Delir*: einem Zustand, der durch eine Reihe von Krankheiten hervorgerufen werden kann und in dem jemand „verwirrt" zu sein und sich im Anfangsstadium einer Demenz zu befinden scheint (manchmal wird dieses Syndrom als „akuter Verwirrtheitszustand" bezeichnet). Eine Vielzahl von Erkrankungen, insbesondere Infektionen, können bei älteren Menschen Delir-Episoden erzeugen. Eine Behandlung der Grunderkrankung sollte die Verwirrtheit lindern. Ein Delir lässt sich häufig durch seinen plötzlichen Ausbruch und durch Verhaltensschwankungen des Betroffenen von einer Demenz unterscheiden. Eine weitere Erkrankung, die einer Demenz ähneln kann, ist eine schwere Depression. Auch in diesem Fall wirkt die Person häufig vergesslich und verwirrt, die Erhebung der Anamnese und einfühlsame Beurteilung durch einen Fachmann aber kann ergeben, dass sie in Wirklichkeit stark depressiv ist. Eine Behandlung der Depression mit Antidepressiva und anderen Therapieformen sollte mit der Zeit zu einer Wiederherstellung der kognitiven Fähigkeiten führen. Manche anderen seltenen Krankheiten können ebenfalls wie eine Demenz aussehen, darunter einige Vitaminmängel und Gehirntumore.

- Möglicherweise offenbart die Einschätzung der kognitiven Fähigkeiten einige Defizite, die aber nicht ausreichen, um dem Arzt Anlass für die Diagnose einer Demenz zu geben. In solchen Fällen kann eine leichte kognitive Beeinträchtigung (LKB) vorliegen. Dies bedeutet genau das, was der Begriff sagt: Es gibt Anhaltspunkte für eine Beeinträchtigung der kognitiven Fähigkeiten, doch lässt sich nicht mit Sicherheit sagen, dass die Person sich im Anfangsstadium einer Demenz befindet. Eine LKB kann durch eine Reihe von Faktoren hervorgerufen werden, darunter Stress und normale Alterung. In einigen Fällen aber kündigt sich durch diese Störung bereits die Entwicklung einer Demenz an. Mit dem heutigen Wissen ist es allerdings nicht möglich, sicher zu erkennen, bei wem dieser Verlauf tatsächlich eintreten wird.

- Das letzte mögliche Ergebnis einer kognitiven Einschätzung ist selbstverständlich eine Demenzdiagnose. Vielleicht erteilt der Arzt lediglich die Auskunft, dass es sich bei der Erkrankung um „Demenz" handelt, möglicherweise traut er es sich aber auch zu, die eigentliche Form der Demenz zu benennen. In jedem Fall hat für die betroffene Person sowie für ihre Angehörigen und Freunde der Weg durch die Demenz nun offiziell begonnen.

2.5 Warum ist eine Diagnose wichtig, und warum erhalten viele demenzkranke Menschen keine?

Ehe wir fortfahren, lohnt es sich, über diese Fragen nachzudenken. Wenn so viele Demenzkranke niemals eine Diagnose erhalten und offensichtlich trotzdem durchs Leben kommen, warum ist eine Diagnose dann so wichtig? Und welches sind die Faktoren, die verhindern, dass Menschen eine Diagnose bekommen?

Die Diagnose ist für den Betroffenen und seine Familie in zweifacher Hinsicht von Bedeutung. Erstens schafft sie Gewissheit – die Erfahrungen und Handlungen des Erkrankten lassen sich nun erklären, und es können Informationen eingeholt werden. Auch wird es möglich, Pläne für die Zukunft zu machen und Vorkehrungen zu treffen; hierauf werden wir im nächsten Kapitel ausführlicher eingehen. Zweitens verschafft sie Zugang zu professionellen Diensten und, falls verfügbar, zu medizinischer Behandlung – auch über derzeit zur Verfügung stehende Behandlungsmethoden werden wir an späterer Stelle sprechen. Fachleute vertreten praktisch einhellig die Meinung, dass eine frühe Einschätzung und Demenzdiagnose äußerst wünschenswert sind. In vielen Ländern wird deshalb ein Schwerpunkt auf die Einrichtung von Gedächtnisambulanzen gelegt.

> Ich glaube, als wir die Diagnose hörten, verspürte ich Erleichterung, weil wir jetzt einen Namen für das hatten, was mit meinem Mann los war. Ich denke, uns wurde erst später klar, was es wirklich bedeutete. Zuerst dachte ich, jetzt hat es einen Namen, wie Masern oder Mumps, ich dachte: „Okay, damit können wir umgehen."

> Ich habe eine gute Freundin, die sich von ihrem Mann hat scheiden lassen. Anlass waren die durch seine Demenzsymptome hervorgerufenen Probleme. Sie hatten lange Zeit keine Diagnose – wie Sie sehen, hat das Fehlen einer Diagnose tatsächlich ihre Scheidung verursacht.

Wenn eine Diagnose aber so wichtig ist, warum erhalten viele Menschen dann niemals eine? Das ist eine komplexe Frage, auf die es vielleicht ebenso viele Antworten gibt, wie es nicht diagnostizierte Fälle von Demenz gibt. Einige dieser Menschen werden viele

Jahre lang mit der Demenz gelebt und die Krankheit in einer Zeit entwickelt haben, als der Diagnostik weniger Bedeutung beigemessen wurde. Manche Familien werden nicht gewusst haben, wie sie es hätten anstellen sollen, eine Diagnose oder professionelle Hilfe zu bekommen, und dürften sich so gut wie möglich durchgewurstelt haben. Wieder andere werden die Veränderungen, die mit dem Betroffenen vor sich gingen, einfach fälschlicherweise auf sein hohes Alter zurückgeführt haben. Bei Menschen im jüngeren Lebensalter wird der Ausbruch einer Demenzerkrankung häufig übersehen, da die ersten Anzeichen schwerer zu erkennen und mehr mit Verhaltens- und Wahrnehmungsveränderungen als mit Gedächtnisverlust verbunden sein können. Und schließlich werden es einige Familien aus Angst vor dem Stigma, das mit dem Etikett Demenz einhergeht, vermieden haben, sich um eine Diagnose zu bemühen – bei einer Frau wurde nie eine Diagnose gestellt, da die Tochter befürchtete, ihre Mutter würde daraufhin „abgeholt und in ein Heim gebracht werden". Falls Sie sich in irgendeiner dieser Kategorien wiederfinden, würden wir Ihnen eindringlich nahelegen, Ihren Hausarzt zu konsultieren und eine offizielle Einschätzung und Diagnose vornehmen zu lassen. Das ist bekanntermaßen auch dann noch von Nutzen, wenn die Demenz bereits fortgeschritten ist.

2.6 Sollte der Demenzkranke die Diagnose erfahren?

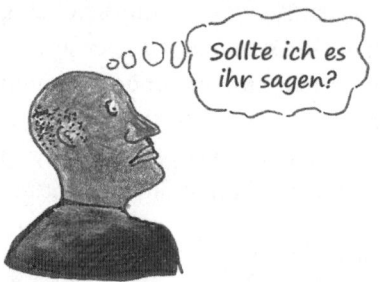

Dies kann eine strittige und heikle Frage sein. Lange Zeit wurde die Auffassung vertreten, dass ein demenziell erkrankter Mensch nicht über sein Leiden informiert werden sollte. Grund hierfür war entweder der Glaube, er könnte er die Nachricht nicht erfassen oder ihre Folgen nicht verstehen, oder die Befürchtung, er könnte sie als überwältigend empfinden. Das Ergebnis hiervon war häufig eine Verschwörung des Schweigens, bei der Angehörige und Freunde das Thema im Beisein des Betroffenen vermieden. Manche Leser mögen sich daran erinnern, dass so vor Jahren oft auch mit Menschen umgegangen wurde, die an Krebs erkrankt waren – es war üblich, dass Ärzte die Diagnose Krebs im Endstadium nicht der Person selbst, sondern ihren Angehörigen überbrachten. Dann herrschte eine ähnliche Verschwörung des Schweigens vor, bis dem Erkrankten die Schwere seines Leidens klar wurde.

Ich hatte geahnt, was es ist, und befürchtete, dass meine Frau den Halt verlieren würde, wenn sie erfährt, dass es „Demenz" ist; also bat ich die Leute, das „D-Wort" nicht zu verwenden.

Ich glaube nicht, dass wir meiner Mutter gegenüber jemals das Wort „Alzheimer" verwendet haben. Ich glaube, wir sagten: „Dein Gedächtnis ist nicht gut" oder irgendwas in der Art. Ich denke, ich habe viele Worte darüber gesagt, was mit ihr los war, aber nicht dieses Wort.

Was die Überbringung einer Krebsdiagnose angeht, ist die Situation heute eine ganz andere, und außer in seltenen Fällen erhält der Betroffene die Nachricht nun immer selbst. Es besteht zunehmender Konsens darüber, dass dies in aller Regel auch für Demenzkranke gelten sollte. Da die Diagnose tendenziell in einer früheren Phase der Erkrankung erstellt wird, sind viele Menschen noch bei klarem Bewusstsein und können die Nachricht sowohl erfassen als auch positiv nutzen: indem sie Möglichkeiten zum Ausgleichen ihrer Schwierigkeiten suchen und sich an der Zukunftsplanung beteiligen. Natürlich ist die Mitteilung, an Demenz erkrankt zu sein, erschütternd für die betroffene Person, und zuweilen wollen Angehörige und Freunde ihr die Diagnose aus Rücksicht auf ihre Gefühle vorenthalten. Forschungsergebnisse deuten jedoch darauf hin, dass Demenzkranke (genau wie Menschen mit anderen lebensbedrohlichen Krankheiten) generell die Wahrheit wissen möchten und mit den Folgen der Diagnose zurechtkommen können.

Eines Tages fand mein Mann im Aktenschrank das Buch, das ich zum Thema Alzheimer gekauft hatte. Als ich nach Hause kam, saß er im Garten und las darin, und er sagte: „Das ist es – das habe ich." Wir brachen beide in Tränen aus, und ich nahm ihn in die Arme und sagte: „Ich bin für dich da, was immer auch passiert."

Mein Mann hatte in eines seiner Tagebücher geschrieben: „Es ist also Alzheimer. Ich hoffe, wenn das Ende kommt, ist es nicht zu hässlich."

Was aber nun, wenn einem Betroffenen offenbar das Bewusstsein dessen, was mit ihm geschieht, fehlt? Wäre es hilfreich, zu versuchen, ihm unter solchen Umständen die Diagnose mitzuteilen? Das ist keine einfache Frage. Manchmal verfügen Demenzkranke über mehr Bewusstsein, als es aussieht, und können entgegen allem Anschein noch Informationen aufnehmen. Andererseits würden viele sagen, es sei nicht nur zwecklos, sondern auch grausam, einen Menschen, dem es grundlegend an Bewusstsein für Aspekte seiner gegenwärtigen Situation mangelt, mit einer unschönen Realität vertraut zu machen. Wir werden an späterer Stelle noch einmal auf diesen Punkt zu sprechen kommen.

> Die Diagnose wurde uns sehr verständlich erklärt, aber als wir bei dem Arzt saßen, schaute ich mich um und sah, dass mein Mann eingeschlafen war. Er konnte zu dem Zeitpunkt keine langen, ausführlichen Erklärungen mehr verkraften.

> Ich bin mir nicht sicher, ob mein Mann in der Lage ist, seine Diagnose intellektuell aufzunehmen. Tendenziell glaubt er, dass sie eher für mich schwierig ist als für ihn selbst. Manchmal bezeichnet er die Erkrankung jetzt als seine „leichte Geistesstörung".

2.7 Nach der Diagnose

Forschungen haben gezeigt, was Menschen, bei denen gerade eine Demenz diagnostiziert wurde, sowie ihre Angehörigen und Freunde an diesem Punkt des Wegs brauchen. Ein erstes Schlüsselbedürfnis ist das nach Information: Information über den Begriff Demenz, über die spezielle Krankheit des Betroffenen und über die Fertigkeiten und Eigenschaften, die Angehörige und Freunde benötigen, um ihm zu helfen. Zweitens haben sowohl der Erkrankte als auch die ihm Nahestehenden das Bedürfnis nach Zugang zu praktischer und emotionaler Unterstützung. Drittens besteht das Bedürfnis, Pläne für die Zukunft zu machen und Vorkehrungen zu treffen. Denn es wird unweigerlich der Zeitpunkt kommen, an dem der Betroffene nicht mehr in der Lage sein wird, für sich selbst zu sorgen, und Hilfe und Pflege von anderen benötigen wird. Und schließlich muss, sofern möglich, eine medizinische Behandlung verschrieben werden, die in manchen Fällen das Fortschreiten der Erkrankung verlangsamen kann.

Bedauerlicherweise werden diese Bedürfnisse von professionellen Diensten nicht immer effektiv befriedigt. Viele Demenzkranke und ihre Angehörigen berichten, sie seien nach erfolgter Diagnose von den Fachkräften mehr oder weniger hängen gelassen worden und hätten wenig Rat oder Unterstützung erhalten, nur den allgemeinen Hinweis: „Wenden Sie sich an Ihren Hausarzt, wenn Sie Probleme haben." Im Frühstadium einer Demenz sind Betroffene sowie deren Angehörige und Freunde häufig auf sich allein gestellt. Dies ist ein Zustand, der in politischen Kreisen und in der Fachwelt zunehmend als untragbar erachtet wird.

> Ich erhielt eine Broschüre, hatte aber wirklich niemanden zum Reden. Wir wurden gewissermaßen einfach aufgefordert, wieder zu gehen.

Wie in Kapitel 3 zu sehen sein wird, werden derzeit einige Maßnahmen entwickelt, um Angehörigen in den ersten Jahren nach der Diagnose (von uns wegen der mangelnden Unterstützung „die Mangeljahre" genannt) mehr Hilfe zur Verfügung zu stellen. Zu wissen, wie man Zugang zu dieser Hilfe erhält, ist wichtig. Im Rest dieses Kapitels und im nächsten Kapitel aber werden wir versuchen, einige der grundlegenden Informationen und Ratschläge bereitzustellen, die nach Bestätigung einer Demenzdiagnose benötigt werden.

2.8 Die Hauptformen der Demenz

Wie bereits angedeutet, haben Menschen mit Demenz sowie ihre Angehörigen und Freunde nach Erhalt der Diagnose ein zentrales Bedürfnis nach Information über die Erkrankung. Gewünscht wird dabei sowohl Auskunft über das allgemeine demenzielle Syndrom (das wir im vorangegangenen Kapitel behandelt haben) als auch über die im jeweiligen Fall vorliegende spezielle Form der Demenz, sofern eine bestimmte Art identifiziert worden ist. Es gibt mehr als 100 Demenzformen, von denen die Mehrzahl äußerst selten vorkommt, und wir werden hier nicht den Versuch unternehmen, eine jede von ihnen aufzulisten. In diesem und im folgenden Abschnitt werden wir jedoch etwas über die am häufigsten auftretenden Formen der Demenz sagen. Wir beginnen mit denen, die gewöhnlich zu einer spät einsetzenden Demenz führen (bei der die ersten Anzeichen und Symptome nach dem 65. Lebensjahr auftreten).

Alzheimer-Krankheit

Diese Erkrankung ist die verbreitetste Form der Demenz und wird manchmal mit Demenz gleichgesetzt – in mehreren Ländern tragen die führenden Demenz-Gesellschaften den Begriff Alzheimer in ihrem Namen (so die Deutsche Alzheimer Gesellschaft, die Österreichische Alzheimer Gesellschaft und die Schweizerische Alzheimervereinigung). Die Alzheimer-Krankheit weist die Merkmale auf, die am häufigsten mit Demenz assoziiert werden. Sie nimmt ihren Anfang normalerweise mit Gedächtnisschwierigkeiten, wobei der Betroffene insbesondere Mühe hat, sich neu gelernte Information zu merken. Allmählich verschlimmern sich die Gedächtnisstörungen, und andere Anzeichen von Demenz beginnen aufzutreten. Dazu gehören etwa Probleme mit der Sprache, der Orientierung, der Aufmerksamkeit und der Verrichtung alltäglicher Aufgaben (exekutive Funktionen). Die Entwicklung der Schwierigkeiten verläuft langsam, über einen Zeitraum von Monaten oder Jahren, bis die Person schließlich vom „frühen" über das „mittlere" ins „fortgeschrittene" Stadium der Demenz abgleitet und dabei immer abhängiger von anderen wird.

Die Alzheimer-Krankheit ist eine neurodegenerative Erkrankung. Das heißt, sie wird verursacht durch den Zerfall und das Absterben von Nervenzellen im Gehirn (Neuronen) und dort insbesondere im Kortex – der grauen Substanz, welche die Oberfläche des Gehirns bildet. Dies führt bei der erkrankten Person zu *Hirnatrophie*: Durch das allmähliche Absterben der Zellen schrumpft das Gehirn und verliert an Gewicht und Volumen. Die biochemischen Prozesse, die zum Zerfall von Gehirnzellen führen, sind hochkomplex und nicht umfassend bekannt; eine Beschäftigung mit ihnen würde den Rahmen dieses Buchs sprengen. Doch soll auf zwei Veränderungen eingegangen werden, denen die betroffenen Gehirnzellen unterworfen sind und die zusammen diagnostische Merkmale der Alzheimer-Krankheit darstellen. Erstens bilden sich zwischen den erkrankten Zellen große Mengen an *Plaques*. Hierbei handelt es sich um Ablagerungen eines „Beta-Amyloid" genannten Eiweißes, die unter einem leistungsstarken Mikroskop zu erkennen sind. Zweitens sind in diesen Zellen *Neurofibrillenbündel* nachweisbar. Dieses sind weitere Ablagerungen, die aus einem anderen Eiweiß („Tau-Protein") bestehen und unter dem Mikroskop wie dichte Knäuel aussehen. Medizinische Sachverständige sind uneins darüber, welchen Einfluss Beta-Amyloid und Tau jeweils auf das Absterben von Gehirnzellen haben. Neue Forschungsergebnisse weisen darauf hin, dass der Prozess der Neurodegeneration viele Jahre vor Auftreten der ersten Anzeichen einer Alzheimer-Krankheit einsetzen kann.

Die Alzheimer-Krankheit ist die Demenzform, die bei Menschen mit Down-Syndrom am häufigsten auftritt (siehe Kapitel 1). Normalerweise bricht das Leiden bei diesen Personen früher aus als bei der Bevölkerung insgesamt. Etwa 2 Prozent der Menschen mit Down-Syndrom zeigen in einem Alter zwischen 30 und 40 Jahren die Anzeichen und Symptome einer Demenz; der Anteil Erkrankter steigt mit zunehmendem Alter und liegt bei den 60- bis 70-Jährigen bei über 50 Prozent.

Behandlung und Fortschreiten der Alzheimer-Krankheit

Es gibt derzeit keine Behandlungsmethode, mit der die Alzheimer-Krankheit geheilt oder der kontinuierliche Prozess des Zerfalls und Absterbens von Gehirnzellen gestoppt werden könnte. Darin gleicht das Leiden anderen Formen der Demenz. Es stehen jedoch Medikamente zur Verfügung, die das Fortschreiten der Krankheit eine Zeit lang verzögern können. Ihre Verschreibung ist möglich, nachdem durch einen Arzt oder eine Gedächtnisambulanz eine Diagnose gestellt worden ist. Die unter diese Gruppe fallenden Medikamente haben den Namen „Acetylcholinesterasehemmer" (AChE-Hemmer – manchmal einfach „Antidementiva" genannt). Sie können den Verlust des chemischen Botenstoffs „Acetylcholin" ausgleichen, der bei der Gedächtnisfunktion und anderen kognitiven Funktionen eine Rolle spielt. Drei Medikamente aus dieser Gruppe sind in Deutschland zugelassen: Donepezil (z. B. Aricept˚), Rivastigmin (z. B. Exelon˚) und Galantamin (z. B. Reminyl˚). Sie weisen leichte Unterschiede in der Wirkungsweise auf und haben auch etwas unterschiedliche Nebenwirkungen.

Möglicherweise ist eines der Medikamente für einen Betroffenen besser geeignet als ein anderes. Manche Menschen stellen allerdings fest, dass sie kaum von der Einnahme dieser Pharmaka profitieren. Mögen die AChE-Hemmer auch nur begrenzt gute Dienste leisten, schätzen viele an Demenz Erkrankte und ihre Angehörigen doch die Vorteile, die sie bringen können.

Es steht ein weiteres Antidementivum, Memantin (Axura*, Ebixa*), zur Behandlung der Alzheimer-Krankheit zur Verfügung. Dieses hat eine andere Wirkungsweise als die AChE-Hemmer und wird zur Linderung der Symptome einer mittelschweren bis schweren Demenz empfohlen. Auch dieses Medikament ist von bescheidenem Nutzen. Es gibt jedoch Anhaltspunkte dafür, dass es die Unruhe mancher Betroffener lindern und damit bewirken kann, dass ihr Verhalten für andere weniger schwierig ist.

Derzeit werden in dem Versuch, bessere Behandlungsmöglichkeiten für Demenzerkrankungen zu finden, in der ganzen Welt Forschungen durchgeführt. Viele in diesem Bereich Tätige beklagen allerdings, dass weniger Geld in die Demenzforschung als in die Untersuchung anderer lebensbedrohlicher Krankheiten wie zum Beispiel Krebs gesteckt wird. Die verbreitete Meinung ist die, dass es in naher Zukunft wohl kaum ein „Heilmittel" gegen Alzheimer geben wird oder irgendeine Methode, mit der sich eine Verfestigung der Krankheit verhindern ließe. Manche Wissenschaftler sehen gleichwohl optimistischer in die Zukunft und prophezeien, dass in den nächsten zehn Jahren neue Möglichkeiten der Heilbehandlung und Prävention zur Verfügung stehen werden. Klar ist, dass wir immer mehr über die Demenz lernen, und es besteht Hoffnung, dass weitere Forschungen zu neuen Lösungen führen werden.

Der langfristige Krankheitsverlauf einer Alzheimer-Krankheit ist, ebenso wie der anderer Erkrankungen, die eine Demenz zur Folge haben, durch zunehmende, letztlich zum Tode führende Schwierigkeiten gekennzeichnet. Wie lange Betroffene mit diesem Leiden leben, ist sehr unterschiedlich. Da sich bei einer Vielzahl von Menschen erst sehr spät im Leben Symptome einstellen, sterben viele an anderen altersbedingten Krankheiten, bevor sie das fortgeschrittene Stadium der Demenz erreichen. Es ist aber durchaus möglich, dass eine Person mehrere Jahre lang mit dieser Erkrankung lebt.

Vaskuläre Demenz

Wie der Name bereits vermuten lässt, ist die vaskuläre Demenz Folge einer zerebrovaskulären Krankheit (einer Erkrankung der Gehirngefäße) – das heißt, sie wird durch Durchblutungsstörungen des Gehirns hervorgerufen. Die vaskuläre Demenz ist selbst ein Syndrom, und mehrere spezielle Leiden fallen unter diesen Oberbegriff. Immer aber wird die vaskuläre Demenz durch eine Erkrankung oder Schädigung der die Gehirnzellen versorgenden Blutgefäße verursacht. Hierdurch kommt es zu einer verringerten Blutzufuhr und damit zu einer Schädigung und zum Absterben des Hirngewebes. Die drei häufigsten Formen der vaskulären Demenz sind folgende:

- Multiinfarkt-Demenz: Bei dieser Erkrankung hat die Person eine Reihe von „Mini-Schlaganfällen" oder transitorischen ischämischen Attacken (TIA). Jedes Mal, wenn es zu einer TIA kommt, wird eine weitere kleine Region des Hirngewebes geschädigt, was einen Verlust der kognitiven Funktion in diesem Areal zur Folge hat. Treten die TIA häufig genug auf, nimmt die graue Substanz des Gehirns letztlich so stark Schaden, dass die Anzeichen und Symptome einer Demenz offensichtlich werden.
- Einzelinfarkt-Demenz: In seltenen Fällen kann eine Person, die gerade einen einzigen großen Schlaganfall erlitten hat, anschließend sämtliche Anzeichen und Symptome einer Demenz aufweisen. Voraussetzung hierfür ist, dass der Schlaganfall in einer besonders wichtigen Hirnregion stattgefunden hat.
- Morbus Binswanger: Diese auch „subkortikale arteriosklerotische Enzephalopathie" genannte Erkrankung resultiert aus der Schädigung kleiner Blutgefäße tief im Inneren des Gehirns.

Die vaskuläre Demenz und die Alzheimer-Krankheit im Vergleich

Ausbruch und Fortschreiten des Leidens können bei der vaskulären Demenz anders verlaufen als bei der Alzheimer-Krankheit. Manchmal erfolgt der Beginn einer vaskulären Demenz relativ plötzlich, was sich darauf zurückführen lässt, dass die Person einen Schlaganfall oder eine TIA erlitten hat. Und manchmal schreitet die Krankheit in einem „schrittweisen" Muster voran, bei dem einem abrupten Eintreten von Symptomen eine verhältnismäßig lange Periode der Stabilität folgt. Anschließend erleidet der Betroffene einen weiteren kleinen Schlaganfall, der zu einer erneuten Zunahme der Symptome führt. Dieses Muster setzt sich über einen Zeitraum von Monaten oder Jahren fort, bis die Schwierigkeiten tief greifend werden. Die Art dieser Schwierigkeiten kann von Person zu Person stark variieren. Anders als bei der Alzheimer-Krankheit, bei der es häufig zu einem allgemeinen Anstieg der Probleme in sämtlichen Bereichen des kognitiven Lebens kommt, sind bei der vaskulären Demenz oft in einem frühen Stadium bestimmte Fähigkeiten hochgradig betroffen, während andere erhalten bleiben. Der jeweilige Zustand des Erkrankten spiegelt wider, welche speziellen Regionen des Gehirns bei einem jeden Schlaganfall geschädigt wurden.

Gleichzeitig besteht zwischen der vaskulären Demenz und der Alzheimer-Krankheit eine komplexe Beziehung. Bei vielen Menschen zeigt sich, dass sie an Elementen beider Erkrankungen leiden – sie erfahren sowohl den Zerfall von Gehirnzellen, der für die

Alzheimer-Krankheit charakteristisch ist, als auch die Schädigung von Blutgefäßen im Gehirn, die zu vaskulärer Demenz führt. Ohne Durchführung eines Gehirnscans fällt es Ärzten häufig schwer, das genaue Leiden einer Person zu ermitteln – oder das relative Gleichgewicht der beiden Erkrankungen festzustellen. Die derzeitigen Erkenntnisse deuten darauf hin, dass Alzheimer zwar die am häufigsten auftretende reine Demenzform ist, rund 50 Prozent der Demenzkranken aber eine zerebrovaskuläre Krankheit haben: entweder eine vaskuläre Demenz oder eine „gemischte Demenz", die sowohl Elemente der Alzheimer-Krankheit als auch der vaskulären Demenz umfasst.

Behandlung und Fortschreiten der vaskulären Demenz

Nach unserem derzeitigen Wissensstand gibt es keinen Weg, den Hirnschaden rückgängig zu machen, der eine vaskuläre Demenz kennzeichnet. Allerdings ist es möglich, diese Form der Demenz zu verhindern beziehungsweise ihr Fortschreiten zu verlangsamen oder aufzuhalten. Hierfür müssen die Faktoren angegangen werden, die zu der vaskulären Grunderkrankung führen. Das Risiko für den Ausbruch einer solchen Gefäßerkrankung lässt sich erheblich verringern, indem man ein gesundes Körpergewicht hält, nur ein Minimum an gesättigten Fetten, aber viel Obst, Gemüse und Fisch verzehrt, Alkohol in Maßen konsumiert, nicht raucht und sich regelmäßig bewegt. Auch die Behandlung von vaskulären Risikofaktoren wie Hypertonie (Bluthochdruck) oder Diabetes reduziert die Gefahr einer Erkrankung. Kommt es dennoch zum Auftreten der Anzeichen und Symptome einer vaskulären Demenz, können die Annahme eines gesunden Lebensstils und die Therapie der vaskulären Grunderkrankung das Fortschreiten des Leidens verlangsamen oder sogar stoppen. Es ist auch möglich, dass Betroffene mehrere Mini-Schlaganfälle (TIA) erleiden, ohne dass sich eine vaskuläre Demenz entwickelt.

Aus heutiger Sicht sind die AChE-Hemmer, die zur Behandlung der Alzheimer-Krankheit entwickelt wurden, bei Menschen mit vaskulärer Demenz nicht wirksam; jedoch kann ein Arzt sie bei einer gemischten Demenz verschreiben. Werden die der Erkrankung zugrunde liegenden vaskulären Faktoren nicht unter Kontrolle gebracht, schreitet die vaskuläre Demenz fort, bis die Person mit einer schweren Demenz konfrontiert ist, und es kommt schließlich zum Tod. Wie bei der Alzheimer-Krankheit kann dieser Prozess einige Jahre dauern.

Lewy-Körperchen-Demenz

Dies ist die dritte Hauptform der spät einsetzenden Demenz, allerdings ist sie wahrscheinlich weniger verbreitet als die Alzheimer-Krankheit oder die vaskuläre Demenz. Wie bei der Alzheimer-Krankheit kommt es auch bei der Lewy-Körperchen-Demenz zum Zerfall und Absterben von Gehirnzellen, was eine üblicherweise allmählich und fortschreitend verlaufende Zunahme an Schwierigkeiten zur Folge hat. Das Gedächtnis ist im Frühstadium jedoch zuweilen weniger beeinträchtigt. Die Lewy-Körperchen-Demenz geht häufig mit Perioden der Schläfrigkeit oder Ohnmacht sowie mit der Neigung zu Stürzen einher. Der Betroffene kann visuelle Halluzinationen, Fehlwahrnehmungen, haben, bei denen er glaubt, Dinge sehen zu können, die nicht wirklich da sind. Des Weiteren können Anzeichen von Parkinsonismus auftreten, darunter eine Steifheit der Gelenke und Gliedmaßen und ein Zittern der Hände und anderer Glieder, das die Person nicht zu kontrollieren vermag. In den Gehirnzellen eines an dieser Form der Demenz erkrankten Menschen lassen sich bei Untersuchung unter dem Mikroskop Lewy-Körperchen erkennen. Hierbei handelt es sich um runde Eiweißablagerungen (wie sie auch bei der Parkinson-Krankheit gebildet werden), die durch einen bisher noch nicht geklärten Prozess zum Tod der betroffenen Zelle führen.

Behandlung und Fortschreiten der Lewy-Körperchen-Demenz

Derzeit ist kein Mittel zur Verhinderung einer Lewy-Körperchen-Demenz und zur Heilung dieser Erkrankung bekannt. Möglicherweise können AChE-Hemmer einer Verlangsamung des Fortschreitens dieser Form der Demenz dienen, augenblicklich liegen hierfür aber noch keine überzeugenden Beweise vor. Eine Lewy-Körperchen-Demenz führt unweigerlich zu fortschreitenden Schwierigkeiten und schließlich zum Tod.

Dennoch ist es wichtig, dass eine Lewy-Körperchen-Demenz richtig diagnostiziert wird. Denn einige der beruhigenden Medikamente, die mitunter zur Verringerung des aggressiven oder unruhigen Verhaltens Demenzkranker eingesetzt werden, können bei Menschen mit diesem Leiden besonders schwere Nebenwirkungen haben (siehe Kapitel 5).

2.9 Frühe Demenz

Die Hauptformen der spät einsetzenden Demenz – die Alzheimer-Krankheit, die vaskuläre Demenz und die Lewy-Körperchen-Demenz – können ebenso bei Menschen unter 65 Jahren auftreten. Noch viele weitere Krankheiten vermögen bei jüngeren

Personen eine Demenz zu verursachen (wobei sie gelegentlich auch erst nach dem 65. Lebensjahr das erste Mal zutage treten). Bei fast allen von ihnen handelt es sich um fortschreitende und unheilbare Krankheiten, und egal, wie das jeweilige Leiden seinen Anfang nimmt, am Ende ist der Betroffene mit den großen Schwierigkeiten einer schweren Demenz konfrontiert. Im Frühstadium allerdings weisen die unterschiedlichen Krankheitstypen häufig ihre eigenen bestimmten Merkmale auf. Manche sind mit körperlichen Problemen verbunden, wobei insbesondere die Fähigkeit zum Gebrauch der Muskeln beeinträchtigt wird.

Wir haben im letzten Kapitel gesehen, dass bei 20 000 bis 24 000 Menschen in Deutschland, bei etwa 17 000 in Großbritannien und bei 200 000 in den Vereinigten Staaten eine frühe Demenz diagnostiziert worden ist. Hierbei handelt es sich laut Definition um eine Demenzerkrankung, die sich vor dem 65. Lebensjahr manifestiert. Mit diesen Werten dürfte die tatsächliche Verbreitung der frühen Demenz allerdings erheblich unterschätzt werden – einige Forschungsergebnisse deuten darauf hin, dass die Zahl der Betroffenen ungefähr dreimal so hoch ist, da viele Fälle nicht diagnostiziert werden. Ist es schon schwierig, eine spät einsetzende Demenz im Frühstadium zu erkennen, gestaltet sich die Identifizierung einer Demenzerkrankung im jüngeren Lebensalter oft noch deutlich schwerer. Hierfür gibt es zwei Hauptgründe. Erstens wird eine Demenz bei jüngeren Menschen aufgrund der Seltenheit ihres Auftretens nicht erwartet. Denkt und handelt jemand also auf eine offensichtlich ungewöhnliche Art und Weise, führt er selber oder führen seine Angehörigen und Freunde die Anzeichen und Symptome der Demenz wahrscheinlich auf andere Faktoren wie Stress oder sonstige psychische oder physische Störungen zurück. Zweitens sind die ersten Vorboten mehrerer früh einsetzender Formen der Demenz oft nicht dieselben wie die der spät einsetzenden Formen, was ebenfalls zu Fehlbestimmungen führen kann. Noch ein weiterer Faktor deutet darauf hin, dass mehr Menschen unter 65 Jahren an Demenz erkrankt sind, als bekannt ist: Untersuchungen mittels Neurobildgebung liefern zunehmend Beweise dafür, dass die Grunderkrankung des Gehirns, die zu einer Demenz im höheren Lebensalter führt, schon einige Jahre vor Auftreten der ersten Anzeichen und Symptome einsetzen kann. Dies lässt darauf schließen, dass es viele unter 65-Jährige gibt, die bereits eine Demenz in sich tragen, ohne es zu wissen.

Ich glaube, es ist für jüngere Menschen enorm schwierig, eine Diagnose zu erhalten. Häufig wird bei ihnen eine Depression diagnostiziert, und sie werden mit den Tabletten wieder weggeschickt, und ein Jahr oder mehr verstreicht, und nichts passiert.

Die im Folgenden beschriebenen Erkrankungen zählen zu den weiter verbreiteten frühen Formen der Demenz, sind jedoch alle ausgesprochen selten.

Alzheimer-Krankheit mit frühem Beginn

Die Alzheimer-Krankheit ist die am häufigsten auftretende Form der frühen Demenz. Auf sie entfällt etwa ein Drittel sämtlicher bei den unter 65-Jährigen zu verzeichnender Demenzerkrankungen. Ja, in der ersten Beschreibung eines Falls dieser Krankheit, die ihr Namensgeber Dr. Alois Alzheimer 1907 veröffentlichte, ging es sogar um eine Frau Anfang 50. Die Alzheimer-Krankheit weist bei jüngeren Menschen dieselben Merkmale auf wie bei Betroffenen, die sich bereits in einer späteren Phase ihres Lebens befinden, und schreitet auch in derselben Weise fort. AChE-Hemmer können jüngeren Patienten eine Zeit lang helfen. Es scheint eine Unterform der im jüngeren Lebensalter auftretenden Alzheimer-Krankheit zu geben, die in ihrer Ausprägung eine stark genetische Komponente besitzt – von dieser Erkrankung sind mehrere Mitglieder einer Familie betroffen.

Frontotemporale Demenz

Unter diesem Begriff werden eine Reihe von Leiden zusammengefasst, darunter die Pick-Krankheit, die Frontallappen-Degeneration und eine mit Muskeldystrophie (Muskelschwund) einhergehende Demenz. Bei allen handelt es sich um degenerative Erkrankungen, die zum Absterben von Gehirnzellen führen. Die ihnen zugrunde liegenden Ursachen sind allerdings noch weithin unverstanden. Ein jedes der Leiden nimmt seinen Anfang in den Frontal- und Temporallappen des Kortex: dem Bereich grauer Substanz im vorderen Teil und an beiden Seiten des Gehirns. Diese Regionen sind vorwiegend für die Steuerung der sozialen Fähigkeiten, der exekutiven Funktionen, des Verhaltens und des Sprachvermögens zuständig. Deshalb werden statt des Gedächtnisses zunächst diese Aspekte beeinträchtigt. Folglich sind die ersten Anzeichen der Erkrankung häufig Launenhaftigkeit oder unerklärliche Verstöße gegen die sozialen Umgangsformen. So würde eine normalerweise sehr höfliche Dame beispielsweise mitten in einem ganz alltäglichen Gespräch zu ihrem Gegenüber sagen: „Ihr Atem stinkt." Mit Fortschreiten der Krankheit kommt es häufig zu einer Wesensveränderung; der Betroffene zieht sich dann entweder viel stärker zurück oder geht viel mehr aus sich heraus als zuvor. Nicht selten nimmt die Taktlosigkeit im Umgang mit anderen zu. Dies kann sich etwa darin äußern, dass die Person sehr aggressiv oder unhöflich, manchmal auch sexuell enthemmt wird. Für Angehörige und Freunde ist es zweifellos äußerst schwierig, ein derartiges Verhalten zu verstehen und zu bewältigen. Bei seinem Auftreten muss man sich jedoch klarmachen, dass der Mensch nichts dafür kann – es ist eine reine Folge des Krankheitsprozesses.

Huntington-Krankheit

Bei dieser auch Chorea Huntington genannten Erkrankung handelt es sich um ein Leiden, das zwei Bereiche des Gehirns betrifft: zum einen die für das Denken und das Seelenleben zuständige Region, zum anderen die für die Steuerung jener motorischen Nerven, welche die Tätigkeit der Muskeln regulieren, verantwortlichen Teile des Gehirns. Das bedeutet, dass der Erkrankte sowohl zunehmende Schwierigkeiten mit der Bewegung und dem Gebrauch seiner Muskeln hat als auch eine Demenz entwickelt. Die Huntington-Krankheit wird durch ein einziges dominantes Gen verursacht. Für ein Kind eines von diesem Leiden betroffenen Menschen besteht deshalb ein 50-prozentiges Risiko, ebenfalls an der Chorea Huntington zu erkranken. Die ersten Anzeichen der Krankheit treten normalerweise zwischen dem 30. und dem 40. Lebensjahr auf. Bei der Person kommt es zu „Tics" oder unwillkürlichen Bewegungen der Muskeln. Häufig beginnt sich auch ihr Wesen zu verändern; sie kann launisch und manchmal unkontrollierbar aggressiv werden. Zu den auftretenden kognitiven Beeinträchtigungen gehören Schwierigkeiten mit dem Kurzzeitgedächtnis und der Konzentration.

Mit Voranschreiten der Krankheit sieht sich der Betroffene mit zunehmenden Problemen durch unwillkürliche Bewegungen und Gewichtsverlust konfrontiert. Auch die kognitiven Schwierigkeiten wachsen an, und die Person kann besonders anfällig für Gefühlsschwankungen, Depression und Sturheit sein. Im Lauf der Zeit erreicht die Demenz ein fortgeschritteneres Stadium. Menschen können 10 bis 20 Jahre mit der Huntington-Krankheit leben, und angesichts der tief greifenden körperlichen und psychischen Symptome, die mit dem Leiden einhergehen, stehen in manchen Ländern einige Spezialwohneinheiten zur Pflege von Huntington-Patienten zur Verfügung.

Alkoholbedingte Demenz

Alkohol kann auf mehr als eine Art zu Demenz führen. Als Giftstoff vermag er Gehirnzellen zu beschädigen, und langjähriger übermäßiger Alkoholkonsum verursacht bisweilen genug Schäden, um eine Demenz zur Folge zu haben (diese Erkrankung wird „Alkoholdemenz" genannt). Häufiger laufen Menschen, die Alkoholmissbrauch betreiben, Gefahr, ein *Korsakow-Syndrom* zu entwickeln. Diese demenzähnliche Erkrankung wird auf einen Vitamin-B12-Mangel zurückgeführt, einen Zustand, für den starke Trinker anfällig sein können. Wird der den Symptomen der Verwirrtheit und Desorientierung zugrunde liegende Vitaminmangel in einem frühen Stadium erkannt und behandelt, lassen sich diese Symptome lindern. Leider aber hält die Lebensweise jener Menschen, die Alkohol im Übermaß konsumieren, diese häufig davon ab, sich einer solchen ärztlichen Behandlung zu unterziehen. Ihre Schwierigkeiten können dann dauerhaft werden.

Insgesamt gilt, dass die Mäßigung des Alkoholkonsums ein wichtiger Schritt zur Verringerung des Risikos ist, eine Demenz zu entwickeln. Zwar trinken nur wenige von uns stark oder leichtsinnig genug, um an einer alkoholbedingten Demenz zu erkranken. Doch erhöht, wie wir gesehen haben, ein das vertretbare Maß überschreitender Alkoholkonsum bei uns allen die Gefahr einer Gefäßerkrankung. Diese wiederum stellt einen wesentlichen Faktor bei der Entwicklung sowohl einer vaskulären Demenz als auch der Alzheimer-Krankheit dar.

Creutzfeldt-Jakob-Krankheit

Die Creutzfeldt-Jakob-Krankheit (CJK) ist eine sehr seltene Erkrankung, die zu einer rasch fortschreitenden Demenz führt und mit tief greifenden kognitiven und körperlichen Schwierigkeiten einhergeht. Normalerweise kommt es innerhalb von zwei Jahren nach Ausbruch der Symptome zum Tod. Bekanntermaßen wird die Krankheit durch das Vorhandensein krankhaft veränderter *Prionen* im Hirngewebe verursacht. Prionen sind Proteine, die einen normalen Bestandteil von Zellen darstellen; in ihrer veränderten, abnorm gefalteten Form jedoch können sie einen Zelltod verursachen. Bei den Betroffenen hat entweder eine Veränderung der Prionen im eigenen Gehirn stattgefunden, oder ist es zu einer Infizierung mit krank machenden Prionen aus anderer Quelle gekommen. In jüngster Vergangenheit wurde, vor allem in Großbritannien, beim Menschen eine Form der CJK identifiziert, die als „neue Variante der Creutzfeldt-Jakob-Krankheit" (vCJK) bekannt ist. Diese dürfte durch den Verzehr des Fleisches von Rindern hervorgerufen worden sein, die mit der Tierseuche Bovine spongiforme Enzephalopathie (BSE, „Rinderwahnsinn") infiziert waren: einer Rinderkrankheit, die ebenfalls durch abnorm gefaltete Prionen verursacht wird. BSE war in Großbritannien in den späten 1980er- und frühen 1990er-Jahren weitverbreitet. Große Mengen an verseuchtem Fleisch gerieten in die Nahrungskette, wo sie vor allem in industriell verarbeiteten Lebensmitteln wie Beefburgern landeten. Folglich waren die Personen, die an vCJK erkrankten, normalerweise recht jung. Mittels strenger Bestimmungen wurde BSE bei den für den menschlichen Verzehr bestimmten Rindern eliminiert, und das Auftreten neuer Fälle von vCJK scheint sich zu verlangsamen. Jedoch ist nicht bekannt, wie viele Menschen sich mit krankhaft veränderten Prionen von BSE-verseuchten Rinder infiziert haben. Es ist immer noch möglich, dass es in Großbritannien in künftigen Jahren zu einer Epidemie der CJK kommt.

2.10 Neurologische Erkrankungen, zu deren Symptomen Demenz gehören kann

Eine Reihe von Krankheiten, die normalerweise der medizinischen Fachrichtung Neurologie zugeordnet werden, können in ihrer Spätphase zu demenzähnlichen Symptomen sowie zu zunehmender körperlicher Behinderung führen. Dazu zählen unter anderem die Parkinson-Krankheit, Multiple Sklerose und Muskeldystrophie. Auch im Spätstadium einer AIDS-Erkrankung kann Demenz auftreten, wenngleich neue medikamentöse Therapien zumindest in den westlichen Ländern die Lebenserwartung HIV-Infizierter erhöht und das Ausmaß von AIDS- oder HIV-bedingter Demenz verringert haben.

3. Der Anfang des Wegs: Das Frühstadium der Demenz

3.1 Die Merkmale einer leichten Demenz

Wie im vorangegangenen Kapitel erläutert, kann es schwierig sein, eine Demenzerkrankung im Frühstadium beziehungsweise in ihrer „leichten" Ausprägung präzise zu erkennen und zu diagnostizieren, weil die aus ihr resultierenden Defizite der „normalen" Alterung zugeschrieben werden können. Auch zeigt sich bei jedem Menschen ein anderes Bild, das abhängig ist von der jeweiligen Form der Demenz und den individuellen Bewältigungsstrategien. Jedoch dürfte eine leicht demenzkranke Person einige charakteristische kognitive Schwierigkeiten jener Art aufweisen, wie wir sie zu Beginn von Kapitel 2 besprochen haben.

Diese Schwierigkeiten verursachen konkrete Probleme beim Meistern des Alltags. Wenn dem Betroffenen die Planung, Organisation und Ausführung komplexer Aufgaben schwerfällt, beeinträchtigt dies seine Fähigkeit, zu arbeiten oder gewohnten Aktivitäten wie Hobbys oder ehrenamtlicher Beschäftigung nachzugehen. Auch die zunehmende Vergesslichkeit hat Auswirkungen auf das tägliche Leben, wenn der Erkrankte Termine vergisst oder wichtige Verpflichtungen – wie etwa das Begleichen von Rechnungen – vernachlässigt. Angehörige und Freunde bemerken häufig eine Veränderung der Stimmung und des Verhaltens der Person in sozialen Situationen: Vielleicht wirkt sie abwesend und ist in sich gekehrt und hat größere Schwierigkeiten, sich an Gesprächen oder Aktivitäten zu beteiligen.

> Wir hatten immer eine ziemlich gleichberechtigte Beziehung, aber ich begann Veränderungen im Verhalten meines Mannes festzustellen; zum Beispiel übernahm er nicht mehr seinen Teil an den häuslichen Verpflichtungen, an der Hausarbeit, am Kochen.

> Meine Frau zog sich in sich zurück und wurde recht traurig und unglücklich. Sie wollte nicht rausgehen, sie weinte ziemlich viel und kümmerte sich nicht mehr so gut um sich. Sie war immer makellos gepflegt gewesen, sehr schick, aber nun frisierte sie sich nicht mehr richtig, schminkte sich nicht mehr ganz so gut. Sie hörte auch auf, etwas zu unternehmen; sie traf sich nicht mehr mit anderen Menschen und lud auch niemanden mehr ein.

Dennoch ist die Person gewöhnlich noch imstande, für sich selbst zu sorgen, da sie sich ohne fremde Hilfe waschen, ernähren und zur Toilette gehen kann. Die Teilnahme an sozialen Interaktionen und Aktivitäten bleibt wichtig, und falls der Erkrankte zuvor selbstständig gelebt hat, sollte ihm dies auch weiterhin noch möglich sein. Selbst Tätigkeiten wie das Autofahren sind im Frühstadium einer Demenzerkrankung nicht ausgeschlossen. Häufig erlebt der Betroffene seine Situation zudem bei vollem Bewusstsein und ist noch in der Lage, sich an Familiengesprächen und Entscheidungen über seine zukünftige Wohnform und die Regelung seiner Pflege und Betreuung zu beteiligen. Jedoch ist er wahrscheinlich auf die Hilfe und Unterstützung von Angehörigen und Freunden angewiesen, um bestimmte Aspekte seiner gewohnten Lebensweise so lange wie möglich zu bewahren. In diesem Kapitel werden wir untersuchen, wie Angehörige und Freunde einem Demenzkranken im Frühstadium des Leidens helfen können und wie es ihnen gelingt, ihre vertraute Beziehung zu ihm aufrechtzuerhalten.

3.2   Demenzempathie und leichte Demenz

Viele von uns haben dauerhafte kognitive „Schwierigkeiten", die Aspekte einer leichten Demenz widerspiegeln:

- Menschen vom Typ A haben ein chronisch schlechtes Gedächtnis. Sie betrachten sich selbst als „zerstreut" und werden auch von anderen so gesehen. Häufig vergessen sie Termine und Verabredungen oder erkennen Menschen, denen sie zuvor bereits begegnet sind, nicht wieder.

- Menschen vom Typ B haben einen sehr schlechten Orientierungssinn. Es fällt ihnen schwer, Landkarten und Stadtpläne zu verstehen, und beim Fahren an unbekannte Orte verirren sie sich oft.

- Menschen vom Typ C fällt es schwer, komplexe Informationen aufzunehmen. Sie haben Mühe, bürokratische Abläufe zu verstehen, und füllen amtliche Formulare häufig falsch aus.

- Menschen vom Typ D fällt es schwer, schwierige Entscheidungen zu treffen. Sie fühlen sich durch die verschiedenen widerstreitenden Tatsachen und Ansichten, mit denen sie in der jeweiligen Angelegenheit bombardiert werden, überfordert und können „den Wald vor lauter Bäumen nicht sehen".

- Menschen vom Typ E fällt es schwer, mit ihrer physischen Umwelt zu interagieren. Sie haben Mühe zu verstehen, wie Dinge zueinander in Beziehung stehen oder zusammenpassen. Versucht ein Mensch von diesem Typ, Tätigkeiten wie Heimwerkerarbeiten oder Autoreparaturen auszuführen, geht die Sache oft fürchterlich schief.

- Menschen vom Typ F fällt das Lesen und Schreiben schwer. Möglicherweise wurde bei ihnen Legasthenie diagnostiziert.

Wenige unter uns verstehen ihre Umwelt vollkommen oder sind davon überzeugt, angemessen auf sämtliche Anforderungen reagieren zu können, welche die Welt an uns stellt. Wie wir in Kapitel 2 erläutert haben, ist keine dieser Schwierigkeiten an sich ein Diagnosekriterium für Demenz; sie sind alle einfach nur Ausdruck der normalen menschlichen Variabilität. Wir würden erst dann anfangen, uns Sorgen zu machen und eine Demenzerkrankung zu vermuten, wenn wir eine wesentliche ungeklärte Veränderung unserer kognitiven Fähigkeiten wahrnähmen – einen spürbaren Rückgang dieser Fähigkeiten gegenüber dem Niveau, das wir gewohnt waren.

Wir können jedoch auf unsere eigenen Erfahrungen zurückgreifen, wenn wir überlegen, wie wir mit einem Betroffenen im Frühstadium der Demenz mitfühlen und ihn unterstützen können. Wie geht es uns mit unseren eigenen kognitiven Mängeln? Vielleicht tun wir sie mit einem Lachen ab oder übertreiben sie sogar, um Wirkung zu erzielen. Oder aber wir sind mehr oder weniger unglücklich, ärgern uns über uns selbst und sehen unsere Schwierigkeiten als Zeichen von Schwäche. Möglicherweise bestreiten wir, dass es Dinge gibt, die wir nicht gut können, und unternehmen enorme Anstrengungen, um sie trotzdem zu tun. Jedes Scheitern erhöht unsere Entschlossenheit, es noch einmal zu versuchen. Menschen mit leichter Demenz reagieren häufig ebenso auf ihre zunehmenden Probleme.

Ebenfalls nützlich ist es, sich anzusehen, wie wir selbst unsere kognitiven Schwierigkeiten ausgleichen. Einige unter uns haben Strategien entwickelt, welche ihnen beim Ausführen von Dingen helfen, die ihnen schwerfallen. Die vergessliche Person hat gelernt, sich Merkzettelchen aufzuschreiben, akustische Terminerinnerungen zu nutzen und Listen der Aufgaben anzufertigen, die sie zu erledigen hat. Wenn sie auf der Straße jemanden trifft, den sie nicht sofort erkennt, bedient sie sich möglicherweise elementarer sozialer Kompetenzen, um mit dem anderen zu kommunizieren und dabei den Anschein zu erwecken, sie wüsste, mit wem sie spricht. Die Person mit dem schlechten Orientierungssinn schreibt sich vor Antritt der Fahrt eine eindeutige Wegbeschreibung auf – oder kauft sich dankbar das neueste Navi! Der Legastheniker hat sich vielleicht Lese- und Schreibhilfen besorgt, zum Beispiel Bücher in Großdruck oder Textverarbeitungsprogramme, um nicht mit der Hand schreiben zu müssen.

In anderen Fällen suchen wir uns den Rat oder die Unterstützung anderer. Die Person, die sich mit einem komplizierten amtlichen Formular konfrontiert sieht, geht dieses möglicherweise mit einem Freund durch, der kürzlich denselben Vordruck ausgefüllt hat. Die Person, die vor einer schwierigen Entscheidung steht, kann diese mit der Familie, einem Spezialisten oder einem Berater durchsprechen. Die ungeschickte Person zieht jemanden mit mehr Sachverstand zu Hilfe, damit er sie bei der Ausführung einer Heimwerkerarbeit unterstützt. Natürlich können wir schließlich auch zu dem Entschluss kommen, dass die Sache, mit der wir uns abmühen, zu schwer für uns ist. Wir beschließen dann, uns entweder nicht mit ihr abzugeben oder jemand anderen zu bitten, sie für uns zu erledigen, entweder aus Gefälligkeit oder gegen Bezahlung (beispielsweise gab einer von uns vor langer Zeit seinen ungleichen Kampf gegen die Instandhaltung und Pflege von Haus und Auto auf und bezahlt jetzt einen Haufen Geld dafür, dass diese Arbeit für ihn erledigt wird!).

Auch für diese Strategien gilt, dass Menschen mit leichter Demenz sie beim Bewältigen ihrer eigenen Schwierigkeiten anwenden. In manchen Fällen ist es einem Betroffenen möglich, Dinge weiterhin selbst zu erledigen, indem er seine Vorgehensweise ändert, bisweilen mithilfe technischer Unterstützung. In anderen Fällen ist eine Person noch in der Lage, zur Erledigung von Aufgaben beizutragen, braucht für deren erfolgreiche Ausführung jedoch die Hilfe anderer.

> Mein Vater erstellte eine Liste, die meiner Mutter beim Ankleiden helfen sollte. Er schrieb auf, was sie als Erstes anziehen sollte und was als Nächstes, und meine Mutter richtete sich lange danach.

Ebenso kann es aber auch sein, dass es für einen Erkrankten das Beste ist, bestimmte Tätigkeiten aufzugeben und anderen zu überlassen. Dies können schwierige Entscheidungen sein, insbesondere wenn die Person etwas aufgibt, das sie schätzt, oder ihr das Bewusstsein dafür fehlt, dass sie nicht mehr die gewohnte Leistung zu erbringen vermag.

Für Angehörige und Freunde besteht das Ziel darin, gerade genug Hilfe anzubieten, um dem Menschen mit Demenz ein erfolgreiches und sicheres Leben zu ermöglichen, ohne ihn unnötigerweise seiner Selbstständigkeit zu berauben. Dieses Gleichgewicht zu erreichen kann zweifellos schwerfallen. Wie wissen wir, dass jemand zu etwas nicht in der Lage ist, solange er es nicht ausprobiert? Was aber, wenn er eine Tätigkeit in Angriff nimmt, nicht imstande ist, sie auszuführen, und dadurch zu Schaden kommt? Auch hängt die Fähigkeit eines Betroffenen, selbstständig zu handeln, von der Art der Aktivität ab – möglicherweise ist er in der Lage, manche Tätigkeiten problemlos zu bewältigen, tut sich aber mit anderen schwer. Ferner verändern sich die Fähigkeiten des Erkrankten selbstverständlich im Lauf der Zeit. Angehörige und Freunde müssen den Menschen sehr gut kennen, um beurteilen zu können, wann sie Beistand leisten und wann zulassen sollten, dass er Dinge weiterhin selbst erledigt. Und manchmal müssen sie die Daumen drücken und einfach das Beste hoffen.

3.3 Bewusstsein und Geschäftsfähigkeit bei der leichten Demenz

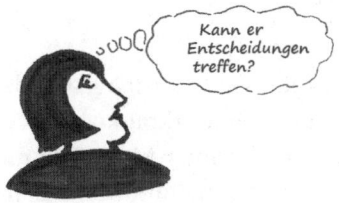

In Kapitel 1 haben wir über den Begriff des Bewusstseins im Zusammenhang mit Demenz gesprochen und darauf hingewiesen, dass Menschen im Frühstadium der Erkrankung häufig noch über ein ausgeprägtes Bewusstsein ihrer Umwelt und ihrer eigenen Schwierigkeiten verfügen. Dies ist der geeignete Zeitpunkt, um einen damit zusammenhängenden Begriff einzuführen, den der *Geschäftsfähigkeit* (in der Schweiz: *Handlungsfähigkeit*). Hierbei handelt es sich um einen juristischen Terminus, mit dem geregelt wird, was demenziell erkrankte Menschen im rechtlichen Sinne selbst zu tun vermögen und was andere, insbesondere Familienangehörige und Freunde, rechtmäßig für sie oder in ihrem Namen für sie tun können. Das Konzept der Geschäftsfähigkeit ist außerdem im Frühstadium der Erkrankung eine wichtige Hilfe bei der Demenzempathie, da es eng mit dem Begriff des Bewusstseins verbunden ist und uns helfen kann zu entscheiden, welches Maß an Unterstützung ein Betroffener zu einem bestimmten Zeitpunkt bei speziellen Tätigkeiten benötigt. Sämtliche deutschsprachigen Länder haben Gesetze zur Regelung der Geschäfts- bzw. Handlungsfähigkeit erlassen; allerdings unterscheidet sich die genaue Art dieser Gesetze (und teilweise auch die juristische Terminologie) von Land zu Land. Informationsquellen über die Gesetze in Deutschland, Österreich und der Schweiz finden Sie in der Liste einschlägiger Organisationen im Abschnitt „Informationsquellen für Angehörige und Freunde" am Ende dieses Buchs.

Das Konzept der Geschäftsfähigkeit

Die „Geschäftsfähigkeit" steht im Zusammenhang mit der Fähigkeit, die Welt genau wahrzunehmen, sie zu verstehen und in wohlüberlegter und angemessener Weise Entscheidungen zu fällen sowie auf Ereignisse und Umstände zu reagieren. Kurzum, Menschen, die geschäftsfähig sind, „wissen, was sie tun": Wie auch immer sie sich verhalten, sie tun dies mit einem Verständnis der Situation und haben sich bewusst zu diesem Handeln entschieden. In manchen Fällen würden andere möglicherweise nicht so handeln oder hätten eine andere Entscheidung getroffen und finden das Verhalten der betreffenden Person seltsam; wenn diese aber weiß, was sie tut ... ist sie geschäftsfähig. Sie besitzt die Fähigkeit, Willenserklärungen voll wirksam abzugeben. Voraussetzung für die Geschäftsfähigkeit ist die Fähigkeit zu vernünftiger Willensbildung, also die Einsichtsfähigkeit. Diese besitzt, wer Bedeutung und Tragweite seiner Entscheidungen erfassen kann.

Manche Menschen besitzen keine Geschäftsfähigkeit (dann wird von „Geschäftsunfähigkeit" gesprochen). Nicht nur Demenzkranke können geschäftsunfähig sein: Auch Angehörigen anderer Gruppen, darunter Menschen mit Lernbehinderungen, Menschen mit erworbener Hirnschädigung und Menschen mit psychischen und physischen Gesundheitsproblemen kann die Geschäftsfähigkeit fehlen. Geschäftsfähigkeit ist kein allumfassendes Konzept, sondern situations- und zeitspezifisch. Eine Person ist also möglicherweise in Bezug auf einige Aspekte ihres Lebens geschäftsunfähig, in Bezug auf andere jedoch nicht, oder ist zu einer bestimmten Zeit geschäftsunfähig (beispielsweise wenn sie an einer akuten psychischen Krankheit leidet) und erlangt diese Fähigkeit später zurück. Dasselbe gilt für die Einsichtsfähigkeit. Jedes Land hat seine speziellen rechtlichen Kriterien, anhand derer beurteilt wird, ob eine Person als geschäftsunfähig betrachtet werden sollte.

Die Fähigkeit Demenzkranker, vernünftige Entscheidungen zu treffen, ist dadurch gefährdet, dass das Leiden die kognitiven Fähigkeiten beeinträchtigt. Jedoch darf dies nicht zu der Annahme führen, sämtliche demenziell erkrankten Menschen seien geschäftsunfähig – viele Menschen mit leichter Demenz erfüllen, wenn sie getestet werden, zumindest manchmal die Kriterien der Geschäftsfähigkeit. Dies hat erhebliche Auswirkungen für Angehörige und Freunde: Nicht nur stellt es sicher, dass sie im Rahmen der Gesetze handeln, auch wird damit eine grundlegende ethische Haltung gewahrt. Sofern nicht eindeutig das Gegenteil gegeben ist, sollten wir von der Annahme ausgehen, dass ein Betroffener weiterhin die Fähigkeit besitzt, seine eigenen Entscheidungen zu treffen. Und wenn dies der Fall ist, sollten wir tun, was wir können, um ihm dabei zu helfen oder zu diesen Entscheidungen beizutragen. Auch wenn seine Entscheidung letztlich keine ist, die wir uns von ihm gewünscht hätten, dürfen wir nicht unterstellen, dass sie ein Resultat fehlender Geschäftsfähigkeit ist. Wird schließlich der Beschluss gefasst, dass der Betroffene tatsächlich nicht mehr geschäftsfähig ist und dass andere Menschen Entscheidungen für ihn fällen sollten, müssen diese Entscheidungen in seinem Interesse getroffen werden und muss seine Selbstständigkeit so weit wie möglich gewahrt bleiben.

Es ist ersichtlich, dass Geschäftsfähigkeit und Bewusstsein miteinander in Verbindung stehen. Gewiss lässt sich sagen, dass ein Betroffener umso wahrscheinlicher weiterhin über seine Entscheidungsfähigkeit verfügt, je mehr er sich seiner Umwelt und seiner Krankheit offenbar noch bewusst ist – auch wenn Angehörige und Freunde mit den von ihm getroffenen Entscheidungen nicht immer einverstanden sind.

3.4 Für die Zukunft planen

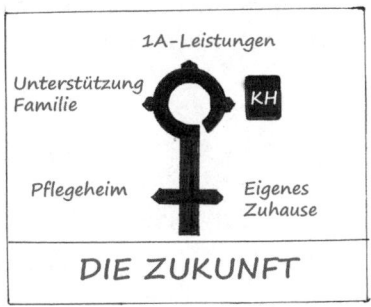

> Hätte ich mehr darüber gewusst, was uns erwartet, hätten mein Mann und ich uns eine schöne Zeit machen können, solange es noch möglich war. Wir wären in der Lage gewesen vorauszuplanen.

Sobald eine Demenzerkrankung diagnostiziert worden ist, sollten der Betroffene, seine Familie und seine Freunde Pläne für die Zukunft machen und Vorkehrungen treffen. Die Demenz wird zwangsläufig fortschreiten, und es müssen wesentliche Entscheidungen zu verschiedenen Fragen gefällt werden: etwa dazu, wie die finanziellen Angelegenheiten des Erkrankten geregelt werden sollen, wo er wohnen wird, wenn seine Fähigkeit zum selbstständigen Leben schwindet, und welche Art von medizinischer Versorgung und Pflege er gegen Ende seines Lebens erhalten soll. Mit Voranschreiten der Demenz verliert der Betroffene die Fähigkeit, derartige Entscheidungen selbst zu treffen. Tritt diese Situation ein und er hat seine Ansichten nicht im Voraus geäußert, müssen Familienangehörige und/oder Fachkräfte in seinem Interesse für ihn bestimmen. Der Entscheidungsprozess lässt sich jedoch erheblich dadurch erleichtern, dass Gespräche stattfinden, bevor der Betroffene seine Einsichts- und Geschäftsfähigkeit verliert. Er kann dann noch seine Meinung dazu äußern, wie der Rest seines Lebens verlaufen soll.

> Man darf nicht auf die Zukunft warten, denn wenn sie kommt, ist man erschüttert, ist man verzweifelt. Dann will man nicht die großen Entscheidungen treffen.

> Wir hatten nie eine Chance, darüber zu reden, weil ich früher nicht begriff, dass es eine unheilbare Krankheit ist, und das Gespräch zu lange hinausschob.

Derartige Gespräche mit Familienmitgliedern und Freunden können informell und unstrukturiert ablaufen. Häufig sagen Angehörige zu Fachkräften: „Wir haben darüber gesprochen, und dies hier hätte er gewollt." Fachleute sollten diesen erinnerten

Gesprächen Beachtung schenken, wenn sie Entscheidungen treffen. Besser aber ist es, der Betroffene legt seine Ansichten formell in einer Weise dar, die im Normalfall rechtskräftig ist. Es gibt zwei rechtliche Mechanismen, mit denen ein Demenzkranker die Berücksichtigung seiner Wünsche sicherstellen kann: die *Patientenverfügung* und die *Vorsorgevollmacht*.

Patientenverfügung

Eine Patientenverfügung (manchmal auch Patiententestament oder Patientenbrief genannt) ist eine rechtsgültig abgefasste Willenserklärung, in der eine Person ihre Wünsche hinsichtlich zukünftiger ärztlicher Behandlungen oder bestimmter Aspekte ihrer medizinischen Versorgung festlegt. Aufgesetzt wird diese Verfügung für den Fall, dass es der Person zu dem Zeitpunkt, an dem diese Behandlungen erforderlich werden könnten, an Entscheidungsfähigkeit fehlt. Der Verfügende kann sich gegen Maßnahmen aussprechen, die sein Leben verlängern würden, wie zum Beispiel die Verabreichung spezieller Medikamente oder chirurgische Eingriffe, oder gegen eine Herz-Lungen-Wiederbelebung im Fall eines Herzstillstands. Ebenso kann er seine Einwilligung zu bestimmten Pflegestrategien geben, etwa zum Einsatz technischer Hilfsmittel oder zur Aufnahme in einer stationären Pflegeeinrichtung. Vorausgesetzt, die Patientenverfügung ist gültig und anwendbar, ist sie für Fachkräfte im Allgemeinen rechtsverbindlich. Eine Person kann nur für sich selbst eine Patientenverfügung verfassen und muss dabei nach deutschem Recht über die Einwilligungsfähigkeit (die Fähigkeit, Art, Bedeutung und Tragweite ärztlicher Maßnahmen zu erfassen) verfügen. Diese ist an die Einsichtsfähigkeit gebunden und bei vielen Menschen in der Frühphase der Demenz noch gegeben. In Österreich und der Schweiz gelten eigene Bestimmungen.

Patientenverfügungen müssen sorgfältig aufgesetzt werden, damit Ärzte, Schwestern und Pfleger zu einem Zeitpunkt in der Zukunft klare Vorgaben haben, nach denen sie sich richten können. Eine derartige Willenserklärung könnte lauten: „Ich möchte gegen Ende meines Lebens keinerlei chirurgische Eingriffe". Allerdings ist es möglich, dass der Betroffene später an extremen Schmerzen leidet und eine operative Behandlung ihm seine letzten Monate erleichtern würde. Wir empfehlen Menschen, die eine Patientenverfügung erstellen wollen, gründlich die in ihrem Land herrschenden rechtlichen Bestimmungen zu prüfen und sich medizinische und juristische Beratung zu suchen.

Vorsorgevollmacht

Mit dieser Erklärung kann eine Person eine andere rechtlich dafür bestimmen, sich um ihre finanziellen Angelegenheiten zu kümmern und/oder andere Entscheidungen in ihrem Interesse zu treffen, sobald sie selbst hierzu nicht mehr in der Lage ist. Diese Entscheidungen können die Einwilligung zu medizinischer Behandlung umfassen, den Beschluss, wo der Vollmachtgeber wohnen soll, und so weiter. Auch in dieser Angelegenheit hat jedes Land seine speziellen Rechtsvorschriften, generell aber muss eine Person geschäftsfähig (in der Schweiz: urteilsfähig) sein, um eine Vorsorgevollmacht zu erteilen. Idealerweise sollte die Erklärung also vor Ausbruch einer Demenzerkrankung erstellt werden. Rechtlich ist es jedoch auch einem Menschen mit leichter Demenz noch möglich, einen Angehörigen oder Freund zu seinem Bevollmächtigten zu ernennen – vorausgesetzt, er verfügt weiterhin über die erforderliche Geschäftsfähigkeit.

Die Vorteile der Erteilung einer Vorsorgevollmacht für Finanzangelegenheiten liegen auf der Hand: Der Bevollmächtigte kann das Geld des Betroffenen dafür verwenden, dessen finanzielle Geschäfte zu regeln und die Kosten für Unterstützung und Pflege zu begleichen, wenn die Person selbst hierzu nicht in der Lage ist. Außerdem lässt sich mit einer derartigen Vollmacht verhindern, dass allein lebende Demenzkranke von skrupellosen Geschäftsleuten ausgebeutet werden, welche versuchen, ihnen Gegenstände oder Leistungen zu verkaufen, die sie nicht brauchen und die zu einer finanziellen Belastung für sie werden würden.

Die mit einer Patientenverfügung oder einer Vorsorgevollmacht verbundenen rechtlichen Abläufe sind kompliziert, und so soll es auch sein – das Potenzial dafür, dass eine Vorsorgevollmacht missbraucht oder eine Patientenverfügung fehlinterpretiert wird, ist beträchtlich. Aber die Alternative bestünde darin, dass Angehörige, Freunde und Fachleute raten, was der Betroffene wohl gewollt hätte – und dabei womöglich falsch liegen.

Beihilfe zur Selbsttötung

Auch wenn es bei dieser Angelegenheit um das Lebensende geht und wir uns mit dem Bereich der Sterbebegleitung in Kapitel 8 beschäftigen werden, wollen wir dieses emotionale Thema hier berücksichtigen. Denn speziell im Frühstadium der Erkrankung ist es möglich, dass ein Betroffener diese Option in Betracht ziehen möchte. Kaum einer unter uns freut sich auf die Demenz und die potenziellen Jahre des gesundheitlichen Verfalls, des Verlusts der Fähigkeiten und der Würde sowie auf die Belastung, welche die Krankheit für Familienangehörige und Freunde mit sich bringen kann.

Oft hört man Menschen sagen, sie würden nicht weitermachen wollen, befänden sie sich selbst in dieser Situation. Manche haben möglicherweise den Wunsch, in eine Patientenverfügung Anweisungen zum assistierten Suizid mit aufzunehmen.

> Ich glaube, wenn meine Oma wählen könnte, ob sie am nächsten Tag aufwacht oder nicht, würde sie sagen, dass sie ein gutes Leben gehabt hat und nicht in ein Pflegeheim gehen will.

Die Beihilfe zur Selbsttötung ist in Deutschland und der Schweiz unter bestimmten Bedingungen legal, in Österreich jedoch verboten. In den meisten anderen europäischen Ländern, darunter Großbritannien, ist sie ebenfalls illegal. Sollten die Gesetze in diesen Ländern geändert werden, um Demenzkranken die Möglichkeit zu geben, durch einen assistierten Suizid aus dem Leben zu scheiden? Der 2015 verstorbene britische Schriftsteller Terry Pratchett, der an einer seltenen Form der Demenz litt, engagierte sich für eine solche Gesetzesänderung.

Wir mögen der Meinung sein, dass in einer modernen, liberalen Gesellschaft jedermann das Recht haben sollte, sein Leben in einem Moment seiner Wahl zu beenden, insbesondere wenn er eine Demenz hat. Das Frühstadium der Erkrankung wäre dann der beste Zeitpunkt für diese Entscheidung.

Jedoch sind mit der Bewilligung des assistierten Suizids für Menschen mit Demenz zwei Probleme verbunden. Das erste hat mit Bewusstsein, Einsichtsfähigkeit und Einwilligung zu tun. Wann sollte die mit der Beihilfe zur Selbsttötung verbundene Handlung ausgeführt werden – solange die Person noch über Bewusstsein und Einsichtsfähigkeit verfügt oder nachdem das Bewusstsein verschwunden ist? Falls der Demenzkranke nach wie vor im Besitz seines Bewusstseins ist, möchte er vielleicht nicht sterben. Auch stellt sich die Frage, wie man sicher sein kann, dass der Betroffene zu dem Zeitpunkt, an dem er zu sterben beschloss, noch über Bewusstsein und Einsichtsfähigkeit verfügte. Wird die Beendigung seines Lebens andererseits hinausgezögert, bis er sein Bewusstsein verloren hat, ist er nicht mehr in der Lage, es sich anders zu überlegen. Was, wenn er mit seinem Leben ganz zufrieden zu sein scheint – sollten Familienangehörige dennoch seinem früher erklärten Wunsch nachkommen?

Das zweite Problem ist vielleicht erheblicher als das erste. Es betrifft die sehr reale Furcht, dass Menschen mit Demenz sich indirekt oder offen dazu gedrängt fühlen könnten, zu sagen, sie würden ihr Leben beenden. Wir werden von den Medien mit Geschichten über die möglichen Probleme bombardiert, die der Gesellschaft zukünftig durch die wachsenden Zahlen Demenzkranker entstehen werden. Dazu gehören Nachrichten über die finanzielle Belastung, die diese Entwicklung verursachen wird. Ältere Menschen hoffen möglicherweise, ihren Angehörigen Geld hinterlassen zu können, statt sehen zu müssen, wie dieses durch die Kosten ihrer Pflege verschlungen wird.

Manche würden die Auffassung vertreten, dass ein solcher Zustand nicht tolerierbar ist. Führende Organisationen wie die *Alzheimer's Society* in Großbritannien und die *Alzheimer's Association* in den USA sind der Ansicht, dass wohlhabende, zivilisierte Gesellschaften der Pflege und Unterstützung ihrer bedürftigen Mitglieder, wie etwa Demenzkranken, Priorität einräumen sollten. Die Betroffenen sollten nicht dazu ermuntert werden, ihr Leben zum Vorteil anderer zu beenden. Wir überlassen das letzte Wort in dieser Angelegenheit dem ehemaligen britischen Premierminister Gordon Brown, der 2008 bei einer Parlamentsdebatte zu dem Thema sagte:

Ich glaube, wir müssen gewährleisten, dass in diesem Land niemals ein Fall auftritt, bei dem ein kranker oder älterer Mensch sich unter Druck fühlt, einem assistierten Tod zuzustimmen, oder irgendwie das Gefühl hat, dies werde von ihm erwartet. (The Independent 2008)

3.5 Beziehungen aufrechterhalten und aktiv bleiben

Im Frühstadium der Demenz sollte es einem Betroffenen möglich sein, bereits bestehende Beziehungen und Freundschaften fortzuführen und weiterhin vielen seiner gewohnten Freizeitaktivitäten nachzugehen. Das gilt insbesondere dann, wenn er noch über einen bestimmten Grad an Bewusstsein verfügt. Gleichwohl müssen Familienangehörige und Freunde sich an seine wachsenden Schwierigkeiten anpassen, wenn dies gelingen soll. Für das fortwährende Wohlbefinden eines Menschen mit leichter Demenz ist es wichtig, dass Angehörige und Freunde drei allgemeine Grundsätze verstehen und anwenden:
1. Einbeziehung
2. Hilfe
3. Akzeptanz

Es müssen Anstrengungen unternommen werden, um den Betroffenen in soziale Aktivitäten und Freizeitbeschäftigungen *einzubeziehen*. Wahrscheinlich benötigt er *Hilfe*, um seine gewohnten Tätigkeiten ausüben oder an geselligen Anlässen teilnehmen zu können. Und schließlich müssen Angehörige und Freunde *Akzeptanz* zeigen, wenn die Schwierigkeiten des Erkrankten dazu führen, dass er in sozialen Situationen oder bei der Ausübung von Aktivitäten Probleme hat. Wir werden diese Grundsätze jetzt genauer betrachten.

Einbeziehung

Ein Demenzkranker ist nicht in der Lage, soziale Beziehungen aufrechtzuerhalten oder Aktivitäten auszuüben, sofern er nicht aktiv von Familienangehörigen und Freunden mit einbezogen wird. Das geschieht leider nicht immer. Untersuchungen haben gezeigt, dass Menschen mit Demenz häufig „sozial ausgegrenzt" werden. Dies führt zu Vereinsamung, zu einem verarmten Dasein und möglicherweise zu einem schnelleren Fortschreiten ihres Leidens. Nicht selten vermeiden Freunde und sogar Angehörige den sozialen Kontakt mit dem Betroffenen. Die Gründe hierfür sind Unbeholfenheit, fehlendes Verständnis dafür, wie mit dem Erkrankten umzugehen ist, oder Sorge angesichts des Unterschieds zwischen dem, wie er heute ist, und dem, wie er früher war. In der Gesellschaft vorherrschende Stigmata und Vorurteile können diese sozial ausgrenzenden Haltungen verstärken.

Einbeziehung besitzt sowohl eine praktische als auch eine soziale Komponente; beide sind jedoch eng miteinander verknüpft. Es ist eine schlichte Tatsache, dass eine an Demenz erkrankte Person sozial einbezogen *sein* muss, um sich sozial einbezogen zu *fühlen* – Familienangehörige und Freunde müssen die Anstrengung unternehmen, den Betroffenen in ihr Tun mit einzubeziehen, und ihm helfen, seine gewohnten Betätigungen fortzuführen. Er sollte weiterhin Einladungen zu geselligen Ereignissen erhalten, und Angehörige und Freunde müssen Einladungen von ihm annehmen. Es sollte ihm ermöglicht werden, nach wie vor Aktivitäten auszuüben oder Mitglied von Clubs und Vereinen zu sein. Die meisten Menschen mit leichter Demenz sind bereits aus der Vollzeitbeschäftigung in den Ruhestand gewechselt, nicht selten aber gehen sie noch einer ehrenamtlichen Tätigkeit nach. Möglicherweise sind sie in der Lage, diese Arbeit fortzusetzen.

> Die Diagnose meines Mannes machte unsere Zukunftspläne zunichte, aber ich wollte unbedingt, dass unser Leben so normal wie möglich weitergeht. Es war mir immer schon sehr wichtig gewesen, auszugehen, und ich achtete darauf, dass wir dies auch weiterhin so viel wie möglich taten.

> Mein Vater ging viel mit meiner Mutter aus, er versteckte sie nie. Selbst gegen Ende ihres Lebens, als sie im Rollstuhl saß, ging er immer mit ihr aus. Manchmal nahm er sie mit in einen Landgasthof. Das war ihm wichtig.

Die Rolle von Freunden ist von entscheidender Bedeutung dafür, dass ein Mensch mit leichter Demenz sich weiterhin einbezogen fühlt. Wie bereits gesagt, entfernen Freunde sich häufig von dem Betroffenen oder überlassen die Verantwortung für seine Unterstützung den Angehörigen. Manchmal halten wir es bei Freundschaften und sozialen Beziehungen nach dem Motto: „Der eine kommt, der andere geht". Jedoch stimmt, was ein anderes Sprichwort besagt: „Der wahre Freund zeigt sich in der Not". Und wenige Menschen sind stärker in Not als jene, die an Demenz erkrankt sind.

> Im Lauf der Zeit hat es sich stark auf unsere sozialen Beziehungen ausgewirkt. Wir haben viele Freunde, die es nicht leicht finden, besonders seit das Verhalten meines Mannes schwieriger geworden ist. Andere sind engere Freunde geworden und bieten an, sich zu meinem Mann zu setzen, und das ist ganz wichtig. Einige Freunde und Nachbarn haben sich allerdings von uns entfernt.

Menschen mit Demenz brauchen wahrscheinlich auch praktische Hilfe, um sozial einbezogen zu bleiben. Diese kann zum Beispiel einfach darin bestehen, dass sie abgeholt und wieder nach Hause gebracht werden, wenn sie selbst nicht mehr zum Autofahren in der Lage sind. Auch hier gilt, dass Familienangehörige und Freunde möglicherweise einige Anstrengung unternehmen müssen, um den Betroffenen am Familien- und Sozialleben zu beteiligen.

Hilfe

Genauso, wie sie für die Fahrt zu geselligen Ereignissen und Aktivitäten und zurück praktische Hilfe benötigen können, brauchen Menschen mit leichter Demenz häufig auch für die aktive Teilnahme an diesen Ereignissen und Aktivitäten die Hilfe anderer. Grund hierfür sind ihre kognitiven Schwierigkeiten. In diesem Fall müssen Angehörige und Freunde die in Kapitel 1 besprochenen Grundsätzen der Demenzempathie demonstrieren. Fällt es einem Betroffenen schwer, sich zu beteiligen oder zu unterhalten, sollte man sich bemühen, die Natur seiner Probleme zu begreifen, und versuchen, einen Ausgleich zu schaffen. Wie wir in Kapitel 1 gesehen haben, kann es einem Menschen mit Demenz Schwierigkeiten bereiten, seine Umwelt zu verstehen oder angemessen auf Ereignisse in seiner Welt zu reagieren.

Schwierigkeiten mit dem Verständnis der Welt im Frühstadium der Demenz

Bei vielen Menschen ist Gedächtnisverlust ein Merkmal der beginnenden Demenz. Der Betroffene hat speziell Schwierigkeiten, sich neue Informationen zu merken. Manchmal vergisst er aber auch Dinge, an die er sich früher routinemäßig erinnert hat, wie etwa das rechtzeitige Bezahlen einer Rechnung oder das Mitnehmen der Schlüssel beim Verlassen des Hauses. Wenn er weggegangen ist, weiß er mitunter nicht mehr, wo er sich befindet, und ist außerstande, seinen Weg nach Hause zu finden. Angehörige und Freunde können ihn mit Erinnerungshilfen unterstützen. Dazu könnte gehören, dass sie ihm Listen der Dinge erstellen, die zu erledigen er nicht vergessen darf, ihn anrufen oder ihm eine Textnachricht schicken, um ihn an Termine zu erinnern, oder ihm eindeutige Wegbeschreibungen aufmalen, die ihm bei der Orientierung helfen. Es sollte damit gerechnet werden, dass die Person sich nicht an das erinnert, was ihr gesagt wurde, und wir sollten darauf vorbereitet sein, uns zu wiederholen oder wichtige Nachrichten aufzuschreiben. Mobiltelefone können eine wertvolle Unterstützung sein, vorausgesetzt, der Demenzkranke weiß sie zu bedienen. Angehörige und Freunde können sie nutzen, um den Betroffenen an etwas zu erinnern, und in Notfällen ermöglicht ein Handy schnelle Hilfe.

Es gibt eine zunehmende Zahl an sogenannten „technischen Hilfsmitteln", die zur Selbstständigkeit eines Menschen mit Demenz beitragen können (siehe weiter unten).

Schwierigkeiten mit dem Reagieren auf die Welt im Frühstadium der Demenz

Die Gedächtnisprobleme eines Demenzkranken beeinträchtigen eindeutig seine Fähigkeit, auf Ereignisse in seiner Welt zu reagieren. Dies kann einfach bedeuten, dass er sich nicht an den Namen seines Gesprächspartners erinnern kann oder eine Verabredung vergisst. Möglicherweise versäumt er es, wichtige Medikamente zu nehmen. Auch hier gilt, dass es hilfreich ist und vom Betroffenen geschätzt wird, wenn man ihn taktvoll an diese Dinge erinnert.

Nicht selten beginnt es dem Erkrankten Schwierigkeiten zu bereiten, die Aufmerksamkeit zu bewahren und komplexe Aufgaben auszuführen (exekutive Funktionen). Dies kann zur Folge haben, dass es ihm Mühe bereitet, bei Gesprächen oder im Rahmen von Aktivitäten oder Freizeitbeschäftigungen mit anderen mitzuhalten. Familienangehörige und Freunde können hier helfen, indem sie erkennen, womit der Betroffene Probleme hat, Anleitung bieten und, falls möglich, die Tätigkeit einfacher gestalten. Die kognitiven Fähigkeiten eines Menschen mit beginnender Demenz werden leicht überschätzt, da er noch über oberflächliche soziale Kompetenzen verfügen dürfte. So kann er beispielsweise „die Fassade wahren" und die Tatsache verbergen, dass es ihm schwerfällt, das Geschehen zu verstehen oder ihm zu folgen.

War der Betroffene es gewohnt, komplexere Aktivitäten auszuüben, wird es möglicherweise zu schwierig für ihn, diesen weiter nachzugehen. Angehörige und Freunde müssen ihn dann taktvoll darauf hinweisen, dass es befriedigender für ihn sein könnte, mit einer weniger anspruchsvollen Beschäftigung anzufangen. Selbstverständlich muss ihm beim Wechsel zu einer anderen Aktivität geholfen werden.

Nicht selten treten auch Sprach- und Kommunikationsschwierigkeiten auf. In diesem Stadium verfügt die Person wahrscheinlich noch über die Fähigkeit, Sprache zu verstehen, und weiß, was andere zu ihr sagen. Ihr Vermögen, angemessen darauf zu reagieren, ist aber häufig bereits beeinträchtigt – insbesondere fällt es ihr schwer, sich an die Namen von Gegenständen zu erinnern, und manchmal bringt sie ihre Sätze durcheinander. Von Seiten derer, die sich mit ihr unterhalten, ist Geduld gefordert. Möglicherweise müssen wir ihr mehr Zeit geben, um sich verständlich zu machen, oder sie taktvoll darum bitten, ihre Botschaft noch einmal zu sagen.

Was die Geduld von Angehörigen und Freunden ebenfalls auf die Probe stellen kann, ist die bei einigen Menschen mit leichter Demenz festzustellende Neigung, sich beim Sprechen ständig zu wiederholen. Mitunter sagen sie im Laufe eines Gesprächs viele Male dasselbe oder flechten in jede Unterhaltung, die sie führen, dieselben Mitteilungen ein. Wir müssen erkennen, dass diese Tendenz von ihren Gedächtnisschwierigkeiten herrührt, insbesondere von der Tatsache, dass sie vergessen, etwas bereits gesagt zu haben (wir werden uns in Kapitel 4 eingehender mit diesen Themen beschäftigen).

Häufig bemerken wir auch, dass sich das Wesen oder das Verhalten des Betroffenen zu verändern beginnt. Wie wir in Kapitel 2 besprochen haben, handelt es sich hierbei oft um das erste Anzeichen einer im jüngeren Lebensalter auftretenden Demenz. Manchmal wird der Erkrankte empfindlicher, ängstlicher, unhöflicher oder sogar aggressiver, und Familienangehörige und Freunde müssen sich eine ruhige und nicht provozierende Art des Umgangs mit ihm aneignen. Takt und geschickte Kommunikation tragen zur Auflösung potenziell problematischer Situationen bei.

> Bei einem der blöden Streits, die wir mit meiner Oma haben, geht es darum, sie zum Friseur zu bekommen. Meiner Mutter ist sehr daran gelegen, dass sie sich weiter die Haare machen lässt, deshalb bringen wir sie jede Woche hin. Wenn wir zu ihr kommen, schreit sie manchmal ohne jeglichen Grund: „Ich geh da nicht hin", und das ist nicht die Oma, die ich in Erinnerung habe. Wenn es geht, mache ich mir normalerweise einen Scherz damit – eine Sache, über die meine Oma gut reden kann, ist das Wetter; wir haben viele Gespräche über das Wetter, in der Regel immer und immer wieder. Also sage ich zu ihr: „Nächste Woche regnet es vielleicht, und dann wollen wir nicht aus dem Haus, deshalb sollten wir wirklich diese Woche hingehen."

Häufiger wirkt der Betroffene ausdrucksloser oder unbeteiligter als zuvor, manchmal auch ziemlich in sich selbst versunken und weniger interessiert an anderen. Das ist ein Zeichen dafür, dass seine Fähigkeit, sämtliche Komplexitäten seiner sozialen Welt zu verstehen und zu bewältigen, bereits beeinträchtigt ist: Aufgrund seiner Gedächtnis- und Aufmerksamkeitsschwierigkeiten fällt es ihm zunehmend schwer, mit der Vielfalt an Menschen, Ereignissen, Botschaften, Anblicken und Geräuschen zurechtzukommen, mit denen wir alle uns ständig bombardiert sehen. Wir sollten die Notwendigkeit anerkennen, eine Reizüberflutung des Erkrankten zu vermeiden – etwa indem wir ihn mit lediglich einer oder zwei weiteren Personen zum Essen einladen statt zu einer großen Party.

Es ist außerdem möglich, dass der Betroffene unter einer Depression leidet – bis zu einem Viertel der Demenzkranken sind zu irgendeinem Zeitpunkt ihrer Erkrankung depressiv. Wir sollten keine Angst davor haben, ihn zu fragen, wie er sich fühlt, und ihm bei Bedarf helfen, medizinische Unterstützung zu bekommen. Menschen mit Demenz können eine Depression überwinden, indem sie über ihre Gefühle sprechen, Beratung erhalten oder Antidepressiva einnehmen.

Akzeptanz

Dies ist der letzte zentrale Grundsatz, den wir Angehörigen und Freunden eines Menschen mit leichter Demenz nahelegen. Wir müssen lernen, die sich verändernden Fähigkeiten sowie das sich wandelnde Wesen und Verhalten des Betroffenen zu akzeptieren, wenn dieser sozial einbezogen bleiben soll. Wir haben bereits Eigenschaften wie Geduld, Takt und eine nicht provozierende Art erwähnt, die beim täglichen Umgang mit der Person eine wichtige Rolle spielen. Wir müssen akzeptieren, dass Wiederholungen, Vergesslichkeit und Selbstversunkenheit sowie andere Herausforderungen Merkmale der wachsenden Schwierigkeiten des Erkrankten sind. Und wir müssen lernen, uns an sie zu gewöhnen und mit ihnen zu leben.

> Die mobile Betreuerin war sehr hilfreich. Sie war diejenige, die mir den Rat gab, mich anzupassen, wie seltsam das auch immer wirken mag. Sie sagte: „Für wen ist es ein Problem, für Ihren Mann oder für Sie? Wenn es für Sie ein Problem ist, lassen Sie es einfach los."

> Man muss den Menschen Zeit geben; man muss sie Dinge auf ihre eigene Art tun lassen und nicht das Regiment an sich reißen, wenn sie es nicht „richtig" gemacht haben. Man muss lernen, sich zu fragen: Ist das wirklich wichtig?

Wir müssen ebenfalls lernen zu akzeptieren, dass der Demenzkranke sich verändert und dass wir unsere Sicht dieses Menschen entsprechend anpassen müssen. Dies kann manchen Angehörigen und Freunden schwerfallen. Ein Beispiel: Mike war ein erfolgreicher Geschäftsmann, jetzt aber hat er Demenz. Er sucht regelmäßig eine Tagespflegeeinrichtung auf. Wenn das Fahrzeug kommt, um ihn abzuholen, glaubt er jedoch, zu einem Geschäftstreffen zu fahren, und besteht auf der Mitnahme seiner Aktentasche und eines Notebooks. Das regt Mikes Ehefrau Mary auf, die ihn davon abzuhalten versucht – „du brauchst das da, wo du hingehst, nicht", sagt sie zu ihm. Das wiederum regt Mike auf. Demenzempathie bedeutet, dass wir uns bemühen sollten, Verständnis dafür zu haben, wie der Kranke seine soziale Welt versteht und bewältigt. Wir sollten akzeptieren, dass seine Vorgehensweise eine angemessene Antwort auf seine veränderte Situation ist. Gewiss wäre es besser für Mary, zu akzeptieren, dass

Mike seine Situation auf diese Art versteht und meistert, und ihn seine Aktentasche mitnehmen zu lassen, wenn er dies will.

> Ich glaube, meine Mutter hat das Gefühl, eine riesige Verantwortung für meine Oma zu haben, weil sie Einzelkind ist. Sie macht sich verrückt mit Sorgen darüber, was meine Oma isst, und ich weiß zwar, dass ihre Ernährung nicht gerade ideal ist, aber sie ist glücklich … Ich glaube nicht, dass es der Mühe wert ist, mit ihr über etwas zu streiten, das man nicht ändern kann. Es geht darum, so geduldig wie möglich zu sein und sich mit seinen Kommentaren auf das Wesentliche zu beschränken. Meine Mutter neigt dazu, bei allem aufzubrausen, was meine Oma tut, und ich begreife einfach nicht, was das soll, weil es meiner Oma schlechte Laune macht und meine Mutter stresst.

Zu akzeptieren, dass die erkrankte Person sich verändert, kann uns auch helfen, dem Drang zu widerstehen, sie zu meiden, weil sie „nicht wirklich sie selbst ist". In gewisser Weise mag der Eindruck zwar stimmen, da ihr Verhalten und ihre Haltung sich gewandelt haben, letztlich ist sie aber immer noch sie selbst – ist sie die Mutter, der Vater, die Tante, der Onkel, der Ehemann, die Ehefrau, der Freund oder die Freundin, die beziehungsweise den wir immer gekannt und geliebt haben.

Ein weiterer Aspekt der Akzeptanz ist der, dass Angehörige und Freunde der Person helfen müssen, von anderen akzeptiert zu werden, die nicht über dasselbe Maß an Verständnis oder Toleranz für Menschen mit Demenz verfügen. Wir haben über die Stigmatisierung Demenzkranker in der Gesellschaft gesprochen und über die negativen Stereotype, die mitunter in den Medien zum Ausdruck gebracht werden. Möglicherweise gibt es in der Familie oder im Freundeskreis des Betroffenen Menschen, die sich schwer damit tun zu akzeptieren, dass er weiterhin an geselligen Anlässen oder sozialen Aktivitäten teilnimmt. Hier können wir helfen, indem wir ein gutes Beispiel für Akzeptanz bieten. Manchmal können wir zudem jenen, deren Verständnis der Demenz nicht so umfassend ist wie unseres, auf taktvolle Art Auskunft über die Krankheit geben.

> Ich glaube, einige unserer Nachbarn finden es schon länger recht schwierig. Wegen der Art seiner Demenz sagt mein Mann manchmal Dinge, die unangebracht sind, und er muss etwas Unhöfliches zu einem Nachbarn gesagt haben. Eines Tages trafen wir ihn auf der Straße, und er ging uns beiden aus dem Weg. Zuvor hatte er meinen Mann ignoriert, aber nicht mich. Ich schrieb ihm, um ihm den Grund zu erklären, habe aber nichts mehr von ihm gehört. Es ist ziemlich traurig.

> Manchmal schlenderten sie abends zur Kneipe um die Ecke und tranken ein Glas, nur eins, und gingen dann wieder nach Hause. Die Menschen in der Gemeinde sagten immer: „Oh, dein Vater ging wunderbar mit deiner Mutter um", und machten einen großen Wirbel um meine Mutter, und das war gut für meinen Vater; so kam er mal raus, und meine Mutter reagierte immer.

Selbst wenn sie kein Gespräch mit jemandem führte, lächelte sie die Menschen an – mein Vater versuchte auf diese Weise, in der veränderten Situation ein bisschen Normalität beizubehalten.

3.6 Eine Lebensgeschichte erstellen

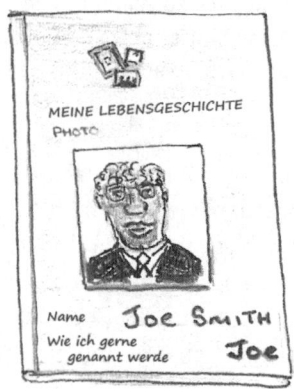

Hierbei handelt es sich um eine sehr praktische Methode für Angehörige und Freunde, einen Menschen im Frühstadium der Demenz zu unterstützen und ihm bei der Vorbereitung auf die Zukunft zu helfen. Der Begriff „Lebensgeschichte" bedeutet genau das, wonach er klingt: Er beschreibt die Geschichte des Lebens einer Person bis zum heutigen Tag. Das Ergebnis kann viele Formen haben: Häufig bestehen Lebensgeschichten aus Büchern voller Fotos, schriftlicher Berichte, Briefe, Urkunden und so weiter, die gemeinsam das Leben der jeweiligen Person erzählen. Manche Menschen bedienen sich beim Erstellen einer Lebensgeschichte der digitalen Medien und fügen Bildershows oder Videos zusammen. Alben mit Lebensgeschichten entstehen auch auf Social-Media-Plattformen im Internet, wie etwa auf Facebook.

Lebensgeschichten können zu jedem Zeitpunkt der Demenzerkrankung von Angehörigen, Freunden oder professionellen Pflegekräften des Betroffenen angefertigt werden, doch ist es eindeutig von Vorteil, dies während des Anfangsstadiums zu tun. Die Person kann dann noch mitentscheiden, was in die Geschichte aufgenommen wird, und sich am Ergebnis erfreuen. Lebensgeschichten sind aus mehreren Gründen wertvoll:

- Sie bieten dem Demenzkranken selbst einen Orientierungspunkt. Wenn sein Leiden fortschreitet und er Aspekte seines früheren Lebens zu vergessen beginnt, kann er sich seine Lebensgeschichte ansehen, um sich an die Person zu erinnern, die er einmal gewesen ist.

- Auch Familienangehörige und Freunde können eine Lebensgeschichte als Erinnerungshilfe nutzen. Wenn sie langsam sehen, wie der Betroffene sich verändert, erinnert die Geschichte sie an den Menschen, den sie einst gekannt haben.

- Falls der Demenzkranke in Zukunft eine Tageseinrichtung besucht oder in ein Pflegeheim zieht, werden die Mitarbeiter eine Lebensgeschichte als außerordentlich wertvoll empfinden. Sie ermöglicht es ihnen, den Betroffenen als Person besser kennenzulernen und als ein Individuum mit einer reichen Vergangenheit zu sehen. Möglicherweise hilft es ihnen auch, das Wesen und Verhalten des Erkrankten besser zu verstehen, wenn sie dieses mit Aspekten seines früheren Lebens in Verbindung bringen können (siehe Kapitel 5 und 6).

Wie bereits gesagt, kann der Betroffene sich an der Erstellung seiner Lebensgeschichte beteiligen und selbst entscheiden, was in diese aufgenommen wird und was außen vor bleibt, wenn dieser Schritt im Frühstadium der Demenz erfolgt, in dem er noch über Bewusstsein verfügt. Selbstverständlich kann es in seinem Leben einzelne Aspekte geben, von denen er lieber möchte, dass sie undokumentiert bleiben, wie etwa Ereignisse, die erschütternd waren oder geheim gehalten wurden. Es macht nichts, wenn eine Lebensgeschichte nicht vollständig ist; wichtiger ist, dass sie das Leben der Person widerspiegelt und feiert. Geschriebene Biografien sind immer selektiv, präsentieren einen Menschen auf eine bestimmte Weise. Es gibt keinen Grund, warum das bei einer Lebensgeschichte anders sein sollte.

3.7 Intimität und Sexualität

Viele Menschen mit leichter Demenz leben mit ihrem Ehegatten oder Partner zusammen und werden es gewohnt sein, eine innige und sexuelle Beziehung zu haben. Häufig dauern sexuelle Beziehungen bis ins hohe Alter fort. Dann stellt sich die Frage: Was sollte mit der Intimität und dem Sexualleben geschehen, wenn einer der Partner eine Demenz entwickelt?

Falls die Person noch über Bewusstsein und Entscheidungsfähigkeit verfügt, sollte es diesbezüglich kein Problem geben, da sie in der Lage ist, in eine sexuelle Beziehung einzuwilligen. Diese Beziehung kann deshalb so weitergehen wie zuvor. Was aber, wenn des Betroffenen Bewusstsein seiner Krankheit zu schwinden scheint und seine Entscheidungsfähigkeit beeinträchtigt ist? Betrachten wir das Beispiel eines verheirateten Paars, das immer gerne Sex gehabt hat. Die Frau entwickelt eine Demenz, verfügt aber im Anfangsstadium noch über Bewusstsein und beteiligt sich gerne an sexuellen Aktivitäten. Dann allerdings schreitet die Demenz fort, und es mangelt ihr in den meisten Situationen an der Fähigkeit, Entscheidungen zu treffen. Jedoch reagiert sie noch immer zustimmend auf die Offerten ihres Mannes; das Paar hat weiterhin Sex, und es scheint ihr zu gefallen. Ist das recht oder könnte es sein, dass ihr Mann sie sexuell ausbeutet oder sogar missbraucht?

Aus unserer Sicht muss das nicht der Fall sein. Ethiker weisen darauf hin, dass ein Mensch auch dann die Bereitschaft zeigen kann, sich an einer Aktivität zu beteiligen, wenn er seine Einwilligung im engeren Sinne des Wortes nicht zu geben vermag. Wir können diese Bereitschaft an seinen Handlungen, seinen Worten und seiner Stimmung abmessen – wenn er sich wirklich an der Aktivität beteiligt, sagt, sie bereite ihm Freude, und zufrieden und glücklich wirkt, können wir davon ausgehen, dass er zu ihr bereit ist. Wie wir in nachfolgenden Kapiteln sehen werden, bietet das Prinzip der Bereitschaft die Grundlage für die Durchführung einer ganzen Reihe von sozialen Aktivitäten und Freizeitunternehmungen mit Menschen mit fortgeschrittener Demenz. Wir glauben, dass dies auch für die sexuellen Aktivitäten gelten kann – beispielsweise darf ein Ehemann aus den Handlungen, den Worten und der Stimmung seiner Frau sowie aus deren Übereinstimmung mit der Art, wie sie immer auf seine sexuellen Avancen reagiert hat, darauf schließen, dass sie bereit ist.

Die Situation wird komplexer, wenn, wie es manchmal geschieht, der Ausbruch der Demenz dazu führt, dass sich das Interesse des Betroffenen an sexuellen Aktivitäten verändert. Nimmt sein Interesse ab, sollte sein Partner dies respektieren – Demenzempathie bedeutet, dass wir uns bewusst sein müssen, dass die Veränderung von der Demenz der Person herrührt. Wir sollten diese Veränderung akzeptieren und uns an sie anpassen. Nimmt sein Interesse zu, können Probleme entstehen, falls sein Partner keinen zusätzlichen Sex möchte. Die Situation muss dann innerhalb der Beziehung bestmöglich gelöst werden. Egal, ob in einer Partnerschaft eine Person an Demenz erkrankt ist oder nicht, Sex sollte immer nur stattfinden, wenn beide Beteiligten dazu bereit sind.

Noch schwieriger wird es, wenn die Demenz den Betroffenen dazu veranlasst, anderen gegenüber sexuelle Avancen zu machen. Angenommen, der Erkrankte ist ungebunden und die Person, der er Offerten macht, fühlt sich zu ihm hingezogen. Ist es dann richtig, wenn diese Person darauf eingeht? Würde das Prinzip der Bereitschaft in diesem Fall gelten? Wir sind uns da nicht so sicher – das Potenzial für Ausbeutung und Missbrauch ist vielleicht zu groß. Stellen wir uns auch einmal kurz vor, der Betroffene wäre plötzlich von seiner Demenz geheilt und erführe, wie er sich verhalten hat. Aller Wahrscheinlichkeit nach wäre es ihm peinlich, würde er sich schämen oder wäre er entsetzt. In manchen Fällen ist es angemessener, demenziell erkrankten Menschen gegenüber eine bevormundende Haltung einzunehmen, wenn ihr Verhalten anderen oder ihnen selbst Leid bereiten könnte, würden sie sich ihres Tuns bewusst werden.

Ich würde wirklich gerne mit jemandem über sexuelle Beziehungen sprechen. Dieses Thema fehlt in der Literatur vollkommen und scheint einfach unter den Teppich gekehrt zu werden. Ich weiß nicht, wie ich damit umgehen soll, weil es ein wichtiger Teil unserer Beziehung war. Ich versuche Wege zu finden, intim zu bleiben, aber manchmal funktioniert es nicht. Das fühlt sich dann wie ein weiterer Verlust an.

3.8 Selbstständigkeit bewahren und aufgeben

Bei Ausbruch der Demenzerkrankung ist der Betroffene natürlich mehr oder weniger selbstständig. Es kann sein, dass er allein lebt und in der Lage ist, für sich selbst zu sorgen und eigenständig Aktivitäten auszuführen. Wie wir bereits gesagt haben, besteht ein zentrales Ziel der Unterstützung eines Menschen mit Demenz darin, dass dieser so lange wie möglich in größtmöglichem Umfang selbstständig bleibt; die Vorteile der Selbstständigkeit haben wir dargelegt. In diesem Abschnitt werden wir nun einige konkretere Wege betrachten, wie Angehörige und Freunde einer leicht demenzkranken Person helfen können, ihre Selbstständigkeit zu bewahren. Des Weiteren werden wir uns mit den zuweilen schwierigen Situationen befassen, die entstehen können, wenn die Selbstständigkeit aufgegeben werden muss.

Meine Frau ging immer im Dorf spazieren, aber sie fing an, sich zu verlaufen, deshalb hatte ich damit begonnen, ihr zu folgen. Ich hatte den Leuten im Dorf zu diesem Zeitpunkt schon davon erzählt, sie wussten also, dass es ein Problem gab.

Technische Unterstützung

Wir haben uns zuvor angesehen, wie einem Menschen mit Demenz mithilfe von Listen, Erinnerungen und eindeutigen Anweisungen geholfen werden kann, zunehmenden Gedächtnisverlust und wachsende Schwierigkeiten beim Ausführen komplexer Aufgaben auszugleichen. All diese Methoden erhöhen zweifellos seine Fähigkeit, selbstständig zu bleiben. Im Frühstadium, wenn der Betroffene noch über Bewusstsein verfügt, kann er auch durchaus in der Lage sein, seine eigenen gedächtnisunterstützenden Strategien zu erfinden. Zur Ergänzung derartiger Vorgehensweisen wurde das Konzept der technischen Unterstützung entwickelt. Dieses beinhaltet die Nutzung sowohl einfacher als auch anspruchsvoller technischer Geräte, die Menschen beim Bewahren ihrer Selbstständigkeit helfen und das Risiko verringern sollen, dass sie zu Schaden kommen. Technische Unterstützung ist nichts Neues – jeder, der eine Brille oder ein Hörgerät trägt oder einen Gehstock benutzt, bedient sich eines technischen Hilfsmittels. Etwas raffinierter sind Geräte wie Kalenderuhren, die nicht nur die Zeit, sondern auch das Datum anzeigen und manchen Demenzkranken helfen, einen Überblick über die Wochentage zu behalten. Wir haben zuvor bereits Mobiltelefone als nützliche Hilfsmittel erwähnt. Sie ermöglichen es einer Person, mit Angehörigen und Freunden in Kontakt zu bleiben, von diesen per Textnachricht kurze Erinnerungen zu empfangen oder jemanden anzurufen, wenn sie außerhalb ihres Hauses in Schwierigkeiten geraten.

Für Menschen mit leichter Demenz sind einige speziellere technische Hilfsmittel verfügbar. Ein Beispiel hierfür sind computergesteuerte Erinnerungen – so etwa ein Gerät, das der Person eine Nachricht übermittelt, wenn sie im Begriff ist, das Haus zu verlassen, um sie daran zu erinnern, die Haustürschlüssel mitzunehmen. Zur Sicherheitstechnik gehören Hitze- oder Überschwemmungsmelder oder Instrumente, die automatisch Gashähne abstellen, welche aufgedreht gelassen wurden. Unter den Unterhaltungsgeräten finden sich leicht zu bedienende Radios und Musikspieler. Ein weiterer potenzieller Nutzen der technischen Unterstützung ist die Verwendung von Ortungsgeräten. Demenzkranke tragen diese bei sich, und mittels GPS-Technologie wird ihr Aufenthaltsort zu jeder Zeit erfasst. Eine derartige Technologie ermöglicht es Betroffenen, allein von zu Hause wegzugehen und „gefunden" zu werden, wenn sie sich verirren.

Eine zusätzliche neue Entwicklung ist das zunehmende Interesse einiger Behörden aus den Bereichen Gesundheit und Sozialfürsorge, Unterstützung auf der Basis elektronischer Geräte zu bieten, die im Haus eines Menschen mit Demenz installiert werden. Sie verfolgen alles, was seine Sicherheit gefährden könnte, wie austretendes Gas, Überschwemmungen, Feuer oder die Tatsache, dass er gestürzt oder unerwartet aus dem Haus gegangen ist. Diese Apparate stehen mit einem zentralen Überwachungspunkt in Verbindung, und es wird ein Alarm ausgelöst, wenn das System irgendetwas Unerwünschtes meldet.

Technische Unterstützung hat eindeutige Vorteile, wenn sie einem Betroffenen hilft, selbstständig und sicher zu leben. Angehörigen und Freunden kann sie zudem erhebliche Beruhigung verschaffen. Jedoch ist sie kein Patentrezept, und es gibt auch mehrere Nachteile:

- Es ist möglich, dass technische Unterstützung für manche Menschen eine Hilfe ist, für andere jedoch nicht. Ein Beispiel: Eine Person versteht computergesteuerte Erinnerungen und reagiert auf sie, während eine andere durch sie eher verwirrt wird. Jede Technik ist komplex, und eine Demenzerkrankung kann die Fähigkeit eines Menschen, Zugang zu ihr zu finden, schnell beeinträchtigen.
- Technische Hilfsmittel können teuer sein, und die Kosten werden nicht unbedingt von Kranken- und Pflegekassen oder vom Staat übernommen.

■ Es hat einige Diskussionen über die Verwendung von Ortungshilfen gegeben. Anlass hierfür ist die Sorge, sie könnten eine Gefährdung der Privatsphäre und der
Menschenrechte darstellen. Allerdings wird auch die Auffassung vertreten, dass sie
zur Risikoeinschätzung beitragen könnten. Gespräche mit Demenzkranken lassen
auf eine positive Einstellung gegenüber den Geräten unter den Betroffenen schließen: Sie dienten, so die Ansicht, ihrem Wohl und bedeuteten keine Verletzung
ihrer Rechte. Eine jede Entscheidung über den Einsatz derartiger Hilfen sollte auf
der Grundlage getroffen werden, dass man die Person kennt, über ihre Fähigkeit
nachgedacht und die Risiken gegen die Vorteile der Selbstständigkeit abgewogen
hat. Es ist möglich, dass ein Betroffener in einer Patientenverfügung die Erlaubnis
zur Verwendung derartiger Geräte gibt.

Technische Hilfsmittel können Angehörigen und Freunden die große Beruhigung
verschaffen, dass ein Mensch in Sicherheit ist. Dies ist insbesondere dann von Nutzen,
wenn sie nicht in seiner Nähe sind. Jedoch sollten die Geräte nicht als Ersatz für
sozialen Kontakt verstanden werden.

Autofahren

Dies ist ein Aspekt des täglichen Lebens, der bei Familienangehörigen und Freunden erhebliche Ängste hervorrufen kann. Es gibt keinen echten Grund, warum ein
Mensch mit leichter Demenz nicht weiter Auto fahren können sollte, wenn er noch
über Bewusstsein verfügt und Fahrtüchtigkeit besitzt. Eine Demenzdiagnose hat in
Ländern wie Deutschland nicht automatisch den Entzug des Führerscheins zur Folge,
allerdings sollte die Erkrankung vorsorglich der Haftpflichtversicherung angezeigt
werden. Das Fortschreiten der Demenz wird jedoch unweigerlich die Fähigkeit zum
sicheren Fahren beeinträchtigen. Der zunehmende Gedächtnisverlust kann dazu führen, dass es dem Betroffenen Schwierigkeiten bereitet, sich Strecken zu merken oder
Verkehrsschilder zu interpretieren. Aufmerksamkeitsdefizite ziehen sein Vermögen
in Mitleidenschaft, sich auf die Straße zu konzentrieren und potenzielle Gefahren zu
bemerken. Die Verschlechterung exekutiver Funktionen schließlich schmälert seine
Fähigkeit, beim Fahren angemessene Entscheidungen zu treffen. Manchmal kann ein
Demenzkranker noch eine Zeit lang weiter Auto fahren, wenn jemand neben ihm sitzt,
der ihm den Weg weist und ihn auf Gefahren hinweist. Früher oder später aber ist der
Punkt erreicht, an dem erkannt wird, dass er bei Fortsetzung seiner Fahrbemühungen
sich selbst oder anderen Schaden zufügen könnte.

Mein Mann blieb immer in den niedrigen Gängen oder schaltete nicht runter und verstand
nicht, warum das Auto ruckelte. Wir mussten ihm sagen, dass er den Gang wechseln soll.

Das Autofahren aufzugeben kann für einen Betroffenen sowie für dessen Angehörige und Freunde traumatisch sein. Manchmal erkennen Demenzkranke selbst, dass sie am Steuer nicht mehr Herr der Lage sind. Sie hören dann freiwillig auf oder geben dem inständigen Flehen ihrer Angehörigen nach, das Fahren sein zu lassen.

> Mein Mann fuhr in eine nahe Stadt; es ist nur eine elf Kilometer lange Strecke, die er 30 Jahre lang gefahren war, aber er konnte seinen Weg zurück nicht finden. Er kam nach Hause, nachdem er drei Stunden lang herumgekurvt war, unfähig, einen einzigen Orientierungspunkt zu finden, den er erkannt hätte. Er war in Angstschweiß gebadet, als er reinkam, warf die Schlüssel auf den Tisch und sagte: „Lass mich nie wieder fahren!"

In manchen Fällen aber wird dem Autofahren dadurch ein Ende gesetzt, dass der Betroffene einen Unfall hat oder von der Polizei gestoppt wird und ihm nach Überprüfung seiner Fahrtauglichkeit der Führerschein entzogen wird. Anderen Demenzkranken fehlt das Bewusstsein, dass ihre Fahrfähigkeiten nicht länger akzeptabel sind, und sie weigern sich, das Autofahren aufzugeben. Wie sollte die Familie in solchen Fällen reagieren?

Manche Angehörige greifen unter diesen Umständen auf Methoden der Täuschung zurück, um die Person am Fahren zu hindern. Vielleicht verstecken sie die Autoschlüssel oder tun gegenüber dem Demenzkranken so, als wären sie verloren gegangen. Möglicherweise klemmen sie die Batterie ab, damit das Auto nicht startet, oder verkaufen das Fahrzeug und erzählen dem Betroffenen, es sei bei einem Unfall zu Schrott gefahren worden. Ist es richtig, Menschen mit Demenz auf diese Art zu täuschen? Einige mögen sagen, Täuschung sei unter allen Umständen ethisch falsch: Sie entmenschliche den Betroffenen, und die Situation könne sich noch verschlimmern, wenn dieser herausfindet, dass er angelogen wurde. Demgegenüber sind andere der Meinung, Täuschung sei in dieser Sachlage angezeigt, um den Betroffenen daran zu hindern, sich selbst oder anderen durch weiteres Autofahren Schaden zuzufügen. Sie weisen darauf hin, dass Täuschung eine Tatsache des Lebens sei – wie oft erzählen wir nicht im Rahmen unserer alltäglichen Beziehungen zu anderen Halbwahrheiten oder Notlügen oder behalten Dinge für uns? Wir werden die Rolle der Täuschung in der Demenzpflege in Kapitel 4 weiter untersuchen.

Wo sollte ein Mensch mit leichter Demenz leben?

Viele Menschen mit Demenz, die in Privathaushalten wohnen, leben mit ihrem Ehepartner zusammen, der höchstwahrscheinlich die Rolle der Hauptpflegeperson übernimmt. Da eine Demenzerkrankung im Wesentlichen Menschen im höheren Lebensalter heimsucht, dürfte der Ehepartner des Betroffenen ebenfalls schon älter sein. Andere wohnen bei ihren erwachsenen Kindern – die gut über 50 oder 60 oder noch älter sein können –, und eine beträchtliche Zahl lebt allein. Dies ist wahrscheinlich die von ihnen selbst bevorzugte Lösung, und mit der Unterstützung von Angehörigen und Freunden können sie in ihrer vertrauten Umgebung durchaus erfolgreich zurechtkommen. Wir haben bereits über Strategien und Hilfen gesprochen, mit denen einem Demenzkranken bei der Bewahrung seiner Selbstständigkeit geholfen werden kann. Diese gelten zwar nicht nur für Personen, die allein leben, haben für Letztere jedoch eindeutig erheblichen potenziellen Nutzen. Was aber, wenn die Demenz so weit fortgeschritten ist, dass der Betroffene trotz dieser Unterstützungen dem Risiko eines Schadens durch Vernachlässigung, Unfall oder eventuelle Ausbeutung ausgesetzt ist?

Die Lösung liegt möglicherweise zum Teil in verstärkter professioneller Unterstützung, die der Person helfen kann, zu Hause wohnen zu bleiben (siehe weiter unten). Früher oder später aber stellt sich einem Angehörigen oder engen Freund eines Menschen mit Demenz häufig eine ganz spezielle Frage.

Sollte mein Angehöriger oder Freund zu mir ziehen?

Es mag naheliegend erscheinen, dass ein Mensch mit leichter Demenz, dem es schwerfällt, allein zu leben, der aber keine stationäre Pflege benötigt oder möchte, zu einem nahen Angehörigen zieht. Das gilt insbesondere dann, wenn es sich bei dem Angehörigen um einen Sohn oder eine Tochter handelt. Viele Menschen entschließen sich denn auch zu dieser Lösung. Jedoch sollte die Entscheidung nicht leichtfertig getroffen werden. Familien, die über ein solches Unterfangen nachdenken, haben auf dem Weg zu dieser Entscheidung viele Faktoren abzuwägen. Ist dies erstens die Lösung, die der Demenzkranke will? Viele Betroffene würden einen derartigen Schritt beruhigend finden und Freude an der Gesellschaft haben. Manche aber würden es vorziehen, andere nicht zu belasten, oder würden das Leben innerhalb einer jüngeren Familie als laut und schwierig empfinden. Ist die Familie zweitens auf die zusätzliche Belastung und den potenziellen Stress vorbereitet, die sich durch einen Demenzkranken im Haushalt ergeben, selbst wenn es sich bei ihm um einen geliebten Elternteil handelt? Untersuchungen zeigen, dass erwachsene Kinder, die in ihrem Haushalt einen Menschen mit Demenz pflegen, mehr Stress empfinden als andere Pflegende. Es kann ihr Leben verändern: Erwachsene Kinder sehen sich möglicherweise gezwungen, ihre Arbeit aufzugeben, um sich um ihre Mutter oder ihren Vater zu kümmern – die Pflege eines Demenzkranken kann größere finanzielle Auswirkungen haben als andere Arten der Pflege. Frühere problematische Familienbeziehungen kommen vielleicht wieder zum Vorschein und lösen Konflikte aus. Und wenn das erwachsene Kind noch seine eigenen

Kinder im Haus hat, ist es häufig zwischen deren Bedürfnissen und den Bedürfnissen seiner Mutter beziehungsweise seines Vaters hin- und hergerissen.

Andererseits kann die Aufnahme eines Demenzkranken im eigenen Haushalt für Angehörige und Freunde viele Pluspunkte haben. So bietet sie etwa die Möglichkeit, Beziehungen aufrechtzuerhalten, der Person etwas zurückzugeben und Befriedigung aus der Pflegerolle zu ziehen. Jedoch sind die Belastungen sehr real, und die Entscheidung, derartige Regelungen zu treffen, muss höchst sorgfältig durchdacht werden. Mögliche Alternativen, wie betreutes Wohnen oder bezahlte Pflege zu Hause, sollten ebenfalls mit dem Betroffenen betrachtet werden, bevor eine Entscheidung gefällt wird.

3.9 Gesundheitliche und soziale Unterstützung für Menschen mit leichter Demenz, ihre Angehörigen und Freunde

Wie bereits im vorherigen Kapitel angedeutet, sind professionelle Unterstützungsdienste für Menschen mit leichter Demenz zuweilen dünn gesät. Hat der Betroffene einmal die Diagnose erhalten, wird ihm wahrscheinlich nur begrenzt professionelle Hilfe angeboten – es sei denn, er nimmt AChE-Hemmer – und einfach mitgeteilt, er solle sich mit seinem Hausarzt in Verbindung setzen, wenn Probleme auftreten. Finanzielle Beschränkungen haben zur Folge, dass Kommunalverwaltungen ihre Ressourcen auf die Versorgung derjenigen Menschen konzentrieren, die auf ihrem Weg durch die Demenz bereits ein größeres Stück zurückgelegt haben und als unterstützungsbedürftiger gelten. Folglich beginnen die von uns als „Mangeljahre" bezeichneten Jahre, in denen die Angehörigen und Freunde leicht demenzkranker Personen oft dazu verurteilt sind, diese mit wenig oder gar keiner professionellen Hilfe zu unterstützen. Ein weiteres Problem für Familien und Freunde ist die Tatsache, dass das Angebot von Ort zu Ort sehr unterschiedlich sein kann. Dies führt zu Frustration, wenn eine Leistung oder Einrichtung für manche zur Verfügung steht, für andere jedoch nicht.

Was also könnte in diesen „Mangeljahren" an Hilfe vorhanden sein? Im Folgenden beschreiben wir die wichtigsten einschlägigen Bereiche, zu denen möglicherweise Zugang besteht. Der Abschnitt „Informationsquellen für Angehörige und Freunde" am Ende dieses Buchs enthält eine Auflistung an Organisationen, Internetseiten und anderen Ressourcen, die Interessierten in den deutschsprachigen Ländern zur Verfügung stehen.

Selbsthilfegruppen

In diesen Gruppen, deren Bildung häufig von ehrenamtlichen Organisationen unterstützt wird, kommen Familienangehörige und Freunde demenzkranker Menschen zusammen, um sich kennenzulernen, Erfahrungen auszutauschen und einander zu helfen. Einige Selbsthilfegruppen bieten in der Zeit, in der die Pflegepersonen ihre Sitzungen abhalten, separate Treffen für Demenzkranke an. Manchmal werden Redner eingeladen, die Vorträge über wichtige Themen halten. Selbsthilfegruppen sind nicht jedermanns Sache, und manchen Menschen bereitet die Teilnahme an Zusammenkünften Probleme praktischer Art. Viele aber empfinden den Kontakt mit einer örtlichen Selbsthilfegruppe als außerordentlich wertvoll.

Ich glaube, ich habe es geschafft, durch die Unterstützung der Gruppe ein wenig durchsetzungsfähiger und selbstbewusster zu werden. Ich bin in der Lage, für mich selbst einzutreten und den Bedürfnissen meines Mannes nachzukommen. Es tut gut, mit anderen Pflegenden in Kontakt zu sein und zu spüren, dass ich als Pflegeperson Rechte habe; es ist wichtig, dass man zusammenhält.

Internetseiten

Wohltätigkeitsorganisationen, Gesellschaften und andere Vereinigungen haben umfangreiche Internetseiten mit einer Fülle von Informationen und Ratschlägen. Zu diesen Webseiten gehören häufig auch Foren oder Chatroooms, in denen Menschen, die einen Demenzkranken unterstützen – und manchmal auch Betroffene selbst –, online miteinander kommunizieren können.

Ich habe kürzlich das Forum der Alzheimer Gesellschaft genutzt und fand es hilfreich, herauszufinden, wie andere Menschen schwierige Situationen meistern; es war ganz beruhigend.

Beratungsstellen

In einigen Ländern werden Schritte zum Aufbau von Stellen unternommen, an die Betroffene im Frühstadium der Demenz und ihre Angehörigen sich wenden können, um Rat zu bekommen und an andere professionelle Hilfsangebote weitergeleitet zu werden. Beratungsstellen stehen mit Gesundheits- und Sozialdiensten in Verbindung und können Angehörigen im Fall von Schwierigkeiten den Zugang zu diesen erleichtern. Die Versorgung mit diesen Stellen ist jedoch derzeit sehr begrenzt und in manchen Gegenden möglicherweise gar nicht gegeben.

Tageszentren

Wie der Name schon sagt, handelt es sich hierbei um Einrichtungen, die Menschen mit Demenz während des Arbeitstags aufsuchen können. Hier werden sie betreut, während ihre Angehörigen sich ausruhen oder zur Arbeit gehen, und hier können sie an Aktivitäten teilnehmen und einen geselligen Umgang mit anderen pflegen. Viele Angehörige empfinden die Pause, die Tageszentren ihnen verschaffen, als außerordentlich wertvoll, und viele Demenzkranke haben Freude am Besuch dieser Stätten. Aber nicht alle Betroffenen finden Gefallen an Tageszentren – wenn eine Person ihr ganzes Leben lang zurückhaltend und verschlossen gewesen ist, fällt es ihr häufig nicht leicht, mit anderen Menschen zusammen zu sein. Die besten Tageszentren bieten eine breite Palette von Aktivitäten und verfügen über ein Personal, das die Bedürfnisse der Besucher versteht und den Angehörigen Rat und Unterstützung gewährt.

> Ich glaube, das erste Mal, dass sie Hilfe brauchten, war, als meine Mutter nachts nicht mehr zur Ruhe kam und mein Vater immer sagte, er sei müde. Da haben wir uns mit der Möglichkeit auseinandergesetzt, dass meine Mutter in das Tageszentrum geht.

> Sie haben meiner Oma die Gelegenheit gegeben, in Begegnungsstätten und so zu gehen, aber sie beteiligt sich nicht gerne an Aktivitäten, das ist immer schon so gewesen, und wir konnten nicht von ihr erwarten, dass sie es jetzt tun würde.

> Mein Mann besucht zwei Tage die Woche ein Tageszentrum, und das macht es mir möglich, etwas Zeit für mich zu haben und den Überblick zu behalten. Es gibt ihm auch ein bisschen Unabhängigkeit und Raum für sich, weg von mir ... ein bisschen Leben außerhalb meiner Kontrolle.

Häusliche Pflege

Hat die Begutachtung einer Person ergeben, dass sie bei bestimmten Aspekten ihrer körperlichen Gesundheit oder bei Verrichtungen des täglichen Lebens Unterstützung benötigt, kann sie häusliche Pflege erhalten: Pflegekräfte kommen ins Haus, um ihr zum Beispiel beim Baden, beim Anziehen oder bei den Mahlzeiten zu helfen. Das Leistungsangebot der häuslichen Pflege ist in den deutschsprachigen Ländern individuell geregelt, und auch der Umfang, in dem Betroffene für die Kosten einer derartigen Pflege aufkommen müssen, ist von Land zu Land unterschiedlich. Bei vielen häuslichen Pflegern handelt es sich um qualifizierte und engagierte Kräfte, doch steht die Qualität der häuslichen Pflege auch immer wieder in der Kritik. So wird beklagt, dass die Besuche extrem kurz seien, weil dem Personal enge zeitliche Grenzen für die Betreuung eines Pflegebedürftigen gesetzt würden, und dass es häufig an einer

Beständigkeit des Personals fehle – jeden Tag kämen andere Pflegekräfte, sodass keine von ihnen den Demenzkranken wirklich kennenlerne.

> Wir haben schon länger einige wirklich wunderbare Pfleger, die für meine Oma ehrlich richtig nette Sachen tun, und das hilft wirklich sehr ... Es ist schön, wenn man merkt, dass man Menschen vertrauen kann.

> Es war sehr schwierig, eine häusliche Pflegekraft einzusetzen, weil meine Frau keine Hilfe annehmen wollte; mit der ersten Pflegerin klappte es nicht, weil meine Frau sie nicht mochte. Aber als Mary bei uns anfing, funktionierte es von Anfang an gut. Sie war sehr geschickt und machte solche Sachen wie mit meiner Frau einkaufen zu gehen; sie sorgte dafür, dass sie sich einbezogen fühlte. Das war so eine Erleichterung. Es dauerte ein paar Wochen, bis sie sich aneinander gewöhnt hatten, aber letzten Endes fand meine Frau Mary entzückend.

Persönliche Assistenz und private Pflege

Manchmal stellen Familien auf direktem Wege jemanden für die Pflege ein. In Deutschland sowie in einem Bundesland in Österreich (Steiermark) lässt sich ein persönliches Budget beantragen, über dessen Verwendung der Demenzkranke beziehungsweise dessen Angehörige selbst entscheiden können. So haben sie die Möglichkeit, entweder über eine Agentur vermittelte professionelle Pflegekräfte zu beschäftigen, womit Haftung und Schutz gewährleistet sind, oder aber direkt einen Freund oder Nachbarn als Pfleger einzustellen. Es kann große Vorteile haben, die richtige Person aussuchen zu können und eine personelle Kontinuität der Pflege sicherzustellen. Doch ist es ebenfalls wichtig, Rat dazu einzuholen, wie sich der möglicherweise verwundbare Pflegebedürftige schützen lässt. Auch kann es für Betroffene in frühen Phasen der Demenz oder für Angehörige schwierig sein, ein Budget zu verwalten; hierüber sollte also gründlich nachgedacht werden.

> Ich hatte mich darum gekümmert, einen Tag in der Woche eine Ersatzpflegekraft im Haus zu haben, die mich entlastet. Manchmal hatte ich fünf Tage hintereinander eine Auszeit. Es war immer dieselbe Person beauftragt zu kommen. Ohne diese Pausen hätte ich es, glaube ich, nicht geschafft.

Betreutes Wohnen

Als Kompromisslösung zwischen dem Alleinleben und dem Umzug in eine Pflegeeinrichtung wählen einige Demenzkranke das betreute Wohnen. Das bedeutet, dass sie ihre eigene Wohnung haben und mehr oder weniger selbstständig leben, jedoch einen

Teil des Tages oder den ganzen Tag lang Personal vor Ort ist. Dieses achtet darauf, dass die Bewohner zurechtkommen, und hilft bei Bedarf.

Kurzzeitpflege

Neben der Tages- oder häuslichen Pflege stehen häufig noch andere Formen der zeitweiligen Pflege zur Verfügung, die es der Hauptpflegeperson eines Demenzkranken ermöglichen, eine Pause einzulegen. Manchmal lässt es sich einrichten, dass jemand bei dem Betroffenen bleibt, während die Pflegeperson in Urlaub fährt – selbstverständlich können andere Angehörige oder Freunde diese Rolle übernehmen, es kann aber auch eine bezahlte Pflegekraft engagiert werden. Alternativ kann ein demenzkranker Mensch eine oder zwei Wochen in einem Pflegeheim verbringen, während seine Pflegeperson eine Auszeit nimmt. Die Bezahlung dieser Form der Pflege kann Schwierigkeiten bereiten; zumindest in Deutschland aber wird bei einer Kurzzeitpflege von bis zu vier Wochen der Großteil der Kosten von der Pflegekasse übernommen. Wichtige Faktoren, die es bei dieser Pflegeform zu berücksichtigen gilt, sind der Umgebungswechsel sowie die Qualität der Pflege (siehe Kapitel 6).

Die „Mangeljahre" – falsche Sparsamkeit?

Forschungsergebnisse deuten zunehmend darauf hin, dass mit der durch finanzielle Zwänge ausgelösten Beschränkung der frühen Unterstützungsdienste auf ein Minimum am falschen Platz gespart wird. Denn Demenzkranke und deren Angehörige, die während der ersten Jahre besondere Formen der Unterstützung oder Beratung erhalten, kommen im Allgemeinen besser zurecht als jene, die leer ausgehen. Das kann zum Beispiel heißen, dass sich der Betroffene eines langsameren Fortschreitens der Erkrankung erfreut und die Angehörigen in der Lage sind, ihn länger zu pflegen. Zu den speziellen Interventionen, die laut einschlägiger Untersuchungen einen solchen Nutzen erbringen, aber nur selten zur Verfügung stehen, zählen unter anderem folgende:

- Psychosoziale Interventionen: Diese von psychosozialen Fachkräften durchgeführten Maßnahmen beinhalten spezielle Aufklärung, Beratung und die Vermittlung von Stressbewältigungstechniken. Ziel ist es, die Pflegefähigkeit der Familienangehörigen des Betroffenen zu verbessern und ihre emotionalen Bewältigungsressourcen zu stärken. Hierdurch lassen sich möglicherweise die Aufnahmeraten demenzkranker Personen in der stationären Pflege senken.

■ Kognitive Stimulationstechniken für Menschen im Frühstadium der Demenz: Diese mal mit der Person einzeln, mal im Rahmen von Gruppensitzungen durchgeführten Übungen können einigen Untersuchen zufolge das Fortschreiten der Demenz genauso gut verlangsamen wie AChE-Hemmer – manchmal sogar besser. Zudem erzeugen sie bei den Erkrankten nicht selten eine Stimmungsverbesserung.

Angehörige und Freunde haben mitunter das Gefühl, allein gelassen worden zu sein. Sie glauben, dass mehr Information und Unterstützung im Frühstadium der Demenz ihnen den Weg in den späteren Phasen erleichtert hätte. Wir können hier möglicherweise helfen, indem wir Kampagnen unterstützen, die auf eine Verbesserung des Angebots professioneller Unterstützung in den ersten Jahren der Demenz abzielen.

> Man braucht jemanden, der Dinge für einen koordinieren kann und der das System versteht ... Jemanden, mit dem man reden kann – einen Ansprechpartner, der sich mit dem auskennt, was man durchmacht, und die eigene Situation begreift.

> Ich hätte gerne einen Menschen gehabt, an den ich mich hätte wenden können – jemanden, der nicht einfach sagt, er könne sich um einen einzelnen Aspekt kümmern und jemand anders würde sich um die anderen Dinge kümmern.

3.10 Angehörige und Freunde: Auf sich selbst und aufeinander achten

Aus dem Gesagten dürfte klar werden, dass an Angehörige oder Freunde eines Menschen mit leichter Demenz emotionale und bisweilen auch praktische Anforderungen gestellt werden und dass diese Rolle erhebliche persönliche Fähigkeiten und Qualitäten verlangt. Wie wir feststellen konnten, lässt sich ein Vergleich zur Situation der Menschen ziehen, die zum ersten Mal Eltern werden – sie stehen vor einer anspruchsvollen Aufgabe, die für einen beträchtlichen Zeitraum ständige Verantwortung mit sich bringen wird und für die kaum jemand irgendeine Vorbereitung oder Schulung erhalten hat. Doch gibt es einen zentralen Unterschied zur Elternschaft, der die subjektiv wahrgenommenen Anforderungen, vor die sich ein Angehöriger oder Freund eines Demenzkranken gestellt sieht, durchaus erhöhen kann: Die meisten jungen Eltern haben sich dafür entschieden, Kinder zu haben, und begrüßen ihre neue Rolle. Das ist bei der Demenz nicht der Fall. Zur Aufrechterhaltung des Wohlbefindens sowohl des Menschen mit Demenz als auch der Personen, die ihn unterstützen, ist es unerlässlich, dass Letztere auf sich selbst und aufeinander achten.

> Ich habe mich selbst nie als Pflegerin gesehen; diesen Beruf habe ich weder jemals gewollt, noch war ich für ihn ausgebildet. Ich habe mit behinderten Kindern gearbeitet, aber es ist etwas anderes, wenn es um das eigene Privatleben geht.

> Im großen Kontext der Demenz betrachtet, geht es meiner Oma nicht allzu schlecht, aber jeder hat seine eigene Sichtweise, und das Schlimmste, das einem selbst passiert ist, ist das Schlimmste der Welt.

> Mein Mann und ich mussten also beide unsere Arbeit aufgeben, und das war ein Jahr nach der Diagnose. Das bedeutete für uns einen drastischen Rückgang unserer Einkünfte; Lehrerpensionen sind normalerweise großzügig berechnet, aber gemeinsam fehlten uns 25 Beschäftigungsjahre, und deshalb fiel die Pension sehr viel kleiner aus. Ich schätze mal, wir haben dadurch, dass wir nicht bis zu unserem 60. oder 65. Geburtstag arbeiten konnten, mehr als eine Million Pfund an Einkommen verloren.

Hinter den Grundsätzen des Auf-sich-selbst-Achtens verbirgt sich keine „höhere Mathematik". Die einen Demenzkranken Pflegenden werden den an sie gestellten Anforderungen genauso gerecht, wie sie sich im Lauf ihres Lebens daran gewöhnt haben, anderen Ansprüchen gerecht zu werden. Jeder hat seine eigene Art, mit Situationen und emotionalen Anforderungen zurechtzukommen. Häufig geht es einfach darum, das Bedürfnis nach seelischer Labsal zu erkennen und sich seiner vertrauten Bewältigungsstrategien zu bedienen. Zu den zentralen Grundsätzen für die eigene und gegenseitige Unterstützung gehören folgende:

- Mit anderen reden: Es ist immer hilfreich, ein Ventil für seine Gefühle, Gedanken und Ängste zu haben. Mit getreuen Familienangehörigen oder Freunden über seine Situation sprechen zu können hilft bei der nüchternen Betrachtung dieser Situation. Alternativ können Selbsthilfegruppen oder Internetforen die Gelegenheit zum Austausch mit anderen geben, die sich in einer ähnlichen Lage befinden.

> Ich hatte Glück, weil ich eine richtig gute Freundin hatte; wir haben einfach stundenlang geredet.

- Für andere zur Verfügung stehen: Wie wir bereits gesagt haben, ist es wichtig, dass Angehörige und Freunde den Kontakt mit dem Demenzkranken oder mit der Person, die ihn hauptsächlich pflegt, nicht meiden. Die Pflegerolle wird dadurch erleichtert, dass man sie mit anderen teilt. Mit einer Reihe von Angehörigen und Freunden kommunizieren zu können trägt auch zur Verbesserung der Lebensqualität des Betroffenen bei.

> Es begann alles damit, dass ein guter Freund, der auf der anderen Straßenseite wohnt, seinen Hund ausführte. Er fragte: „Meinst du, dein Mann würde mit mir durchs Dorf kommen, wenn ich den Hund ausführe?" Und ich sagte: „Lass es uns versuchen." So fing es also an. Dann begegneten sie auf ihren Runden anderen Hundeausführern und regelmäßigen Spaziergängern, und die Leute im Dorf begannen, meinen Mann im Turnus jeden Tag auf seinem Spaziergang zu begleiten – sodass er die frische Luft genießen und ich eine kleine Pause von der ständigen Wachsamkeit nehmen konnte.

- Stressfaktoren erkennen: Pflegende benötigen ein hohes Maß an Selbsterkenntnis, um zu bemerken, wann ihre Gefühle der Angst oder Belastung zu stark werden. Wir müssen uns darüber im Klaren sein, dass es Momente geben wird, in denen wir uns unter Druck fühlen. Ebenso wichtig ist die Erkenntnis, dass wir keine Superhelden sind – wir können nicht alles tun oder alles richtig machen, wir können nur tun, wozu wir in der Lage sind.

Ich musste den Hausarzt fragen, was ich machen sollte, weil ich ein bisschen mit meiner Weisheit am Ende war.

- Auszeiten nehmen: Es kann ermüdend und zuweilen frustrierend sein, für längere Zeit mit einem Menschen mit Demenz zusammen zu sein. Häufig hat der Betroffene ständige Bedürfnisse oder Ängste und folgt einem überallhin, stellt dabei mitunter viele Male dieselben Fragen. Wenden wir die Grundsätze der Demenzempathie an, können wir erkennen, dass dieses Verhalten seine Zweifel sich selbst gegenüber widerspiegelt. Und wir wissen, diese sind seinem Gedächtnisverlust und seiner fehlenden Fähigkeit, sich in dem Geschehen um ihn herum zurechtzufinden, zuzuschreiben. Aber dennoch kann es vorkommen, dass der Betroffene uns frustriert, und diese Frustration könnte überkochen. Dann ist es besser, eine „Auszeit" von der Person zu nehmen, eine Tasse Tee zu trinken und die Gefühle abklingen zu lassen.

Manchmal muss ich einfach in ein anderes Zimmer gehen und eine Verschnaufpause einlegen, weil ich merke, dass ich mich über ihn ärgere, und das hilft nicht.

- Pausen und Urlaub machen: Ist man rund um die Uhr für die Pflege eines Demenzkranken verantwortlich, sollte man versuchen, sich regelmäßig Pausen und Urlaub zu gönnen. Freunde und andere Angehörige könnten Hilfestellung leisten, indem sie anbieten, bei dem Betroffenen zu bleiben, während seine Hauptpflegeperson den Abend über weggeht oder Urlaub macht. Alternativ können Unterstützungsdienste wie Tageszentren oder die Kurzzeitpflege genutzt werden. Legt man eine Erholungspause ein, empfiehlt es sich, der von vielen Pflegepersonen demenzkranker Menschen verspürten Versuchung zu widerstehen, ständig durch Anrufe oder gar Besuche in der Pflegeeinrichtung zu überprüfen, ob es dem Betroffenen gut geht. Eine Pause sollte eine Pause sein.

Es hat mir wirklich geholfen, Zeit für mich zu haben; Zeit zu haben, etwas anderes zu tun; tun zu können, was ich wollte.

- Hobbys und Interessen beibehalten: Pausen und Erholungszeiten können selbstverständlich dafür genutzt werden, eigenen Hobbys und Interessen nachzugehen.

Es ist außerdem wichtig, dass Pflegepersonen sich im Lauf des Tages Zeit für Dinge nehmen, die sie gerne tun.

> Mein Vater ging häufig bowlen und hatte Freude daran, und auf diese Weise hatte er ein bisschen Zeit für sich. Wir wollten nicht, dass er sein Bowling aufgibt, deshalb hatte während der Bowling-Saison immer einer von uns unsere Mutter bei sich, damit sie nicht alleine war.

- Die Natur der Demenz verstehen: Je mehr wir über die Demenz wissen, umso besser können wir die Art und das Verhalten eines Betroffenen verstehen und umso erfolgreicher können wir mit ihm interagieren und ihn unterstützen. Erklärungen für das Verhalten des Erkrankten zu haben kann uns zudem helfen, die Gründe dafür zu erkennen. Dies wiederum verringert häufig den Stress, den ein solches Verhalten auslösen kann.

> Ich hätte gerne mehr Informationen gehabt, denn an diesem Punkt braucht man keine Leistungen, man braucht Informationen, um den Demenzkranken besser unterstützen zu können.

> Ich hätte früher jemanden gebraucht, der mit mir über „Rechthaberei" spricht, darüber, dass man nicht das Regiment an sich reißen und schimpfen soll und eher etwas *mit* dem Menschen als *für* ihn tun soll.

- Unterstützungsdienste nutzen: Wie bereits gesagt, sind Unterstützungsdienste für Menschen im Anfangsstadium der Demenz sowie deren Angehörige und Freunde zuweilen sehr dünn gesät. Es ist jedoch wichtig, dass Pflegepersonen wissen, wie sie sich Zugang zu ihnen verschaffen.

> Ich glaube, ich würde davon profitieren, Zeit für den Umgang mit meinen Emotionen zu haben; ich neige dazu, mich vor allem zu verstecken, und sacke dann irgendwann zu Boden. Ich werde manchmal sehr böse auf meinen Mann, und ich weiß, dass ich das nicht sollte, und ich fühle mich dadurch schlecht. Wenn ich diese Dinge mit jemandem aufarbeiten könnte, würde das, glaube ich, uns beiden helfen.

4. | Mehr Hilfe ist nötig: Das mittlere Stadium der Demenz

4.1 Die Merkmale einer mittelschweren Demenz

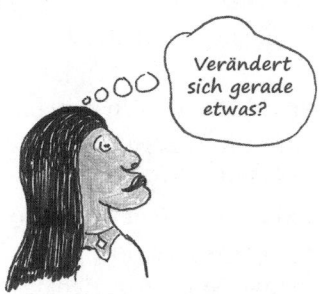

Natürlich ist es schwer zu sagen, wann eine Person vom frühen ins mittlere Stadium der Demenz überwechselt. Die Phasen können nicht klar voneinander abgegrenzt werden, und nicht selten lassen sich bei Erkrankten manche Symptome feststellen, andere jedoch nicht. Eine Reihe Betroffener bleibt für einige Jahre im früheren Stadium der Demenz und kann mit der richtigen Unterstützung eine relative Selbstständigkeit bewahren. Dies zeigt sich vor allem bei denjenigen, die in einer frühen Phase der Erkrankung eine Diagnose bekommen haben. Bei anderen – vor allem jenen, die erst zu einem späteren Zeitpunkt eine Diagnose erhalten haben – schreitet die Demenz merklicher fort, und es lässt sich eine deutliche Abnahme der Funktionsfähigkeit beobachten. Allgemein formuliert, zeigt eine Person mit Symptomen einer mittelschweren Demenz einige charakteristische Schwierigkeiten. Diese können ungeachtet der jeweiligen Art der Demenz auftreten, da sich die meisten Demenzformen in diesem Stadium zu ähneln beginnen.

- Die Gedächtnisprobleme sind tief greifender und die Person hat zunehmende Schwierigkeiten, neue Information zu behalten. Die Erinnerung an ihre Vergangenheit wird vermutlich schlechter. Einige Dinge können vollständig vergessen worden sein, während andere durcheinandergebracht oder nur noch halb erinnert werden. Das kann dazu führen, dass sie Dinge für wahr hält, die nicht mehr zutreffen – etwa glaubt, dass sie weiterhin zur Arbeit geht oder dass ein lange verstorbener Verwandter noch am Leben ist.

- Die Person hat vermutlich das Bewusstsein für ihre Krankheit verloren und versteht nur begrenzt, dass etwas nicht in Ordnung ist.

- Der Person dürfte es Probleme bereiten, komplexe Konzepte zu verstehen. Sie ist wahrscheinlich nicht in der Lage, Anspruchsvolleres zu lesen als einfache Sätze, und Hobbys oder Aktivitäten, die komplexe Gedankengänge erfordern – wie zum Beispiel viele Kartenspiele, Quizze oder Kreuzworträtsel –, sind zu schwierig.

- Häufig verschlechtert sich die Fähigkeit der Person, sich in ihrer Umgebung zu orientieren. Es bereitet ihr Probleme, sich in unbekannten Umgebungen sicher zurechtzufinden oder die Zeit beziehungsweise das Datum zu verstehen. Auch dürfte sie nicht mehr wissen, welche Jahreszeit gerade ist. Normalerweise erkennt sie noch wichtige Personen, wie Familienangehörige und Freunde, erinnert sich aber nicht mehr an weniger vertraute Menschen oder erkennt diese nicht mehr.

- Bei einigen Menschen verschlechtern sich die sprachlichen Fähigkeiten. Ist dies der Fall, kann der Satzbau in Mitleidenschaft gezogen werden und die Person zunehmende Schwierigkeiten mit der Wortfindung haben. Zwar sollte sie weiterhin verstehen können, was andere ihr sagen – vorausgesetzt, die Botschaft ist nicht zu komplex –, doch bereitet es ihr vermutlich Schwierigkeiten, eine verständliche Antwort zu formulieren. Häufig beschränkt sich der Inhalt dessen, was sie sagt, auf einfache Gedanken und wird ständig wiederholt.

- Die Fähigkeit der Person, sich Ereignissen zu widmen oder sich lange zu konzentrieren, ist beeinträchtigt. Ihr Interesse an anderen Menschen scheint abzunehmen, jedoch hängt dies mehr mit ihren Gedächtnis-, Verständnis- und Aufmerksamkeitsschwierigkeiten zusammen, als dass es ein Beweis für zunehmende Selbstbezogenheit wäre.

- Nicht selten werden Veränderungen der Persönlichkeit oder des Wesens offensichtlich. Normalerweise kommen diese im Verhalten zum Ausdruck. Einige Menschen werden sehr passiv und ziehen sich zurück, während andere zeitweilig rastlos und unruhig wirken und zu aggressiven Ausbrüchen neigen, die scheinbar grundlos auftreten. Manche Personen haben ein großes Bedürfnis nach körperlicher Aktivität und Bewegung. Auch können die Betroffenen Dinge sagen oder Verhaltensweisen zeigen, die verletzend oder unsensibel wirken. Dies kann für enge Angehörige oder Freunde besonders schwierig sein und wird ausführlicher in Kapitel 5 besprochen.

- Der Person dürften die Aktivitäten des täglichen Lebens schwerer fallen. So hat sie vermutlich Probleme mit der Zubereitung ihrer eigenen Mahlzeiten oder Getränke. Die meisten Menschen sind weiterhin in der Lage, ohne Hilfe zu essen und zu trinken, doch ändern sich nicht selten ihre Nahrungsvorlieben – zum Beispiel können sie mit der Zeit süßeres oder scharfes Essen bevorzugen. Sie sind wahrscheinlich noch dazu imstande, sich zu waschen und anzukleiden, kommen dabei aber möglicherweise durcheinander und ziehen Kleidungsstücke in der falschen Reihenfolge an oder vergessen bestimmte Dinge. Häufig beginnen in dieser Phase Schwierigkeiten mit der Benutzung der Toilette, was gelegentliche Missgeschicke zur Folge hat.

- Sofern nicht unabhängig von der Demenzerkrankung physische Gesundheitsprobleme vorliegen, dürfte die Person weiterhin körperlich gesund und aktiv sein. Normalerweise kann sie sich ohne fremde Hilfe fortbewegen, es sei denn, sie muss sich an unbekannten Orten zurechtfinden. Jedoch kann es manchen Menschen, die unter visuellen Wahrnehmungsschwierigkeiten leiden, Probleme bereiten, ihre Umwelt zu erkennen und zu interpretieren. So können der Person beispielsweise durch Muster auf Fußböden, schlechte Beleuchtung, Spiegel oder unscharfe Kontraste zwischen Wänden und Türen Schwierigkeiten beim Herumlaufen entstehen.

Kurzum, die Person weist wahrscheinlich einen zunehmenden Grad der „Verwirrtheit" auf. In Kapitel 1 haben wir diesen Begriff folgendermaßen erklärt: Verwirrtheit besteht, wenn jemand Schwierigkeiten hat, seine Umwelt zu verstehen, wenn er nicht angemessen auf seine Umwelt zu reagieren vermag oder wenn dies beides der Fall ist. Wie in der Zeit, in der sich der Betroffene im Frühstadium der Demenz befindet, helfen uns das Verständnis seiner speziellen Schwierigkeiten und der Versuch, die Welt mit seinen Augen zu sehen – Demenzempathie –, erfolgreicher mit ihm zu interagieren und ihn effektiver zu unterstützen.

4.2 Wo wohnen Menschen mit mittelschwerer Demenz?

In diesem Stadium haben die meisten Betroffenen Mühe, allein zu leben, es sei denn, sie bekommen intensive Unterstützung von Angehörigen, Freunden oder Fachkräften. Wahrscheinlicher ist, dass sie mit einer Hauptpflegeperson zusammenleben, bei der es sich häufig um den Ehegatten, den Partner oder ein erwachsenes Kind handelt. Manche Erkrankte sind vermutlich in der Lage, in Einrichtungen für betreutes Wohnen zu leben, in denen sie vor Ort professionelle Unterstützung erhalten. Einige Familien denken möglicherweise mittlerweile darüber nach, den Betroffenen zur stationären Pflege in einem Heim unterzubringen, oder dieser Wechsel ist bereits erfolgt. Wir werden uns die mit der stationären Pflege zusammenhängenden Fragen in Kapitel 6 ansehen. Fürs Erste wollen wir uns nicht näher damit befassen, wo eine Person mit mittelschwerer Demenz wohnt. Vielmehr wollen wir Aspekte der sozialen und zwischenmenschlichen Unterstützung untersuchen, die Angehörige und Freunde in jeder Umgebung anwenden können. Die Grundsätze, die wir erörtern werden, sind gleichermaßen wertvoll für professionelles Pflegepersonal in Einrichtungen wie Tageszentren, betreuten Wohnanlagen oder Pflegeheimen.

4.3 Wenn Beziehungen sich ändern

Familienangehörige und Freunde werden sich deutlich der Tatsache bewusst werden, dass ihre Beziehung zu der betroffenen Person sich verändert: Mit Fortschreiten der Krankheit ist diese Beziehung immer weniger gleichberechtigt.

> Es fühlt sich so an, als würde mein Mann verschwinden – er sagt zum Beispiel Dinge, die untypisch für ihn sind. Es ist der Verlust eines Menschen: Ich habe das Gefühl, schon vor seinem Tod verwitwet zu sein. Es ist so, als würde man mit jemandem zusammenleben, den man nicht kennt, aber dann gibt es auch wieder Momente, in denen ich an unsere Verbundenheit erinnert werde.

Eine mittelschwere Demenz legt den Menschen, die einen Betroffenen unterstützen, eindeutig eine größere Verantwortung auf, als dies in der Frühphase der Demenz der Fall ist. Gleichzeitig fällt es dem Erkrankten schwerer, auf andere so einzugehen, wie er es früher getan hat. Häufig scheint er weniger am Leben oder an den Sorgen anderer interessiert zu sein und ist weniger dazu imstande, Zuneigung zu zeigen oder zu erwidern. Er wird sich nunmehr merklich verändert haben, und es kann Angehörigen und Freunden größere Schwierigkeiten bereiten, ihn als den zu erkennen, der er einmal gewesen ist. Dies gilt insbesondere im Hinblick auf seine kognitiven Fähigkeiten sowie zum Teil auch auf sein Verhalten und sein Wesen.

> Sie veränderte sich enorm, und das war das Schwierigste, womit ich zurechtkommen musste. Ich konnte keine Entscheidungen mehr mit ihr besprechen. Es begann sich so anzufühlen, als würde man sich um eine Fremde kümmern.

Diese Veränderungen können für Angehörige und Freunde sehr schmerzhaft sein. Viele empfinden ein immenses Gefühl von Verlust – Verlust der Person, die sie einst gekannt haben. Das Fortschreiten der Demenz bedeutet für das nähere Umfeld des Betroffenen „Trauer um einen lebenden Toten", wie es manchmal ausgedrückt wird. Die Versuchung, den Menschen zu meiden, kann bei jenen groß werden, die nicht zu seiner direkten Pflege verpflichtet sind. Nicht selten entfernen sich Freunde zunehmend von der Person, vor allem, wenn sich ihr Verhalten ändert. Für den Demenzkranken selbst kann es schwierig werden, soziale Situationen zu bewältigen, was häufig dazu führt, dass er unglücklich wird oder ihnen aus dem Weg gehen will.

> Langsam verschwanden all unsere Freunde; unser sozialer Kreis schrumpfte. Nur enge Freunde durften noch ins Haus kommen.

> Im Lauf der Zeit hat es sich stark auf unsere sozialen Beziehungen ausgewirkt. Wir haben viele Freunde, die es nicht leicht finden, besonders seit das Verhalten meines Mannes schwieriger geworden ist. Einige Freunde und Nachbarn haben sich allerdings von uns entfernt.

Die Menschen, welche die Rolle der Hauptpflegeperson übernommen haben, spüren die Veränderung in der Art ihrer Beziehung zu dem Betroffenen am stärksten. Ein Ehegatte oder langjähriger Partner, der an eine gleichberechtigte Beziehung gegenseitiger Abhängigkeit gewohnt war, muss sich damit abfinden, dass die an Demenz erkrankte Person nun auf ihn angewiesen ist. Ein erwachsenes Kind, das sich vielleicht sein ganzes Leben lang in gewissem Maße auf die Unterstützung und Hilfe seiner Mutter oder seines Vaters verlassen hat, muss diese Unterstützung und Hilfe nun selbst bieten. Es gibt für Angehörige und Freunde keinen einfachen Weg, mit den Veränderungen in der Beziehung zurechtzukommen, die mit dem Fortschreiten der Demenz einhergehen. In erster Linie muss akzeptiert werden, dass sich die Person verändert hat. Können wir auch nach wie vor Aspekte an ihr erkennen, die uns bekannt sind, und uns an diesen festhalten, müssen wir doch ebenso die Unterschiede akzeptieren, die eine Demenzerkrankung bringen kann.

Gegenseitige Unterstützung bleibt äußerst wichtig, ebenso das Bemühen, eine bestimmte Haltung zu bewahren: das Beste für den Betroffenen zu wollen und ihm zu helfen, ein so erfülltes Leben wie möglich zu führen. Familienangehörige oder Freunde, die für die direkte Pflege zuständig sind, müssen unbedingt sowohl die praktische als auch die emotionale Unterstützung von anderen akzeptieren. Das gilt insbesondere dann, wenn die Bedürfnisse des Demenzkranken zunehmen. Zwar kann die Versuchung groß sein, unermüdlich weiterzumachen und zu versuchen, die Lage allein zu meistern, weil das Bitten um Hilfe nicht unbedingt leichtfällt. Es ist jedoch sehr wichtig, dass man sich um seine eigenen Bedürfnisse kümmert und die Pflege mit anderen teilt.

> Es war hilfreich, jemanden zu haben, der mir sagen konnte: „Das musst du jetzt tun."
>
> Andere sind engere Freunde geworden und bieten an, sich zu meinem Mann zu setzen, und das ist ganz wichtig.

Die wachsenden Schwierigkeiten des Betroffenen bedeuten auch, dass Familienangehörige und Freunde lernen müssen, auf neue Art mit ihm zu interagieren. Das lässt sich grafisch veranschaulichen. Normale Beziehungen können auf diese einfache Art dargestellt werden:

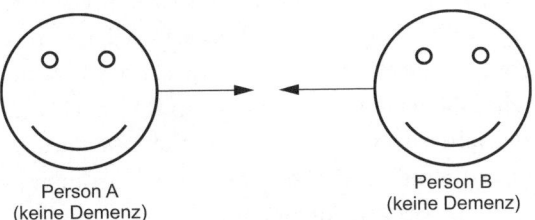

Person A
(keine Demenz)

Person B
(keine Demenz)

Wenn beide Menschen über ähnliche Fähigkeiten verfügen, ist ihre Kommunikation gleichberechtigt und wechselseitig – jeder von ihnen kann auf den anderen zugehen und eine Antwort erwarten. Stellen wir uns nun aber eine Beziehung zwischen Person A und Person C vor, die aufgrund einer mittelschweren Demenz unter Schwierigkeiten leidet:

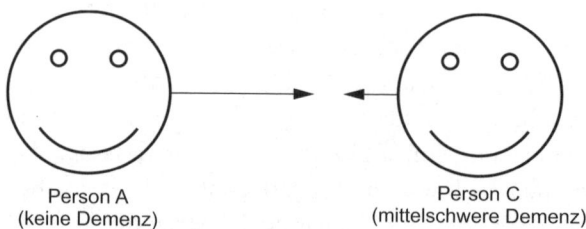

Person A
(keine Demenz)

Person C
(mittelschwere Demenz)

Menschen mit mittelschwerer Demenz können nicht in derselben Weise auf andere zugehen. Das bedeutet, dass Person A eine größere Anstrengung unternehmen muss, um Person C zu erreichen und eine Beziehung mit ihr zu haben. Dies kann sich in der Art widerspiegeln, wie Person A mit Person C interagiert. Der britische Psychologe Tom Kitwood (1997, S. 89) drückt es folgendermaßen aus: „Die Qualität der Interaktion ist wärmer und gefühlvoller als im täglichen Leben."

4.4 Kommunikation und Sprache bei der mittelschweren Demenz

Menschliche Beziehungen werden durch Kommunikation und Sprache zum Ausdruck gebracht. Und die mit der mittelschweren Demenz einhergehenden Veränderungen sind dann am deutlichsten erkennbar, wenn die Fähigkeit des Betroffenen zur effektiven Kommunikation beeinträchtigt ist. Eine wesentliche Aufgabe von Familienangehörigen und Freunden besteht darin, zu verstehen zu lernen, was ein Mensch mit mittelschwerer Demenz zu kommunizieren versucht, und zu wissen, wie sie am besten auf ihn eingehen.

Sprache ist selbstverständlich von zentraler Bedeutung für die Kommunikation, doch ist Kommunikation mehr als nur Sprache. Ein Großteil unserer Kommunikation mit anderen erfolgt nicht verbal, sondern durch unsere Miene, unsere Art und unsere Handlungen. Das gilt umso mehr bei einem Menschen mit mittelschwerer Demenz, dessen verbale Sprachfähigkeiten beeinträchtigt sind. Wie wir in Kapitel 5 sehen werden, dürften viele Verhaltensweisen Demenzkranker, die andere als schwierig empfinden, Ausdruck ihrer Bemühungen sein, nonverbal Bedürfnisse und Wünsche zu kommunizieren, die sie mit Sprache nicht auszudrücken vermögen.

Sprachschwierigkeiten bei der mittelschweren Demenz

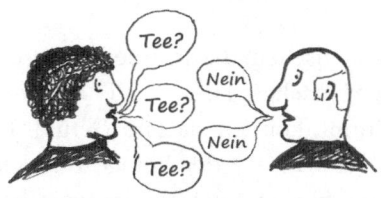

Die Sprach- und Kommunikationsschwierigkeiten einer Person sind größtenteils Ausdruck der umfassenderen Probleme, die mit einer mittelschweren Demenz einhergehen. Weil die Gedächtnisstörungen und der Rückgang der kognitiven Fähigkeiten tief greifender werden, sagt der Betroffene möglicherweise weniger. Seine Mitteilungen enthalten womöglich verworrene Erinnerungen oder er wiederholt sich ständig. Auch kann es sein, dass er abstrakte Ideen nicht mehr versteht und seinen Gesprächspartner mit jemandem verwechselt, vielleicht mit einem in der Vergangenheit wichtigen Familienmitglied. Wachsende Aufmerksamkeitsprobleme erschweren ihm die Konzentration auf das, was andere sagen, und durch die Beeinträchtigung der exekutiven Funktionen kann ihm selbst das Befolgen einfacher Anweisungen Mühe bereiten. Manchmal kann es so aussehen, als würde er mit jemandem sprechen. Dies lässt sich auf visuelle Halluzinationen zurückführen – auf die Tatsache, dass er Menschen oder Dinge sieht, die gar nicht da sind. Nicht selten weist die Person zudem Schwierigkeiten mit der Kommunikation auf, die eine Beschädigung der Sprachareale im Gehirn widerspiegeln. Hierzu gehören zum Beispiel Wortfindungsprobleme. Manche Menschen haben eine besondere, „semantische Demenz" genannte Art der Demenz, bei der die Temporallappen des Gehirns angegriffen werden. Zu den speziellen Problemen, die bei dieser Erkrankung auftreten, gehören Schwierigkeiten mit der Erinnerung an die Bedeutung von Wörtern, Gesichtern und Gegenständen. Die Betroffenen mögen zwar wissen, was sie sagen wollen, können ihre Botschaft aber nicht in eine verständliche Form bringen. Wir bezeichnen das, was sie sagen, normalerweise als „Gefasel" oder „wirres Gerede", aber für die Erkrankten hat es ganz klar eine Bedeutung. Mitunter zeigen sie eine Neigung zur *Perseveration*, das heißt, sie wiederholen immer und immer wieder dasselbe Wort oder denselben Satz, wie eine Schallplatte mit Kratzer, an dem die Nadel hängen bleibt. Zu verstehen, was hinter den Sprachschwierigkeiten eines Betroffenen steckt, ist der erste Schritt auf dem Weg zu der Fähigkeit, erfolgreich mit ihm zu kommunizieren.

Wie man nicht mit einem Menschen mit mittelschwerer Demenz kommuniziert

Beim Kommunizieren mit Menschen, die an einer mittelschweren Demenz erkrankt sind, können wir viele Fehler machen. Diese Fehler sind von Bedeutung, denn wenn der Betroffene sie wahrnimmt, können sie sein Gefühl des Unwohlseins oder der Wertlosigkeit verstärken. Der britische Psychologe Tom Kitwood (1997) stellte Forschungen zu diesem Thema an und identifizierte typische Kommunikationsfehler, die er „maligne Sozialpsychologie" nannte. Zwar führte er seine Untersuchungen an professionellem Pflegepersonal durch, doch erkennen Angehörige und Freunde eines Menschen mit Demenz in den von Kitwood aufgestellten Kategorien möglicherweise einige ihrer eigenen Interaktionsweisen wieder (die folgende Liste ist nicht vollständig):

Infantilisierung	Man behandelt eine Person sehr bevormundend, etwa so, wie ein unsensibler Elternteil mit einem kleinen Kind umgehen würde.
Davonpreschen	Man liefert Informationen, stellt Optionen zur Wahl usw., jedoch in einem so schnellen Tempo, dass die Person sie nicht verstehen kann; sie gerät damit unter Druck, Dinge rascher zu tun, als es ihr möglich ist.
Ignorieren	Man setzt in Anwesenheit einer Person ein Gespräch fort, als wäre Letztere gar nicht da.
Anklagen	Man macht einer Person Handlungen oder unterlassene Handlungen zum Vorwurf, die sich aus ihrer mangelnden Fähigkeit oder ihrer Fehlinterpretation der Situation ergeben.
Spott	Man macht sich über die „komischen" Handlungen oder Bemerkungen der Person lustig; man hänselt, demütigt, macht Witze auf Kosten der Person.
Herabwürdigung	Man erzählt einer Person, sie sei unfähig, nutzlos, wertlos, oder übermittelt ihr auf anderem Wege Botschaften, die ihrem Selbstwertgefühl schaden.

(Kitwood 1997, S. 46)

Wie viele dieser Kommunikationsfehler haben Sie erkannt, und bei wie vielen haben Sie sich, wenn Sie ehrlich sind, bereits selbst ertappt? Von wie vielen haben Sie gehört, dass andere sie gemacht haben? Wir haben an früherer Stelle angemerkt, dass Menschen mit mittelschwerer Demenz noch lange, nachdem sie ihre sprachliche Kommunikationsfähigkeit verloren haben, über das Vermögen verfügen können zu verstehen, was andere ihnen sagen – zumindest auf einem einfachen Niveau. Würde ein Betroffener einen auf diese Weise kommunizierenden Angehörigen oder Freund hören und verstehen, würde ihn dies eindeutig aufregen, auch wenn er diese Aufregung nicht immer würde äußern können.

Einem Menschen mit mittelschwerer Demenz zuhören und auf ihn eingehen

Menschen mit mittelschwerer Demenz wollen reden und interagieren und sollten hierzu von Angehörigen und Freunden ermuntert werden. Soweit ihre Mitteilungen verständlich sind und der Realität entsprechen, können wir genauso auf sie eingehen, wie wir es tun würden, wenn sie nicht an Demenz erkrankt wären. In diesem Stadium der Krankheit kann die Sprache eines Betroffenen jedoch einige der zuvor beschriebenen Beeinträchtigungen aufweisen. Wie sollten wir in diesen Fällen auf ihn eingehen? Wir werden zwei der häufigsten Situationen betrachten, die entstehen können – jene, die durch wirklichkeitsfremde Überzeugungen beziehungsweise durch wirres Reden gekennzeichnet sind.

Auf wirklichkeitsfremde Überzeugungen eingehen

Wie bereits erwähnt, können die Gedächtnisstörungen recht tief greifend sein, und es ist gut möglich, dass die verbliebenen Erinnerungen des Erkrankten verworren sind oder dass er seine Erinnerungen an die Vergangenheit mit der Gegenwart durcheinanderbringt. Dies kann dazu führen, dass er davon überzeugt ist, bestimmte Dinge seien wahr, die nicht mehr zutreffen. Eine sehr verbreitete Überzeugung ist die, dass eine wichtige Person der Vergangenheit, wie etwa ein Elternteil, weiterhin am Leben ist. Wie sollten wir reagieren, wenn ein Mensch mit mittelschwerer Demenz sagt: „Meine Mutter kommt mich heute besuchen"? Es gibt drei Möglichkeiten, wie wir darauf eingehen können.

1. Realitätsorientierung: Natürlich könnten wir die Person verbessern und ihr sagen, dass ihre Mutter nicht kommen wird, weil sie vor vielen Jahren verstorben ist. Einige würden diese Art der Antwort als „Realitätsorientierung" bezeichnen und erklären, es sei angemessen, Menschen mit Demenz zu helfen, so weit wie möglich den Kontakt zur aktuellen Wirklichkeit zu behalten. Das mag in manchen Fällen stimmen; denken Sie jedoch einmal darüber nach, welche Auswirkung diese Nachricht auf denjenigen hat, der sie erhält. Es wird ihn zumindest bestürzen zu erfahren, dass seine Mutter tot ist. Die Erkenntnis, dass er solch ein zentrales Ereignis vergessen hat, wird ihn zudem daran erinnern, dass er an einer kognitiven Beeinträchtigung leidet. Und wenn ihm die Nachricht auf barsche oder kritische Weise übermittelt wird, fühlt er sich erniedrigt und herabgesetzt.

Bedenken Sie auch, dass die Person rasch wieder vergisst, was ihr erzählt wurde, und später möglicherweise erneut sagt, ihre Mutter käme zu Besuch. Wenn die Menschen in ihrem Umfeld sie dann wieder verbessern, empfindet sie ein weiteres Mal das sich daraus ergebende Gefühl der Bestürzung und des Unbehagens. Manche vergleichen diese Situation mit dem wiederholten Erleben eines Todesfalls.

2. Notlügen: Möglicherweise sind wir der Meinung, dass die Bestürzung, die diese Art der Antwort auslösen würde, grausam für die Person ist, und wollen lieber nicht versuchen, sie mit der ziemlich harten Wirklichkeit vertraut zu machen. Wie aber sollten wir, wenn wir auf die Realitätsorientierung verzichten, stattdessen reagieren? Eine Alternative wäre die, dass wir uns der Überzeugung der Person anschließen und sie faktisch anlügen: „Oh, das ist gut, ich freue mich, dass sie kommt. Du wirst sicher eine schöne Zeit mir ihr verbringen, nicht wahr?"

Wir haben bereits die Frage aufgeworfen, ob man sich bei demenzkranken Menschen der Täuschung bedienen sollte. Wir haben gesagt, dass manche Menschen „Notlügen" unter bestimmten Umständen als vertretbar erachten, wenn sie zur Lösung schwieriger Situationen beitragen. Ein Beispiel hierfür wäre, dass man eine Person vom Autofahren abhält, wenn sie hierzu nicht mehr gefahrlos in der Lage ist. Ist eine Notlüge, die auf die wirklichkeitsfremde Überzeugung der Person abgestimmt ist, in diesem Fall eine hilfreiche Reaktion?

Ein Problem mit dieser Art der Täuschung ist, dass es für Angehörige und Freunde schwierig ist, zur Wahrheit zurückzufinden, wenn sie sich einmal auf sie eingelassen haben. Sie würden das Lügenmärchen jedes Mal aufrechterhalten müssen, wenn die Person ihre Mutter zur Sprache bringt. Wird sie dann ungeduldig oder unglücklich, weil ihre Mutter immer noch nicht gekommen ist, bräuchten sie zur Lösung der Situation eine weitere Notlüge: „Oh, sie hat angerufen, um zu sagen, dass ihr Zug ausgefallen ist und sie stattdessen morgen kommt." Dies kann die Person noch unglücklicher machen und hinterlässt auch bei den Angehörigen und Freunden schlechte Gefühle.

Aber ist die Notlüge auf der anderen Seite etwas Schlechtes, wenn sie von der Person akzeptiert wird und dafür sorgt, dass sie sich besser fühlt? Wir haben in Kapitel 3 angemerkt, dass Notlügen häufig zu unseren alltäglichen Beziehungen gehören. Derartige Interaktionen dienen uns als schnelles und einfaches Mittel, um auf manche potenziell heiklen Situationen zu reagieren.

3. Validation: Eine dritte Möglichkeit, wie wir auf die wirklichkeitsfremden Überzeugungen einer Person eingehen könnten, wird „Validation" genannt (vom englischen *to validate* = für gültig erklären). Bei einer derartigen Antwort schließen wir uns der Überzeugung der Person nicht entweder an oder nicht an, sondern versuchen, auf der Ebene der dieser Überzeugung zugrunde liegenden Gefühle auf sie einzugehen. Ein Beispiel für eine validierende Antwort wäre in unserem Fall: „Deine Mutter ist ein wunderbarer Mensch, nicht wahr? Du hast sie immer sehr geliebt."

So eine Erwiderung ermöglicht es der Person, über ihre Gefühle für den Menschen aus der Vergangenheit zu sprechen, und lenkt sie gleichzeitig hoffentlich von ihrer wirklichkeitsfremden Überzeugung in der Gegenwart ab. Auf diese Weise wird ihr Wohlbefinden bewahrt, und Angehörige und Freunde können positiv mit ihr interagieren.

Es gibt keine festen Regeln für das Eingehen auf wirklichkeitsfremde Überzeugungen – jeder der beschriebenen Ansätze kann in unterschiedlichen Situationen angemessen sein. Eine Reihe von Kommunikationsfähigkeiten zu besitzen, die für den Umgang mit Menschen mit mittelschwerer Demenz geeignet sind, hilft Angehörigen und Freunden, eine enge Beziehung zu dem Betroffenen aufrechtzuerhalten.

Auf wirres Reden eingehen

Eine andere Kommunikationsschwierigkeit, der sich Menschen mit mittelschwerer Demenz häufig gegenübersehen, ist die Unfähigkeit, das, was sie sagen wollen, verständlich auszudrücken. Ihre Sprache macht dann auf andere einen wirren Eindruck.

> Einmal versuchte meine Mutter, mir etwas zu erzählen, aber es war weg, und sie ließ ihren Kopf hängen und begann zu weinen. Und ich erinnere mich daran, wie ich ihre Hand ergriff und sagte: „Ist in Ordnung." Sie sagte, das, was sie sagen wollte, sei „da", dann aber würde es „verschwinden". Dieses Bewusstsein hatte sie noch – es brachte sie so sehr aus der Fassung. Wenn sie es nicht schaffte, die Worte richtig herauszubringen, sagte ich immer wieder: „Mach dir nichts draus, Mutti, es spielt keine Rolle", aber für sie spielte es eindeutig eine Rolle.

Schauen wir uns ein Beispiel an: Angenommen, Robert bekommt Besuch von seiner Tochter und seinem kleinen Enkelsohn. Er streckt die Hand aus, ergreift die Hand des Jungen und sagt mit einem Lächeln auf dem Gesicht: „Na also, das wird mal ein guter, äh … wie sagt man, also, eines Tages wird das mal ein … Dingsbums … hier oben wie … wirst du doch, oder …" Wie können wir Robert helfen, sich verständlich zu machen?

Wir könnten Robert auffordern, seine Botschaft noch einmal zu wiederholen. Möglicherweise wäre er in der Lage, sich beim zweiten Anlauf klarer auszudrücken. Vielleicht jedoch würde ihm ein weiterer Versuch, sich zu artikulieren, sogar noch mehr Schwierigkeiten bereiten, und vielleicht vergisst er auch, was er eigentlich sagen wollte. Dies würde womöglich Verstörung zur Folge haben und die Kommunikation zum Erliegen bringen. Eine alternative Strategie, von der Roberts Tochter Gebrauch machen könnte, bestünde darin, den grundlegenden Sinn seiner Botschaft zu finden. Unter Anwendung einer Form der Validation könnte sie dann auf die Gefühle eingehen, die Robert auszudrücken versucht. Hinweise auf dieses Gefühl ergeben sich aus der

Interpretation dessen, was Robert sagt, sowie aus der Art, wie er dies sagt – wirkt er beim Sprechen glücklich, traurig oder ärgerlich?

In diesem Fall können wir aus seinem Lächeln darauf schließen, dass Robert versucht, etwas Fröhliches oder Lustiges zu sagen. Dass er die Hand seines Enkelsohns hält, deutet darauf hin, dass es in seiner Botschaft um den Jungen geht. Hinweise auf diese Botschaft lassen sich in den Worten finden, die er hervorgebracht hat: „Eines Tages … hier oben … wirst du doch …“ Möglicherweise versucht Robert so etwas zu sagen wie: „Eines Tages wirst du mal ein großer, strammer Bursche sein, nicht wahr?“

Wenn Roberts Tochter derartige Hinweise wahrzunehmen vermag, kann sie eine Antwort formulieren, die den Sinn seiner Worte zum Ausdruck bringt: „Er wird bald ein großer Junge sein, was, Papa?“ Auf diese Weise werden Roberts Gefühle anerkannt, auch wenn das, was er sagen wollte, im Ganzen nicht vollständig verstanden wurde.

Der Fall von Robert, den wir hier betrachtet haben, ist ein Beispiel für die Kommunikationstechnik des *Spiegelns*. Das heißt in diesem Zusammenhang, dass der grundsätzliche Sinn der Mitteilung einer Person erkannt und an diese zurückgespiegelt wird. Die Expertin für Kindeserziehung Penelope Leach (2001) fand heraus, dass wir die Technik des Spiegelns instinktiv beim Umgang mit Babys und Kleinkindern anwenden: Wenn ein Kind entzückt „Wauwau!“ sagt, erwidern wir automatisch: „Ja, da ist ein Hund, stimmt.“ Werden unsere Kinder älter, geben wir das Spiegeln als Möglichkeit der Interaktion laut Leach allerdings häufig auf, und im Umgang mit Erwachsenen nutzen wir es nur selten. Jedoch handelt es sich beim Spiegeln um eine sehr wirkungsvolle Kommunikationsmethode, die vielen Therapieansätzen als Grundlage dient. Den Sinn dessen zu hören, was wir gesagt haben, gibt uns ein gutes Gefühl, da wir sehen können, dass unser Gegenüber ausreichend gut zugehört hat, um die Botschaft wiederholen zu können. Wir wissen aus verlässlicher Quelle, dass die britische Königin Elizabeth II. bei Begegnungen mit ihren Untertanen ausgiebig Gebrauch von der Methode des Spiegelns macht, um Interesse am Leben dieser Menschen zu demonstrieren!

Untersuchungen haben gezeigt, dass das Spiegeln beim Interagieren mit Menschen mit mittelschwerer Demenz eine sehr nützliche Kommunikationstechnik darstellen kann. Das Wiederholen ihrer Botschaften vermittelt ihnen ein Gefühl der Anerkennung und Validation. Häufig erfolgt das Spiegeln am besten auf einem einfachen Niveau, wie zum Beispiel folgendermaßen:

ROBERT: „Großartiger – äh – Dings – Tag (er zeigt allgemein nach draußen).“
TOCHTER: „Es ist ein wunderschöner Tag da draußen, nicht wahr?“
TOCHTER: „Genießt du deinen Tee, Papa?“
ROBERT: „Sehr lecker. Ein hmmmmm … Geschmack (er schmatzt mit den Lippen) … ja.“

TOCHTER: „Er schmeckt gut, stimmt's? Das ist schön."

Manche Leser mögen sich fragen, warum wir beim Umgang mit Menschen mit mittelschwerer Demenz für eine Kommunikationstechnik plädieren, die wir normalerweise bei sehr kleinen Kindern anwenden. Erniedrigen wir die Person damit nicht? Wir wurden zuvor von Tom Kitwood (1997) darauf hingewiesen, dass Infantilisierung ein Beispiel für maligne Sozialpsychologie ist und vermieden werden sollte. Wir würden jedoch argumentieren, dass wir demenzkranke Menschen nicht wie Kinder behandeln, wenn wir Methoden wie das Spiegeln anwenden; wir übernehmen einfach eine Kommunikationstechnik aus einer anderen Situation und wenden sie auf unsere an. Das Spiegeln ist eine übertragbare Fähigkeit, die viele von uns sich als Eltern angeeignet haben und die uns helfen kann, besser mit Menschen mit mittelschwerer Demenz zu interagieren.

Einem Menschen mit mittelschwerer Demenz etwas mitteilen

Häufig wollen Familienangehörige und Freunde der Person, die sie unterstützen, etwas mitteilen. Sie wollen ihr etwas erzählen, sie etwas fragen und ihr mitunter Anweisungen geben, die ihr beim Ausführen von Aufgaben und Aktivitäten helfen. Wie können wir sicherstellen, dass unsere Botschaften den Erkrankten erreichen? Wir müssen die Grundsätze der Demenzempathie anwenden, um unsere Chancen darauf zu erhöhen, dass er unsere Botschaften versteht und angemessen auf sie reagiert. Das heißt, wir müssen uns daran erinnern, dass die Schwierigkeiten des Betroffenen sich auf seine Aufmerksamkeit, sein Gedächtnis und seine exekutiven Funktionen auswirken. Und wir müssen versuchen, unseren Mitteilungen eine Form zu geben, die diese Schwierigkeiten ausgleicht.

Nehmen wir einmal an, Paul, ein Freund von Robert, ist diesen besuchen gekommen. Es gibt einige wesentliche Grundsätze, die Paul anwenden kann, damit sein Gespräch mit Robert erfolgreich und für beide Seiten angenehm verläuft.

- Die Umgebung, in der das Gespräch stattfindet, sollte Robert helfen, aufmerksam zu sein und sich zu konzentrieren. Das Licht sollte hell sein, aber nicht grell oder blendend, und es sollte möglichst wenige äußere Geräusche oder Ablenkungen geben – denken Sie daran, dass es demenzkranken Menschen besonders schwerfällt, sich gezielt mit etwas zu befassen, wenn um sie herum zu viele Dinge passieren.
- Paul muss dafür sorgen, dass Robert ihm seine Aufmerksamkeit schenkt. Das heißt, Paul muss langsam von vorne auf Robert zugehen, um ihm Zeit zum Fokussieren zu geben. Falls Robert sitzt und Pauls Kommen nicht bemerkt zu haben scheint, könnte Paul vor Roberts Stuhl in die Hocke gehen, sodass Robert auf ihn hinunter-

schauen kann – Untersuchungen deuten darauf hin, dass es Menschen mit Demenz unter solchen Bedingungen leichter fällt, aufmerksam zu sein.

■ Paul sollte nicht davon ausgehen, dass Robert weiß, wer er ist. Das gilt selbst dann, wenn Robert ihn zu erkennen scheint. Wie wir bereits angedeutet haben, bewahren Demenzkranke häufig oberflächliche soziale Fähigkeiten und können diese auch dann einsetzen, wenn sie eine Situation nicht in vollem Umfang verstehen. Es wäre für Robert hilfreich, wenn Paul sich vorstellen und den Zweck seines Besuchs nennen würde: „Hallo, Robert, ich bin's, Paul, wir sind früher zusammen Fußballspielen gegangen. Ich bin gekommen, um ein bisschen mit dir zu plaudern und zu sehen, wie es dir geht." Dies hilft Robert, erfolgreicher am Gespräch teilzunehmen.

■ Paul sollte mit deutlicher, aber nicht zu lauter Stimme sprechen. Er sollte das Gespräch einfach und konkret halten. Er sollte die Technik des Spiegelns anwenden, um Roberts Beiträge zum Gespräch anzuerkennen. Wenn Roberts Reaktionen auf das, was er sagt, wirklichkeitsfremde Überzeugungen oder „wirres" Reden beinhalten, sollte Paul die oben besprochenen validierenden Antworten ausprobieren.

Einem Menschen mit Demenz Fragen stellen

Manche meinen, einem Menschen mit mittelschwerer Demenz sollten keine Fragen gestellt werden, da es ihm Schwierigkeiten bereiten könnte, eine passende Antwort zu finden, und er dadurch unglücklich werden könnte. So weit würden wir nicht gehen. Forschungsergebnisse deuten darauf hin, dass Menschen mit mittelschwerer Demenz durchaus Fragen beantworten und ihre Ansicht zu einer Reihe von Themen äußern können. Es ist wichtig, dass ihnen weitestgehend ermöglicht wird, über Aspekte ihres Lebens zu entscheiden. Und damit sie eine Wahl treffen können, ist es normalerweise notwendig, ihnen Fragen zu stellen.

Gleichzeitig müssen die Fragen so gestellt werden, dass Menschen mit mittelschwerer Demenz darauf antworten können. Wie zuvor bereits angedeutet, lassen sich die kognitiven Fähigkeiten eines Erkrankten sehr leicht überschätzen. Etwas anderes als die einfachste Frage wäre tatsächlich zu schwierig für ihn. Nach Aspekten seiner Vergangenheit zu fragen dürfte kaum mehr erbringen als eine flüchtige Erwiderung. Fragen sollten im Hier und Jetzt angesiedelt und so formuliert sein, dass der Betroffene die vorliegenden Informationen nutzen kann, um eine Antwort zu geben. Selbst eine Frage wie: „Was möchtest du trinken?" oder „Welches Kleid möchtest du heute anziehen?" kann zu schwer sein, da sich die Person vielleicht nicht an die Palette möglicher Optionen erinnert. Ein realistischer Weg, ihr das Treffen von Entscheidungen zu ermöglichen, ist das Formulieren derartiger Fragen auf folgende Weise: „Möchtest du

Tee oder Kaffee?" oder „Möchtest du dieses Kleid anziehen oder dieses hier?" (wobei man der Person die Kleider zeigt).

Kommunikationsfähigkeiten für das Fördern von Selbstständigkeit und Aktivität

Menschen mit mittelschwerer Demenz können sich bei der Ausführung bestimmter alltäglicher Verrichtungen, wie dem Waschen, Anziehen, Aufsuchen der Toilette, Essen und Trinken, eine gewisse Selbstständigkeit bewahren, brauchen hierfür jedoch möglicherweise Hilfe und Führung. In ähnlicher Weise können sie, wie wir an späterer Stelle besprechen werden, an Aktivitäten teilnehmen, benötigen aber auch hierfür gegebenenfalls Unterstützung und Leitung. Welche Kommunikationsfähigkeiten brauchen Familienangehörige und Freunde, um Menschen mit mittelschwerer Demenz beim Selbstständig- und Aktivsein zu helfen? Allgemein formuliert, müssen wir den Betroffenen Anweisungen und Führung geben. Es folgt eine Auflistung einiger wesentlicher Grundsätze, die hierbei nützlich sein können:

- Beginnen Sie damit, dass Sie die betroffene Person auf die Aufgabe oder Aktivität hinlenken, selbst wenn es eine ist, die sie mehrmals am Tag ausführt: „Es ist acht Uhr, Mutter, ich werde dir jetzt beim Anziehen helfen." Es kann sein, dass Sie sie während des Ausführens der Aktivität erneut hin und wieder auf diese hinlenken müssen.

- Denken Sie daran, dass die Person wahrscheinlich nicht in der Lage ist, abstrakte Ideen zu verstehen. Möglicherweise begreift sie nicht einmal, wovon Sie sprechen, wenn Sie vertraute Gegenstände nennen, die sich nicht in ihrem Blickfeld befinden. Ergänzen Sie Ihre verbalen Anweisungen durch das Zeigen des Kleids, in das Sie ihr helfen werden, oder der Tasse, in die Sie ihr Getränk einschenken werden. Die Person erinnert sich unter Umständen nicht daran, wo die Küche ist; wenn Sie sie dorthin bringen, kann es hilfreich sein, den Weg in Etappen zu unterteilen: „Wir gehen jetzt durch diese Tür hier in den Flur" (auf die Tür zeigend); „Wir biegen jetzt gerade in dieses Zimmer hier ab" (erneut den Weg weisend).

- Das Untergliedern einer Aufgabe in ihre Bestandteile und langsame Durchsprechen der verschiedenen Etappen trägt zur Überwindung von Schwierigkeiten mit den exekutiven Funktionen bei. Ein kontinuierliches Übermitteln von Anweisungen hilft der Person, aufmerksam und orientiert zu bleiben.

- Manchmal versteht eine Person anfangs selbst einfache Anweisungen nicht oder reagiert zunächst nicht. Dann kann es leicht geschehen, dass Angehörige oder Freunde frustriert oder sogar böse auf sie werden. Dies gilt es zu vermeiden, da Demenzkranke die Frustration wahrnehmen und dadurch noch verängstigter und unruhiger werden. Eine gute Vorgehensweise in dieser Situation bestünde darin, die Anweisung ruhig zu wiederholen, vielleicht mit leicht abgewandelten Worten. Reagiert die Person weiterhin nicht, warten Sie eine oder zwei Sekunden und wiederholen Ihre Botschaft erneut. Es können ein paar Versuche nötig sein, über kurz oder lang aber wird sie sie normalerweise verstehen.

Genau wie Beziehungen wird auch das menschliche Handeln durch Kommunikation und Sprache bestimmt. Indem Angehörige und Freunde einfache Grundsätze wie die oben beschriebenen anwenden, können sie Betroffenen beim Bewahren von größtmöglicher Entscheidungsfähigkeit und Selbstständigkeit und beim Ausführen befriedigender Tätigkeiten helfen. Wir werden nun zu einer Betrachtung des Spektrums an sozialen Aktivitäten und Freizeitbeschäftigungen übergehen, an denen eine Person mit mittelschwerer Demenz mithilfe von Familienangehörigen und Freunden teilnehmen kann.

4.5 Soziale Aktivitäten und Freizeitbeschäftigungen für Menschen mit mittelschwerer Demenz

In Kapitel 3 haben wir überlegt, wie sich Menschen mit leichter Demenz beim Aktivbleiben helfen lässt. Wir haben darauf hingewiesen, dass viele an leichter Demenz erkrankte Menschen mithilfe anderer einige oder sämtliche Aktivitäten beibehalten können, an denen sie vor Einsetzen der Demenz ihre Freude hatten. Nähert ein Betroffener sich dem mittleren Stadium der Demenz, beeinträchtigen seine zunehmenden kognitiven Schwierigkeiten jedoch seine Fähigkeit, den gewohnten Tätigkeiten nachzugehen.

> Nachdem er in der Tagespflege etwas gemalt hatte, kam er nach Hause und zerriss sein Bild und warf es in den Abfalleimer. Er hatte Probleme mit dem visuell-räumlichen Denken; die obere linke Seite war komplett leer, das Bild füllte also nur die gesamte rechte Seite und den unteren Rand des Blatts. Er wusste, dass es nichts taugte, und kam schlechter gelaunt nach Hause, als er weggegangen war.

Manche Aktivitäten werden aufgegeben werden müssen; bei anderen werden Anpassungen erforderlich sein, damit ein Mensch mit mittelschwerer Demenz an ihnen teilnehmen kann. Es ist auch möglich, dass der Betroffene besser auf Tätigkeiten anspricht, denen er bisher nicht nachgegangen ist. Die Rolle von Angehörigen und Freunden (sowie von Fachkräften) gewinnt bei dem Bemühen, dem Betroffenen beim Aktivbleiben zu helfen, an Bedeutung.

Wenn wir im Unterricht Krankenpflegeschülern etwas über Aktivitäten für Menschen mit mittelschwerer Demenz beibringen, spielen wir manchmal ein kleines Spiel mit ihnen. Wir gehen im Raum umher und bitten jeden Lernenden, sich eine Aktivität auszudenken, die ein Betroffener mithilfe anderer ausführen könnte. Die Schwierigkeit liegt darin, dass die Schüler bei diesem Spiel das Alphabet durchgehen müssen, das heißt, sie müssen sich reihum eine Aktivität einfallen lassen, die mit dem jeweils nächsten Buchstaben des Alphabets beginnt. Das Folgende ist eine auf diese Art entstandene Liste:

- Ausflüge machen
- Bowlen gehen
- Im Chor singen
- Domino spielen
- Eier anmalen
- Einen alten Film anschauen
- Gartenarbeit
- Bei der Hausarbeit helfen
- Eine Illustrierte lesen
- Johannisbeermarmelade kochen
- In die Kirche gehen
- Sachen aus Lego bauen
- Musik hören
- Nadelarbeit
- Origami
- Groß-Puzzles
- Quilten
- Radio hören
- Stricken
- Kontakt mit Tieren
- In der Umgebung spazieren gehen (gut, hier wurde ein bisschen gemogelt!)
- Blumen in einer Vase anordnen (noch mal gemogelt!)
- In ein Wirtshaus gehen
- Xylophon spielen
- Yoga
- Zoobesuch

Probieren Sie unser Spiel selbst aus – aller Wahrscheinlichkeit nach wird Ihnen eine vollkommen andere Liste einfallen! Der springende Punkt ist, dass das Spektrum an Aktivitäten, die sich mit Menschen mit einer mittelschweren Demenz durchführen lassen, sehr breit ist. Familienangehörige und Freunde brauchen jedoch Fantasie und Geschick, um den Betroffenen zu helfen, durch die Teilnahme an Aktivitäten Zufriedenheit und Wohlbefinden zu erlangen. Wir müssen zudem darauf achten, dass die

Tätigkeiten der besonderen Situation jeder einzelnen Person entsprechen und ihre sich verändernden Fähigkeiten berücksichtigen.

Schauen Sie sich unsere Liste oben noch einmal sorgfältig an. Sie umfasst mehrere Arten von Aktivitäten. Viele davon können zu Hause (oder in einer stationären Pflegeeinrichtung) ausgeführt werden, andere sind damit verbunden, dass man hinausgeht. Manche Beschäftigungen können als altersspezifisch betrachtet werden – es sind Aktivitäten, an denen ältere, nicht an Demenz erkrankte Menschen teilnehmen könnten. Andere erscheinen auf den ersten Blick für ältere Menschen nicht so geeignet zu sein (wie das Bauen mit Lego). Einige könnten von einer Person allein verrichtet werden, an vielen aber müssten sich noch andere Menschen beteiligen. Mehrere müssten zudem möglicherweise vereinfacht werden, damit eine von mittelschwerer Demenz betroffene Person an ihnen teilnehmen kann. Und schließlich sind manche Aktivitäten, wie etwa die Hausarbeit, nicht wirklich sozial- oder freizeitorientiert. Vielmehr handelt es sich um Tätigkeiten, die der Betroffene in der Vergangenheit wahrscheinlich auszuführen gewohnt war und aus denen er immer noch Befriedigung ziehen kann, weil sie bedeuten, dass er anderen hilft. Wir werden unsere lange Liste von Aktivitäten in großen Gruppen zusammenfassen und uns der Reihe nach jede Gruppe ansehen:

- Ausgehen: Aktivitäten, bei denen eine Person (mithilfe anderer) unterwegs ist und außerhalb ihres Zuhauses verschiedene Dinge tut.
- Mithelfen: Aktivitäten, bei denen eine Person etwas für andere erledigt oder bei Arbeiten rund ums Haus hilft.
- Bewegung: Aktivitäten, die, wie der Name schon sagt, auf körperliche Bewegung zielen.
- Aktivitäten des täglichen Lebens: Diese Gruppe umfasst sämtliche mit der Befriedigung der eigenen Grundbedürfnisse zusammenhängenden Aspekte, wie etwa das Waschen, Ankleiden, Essen und Trinken.
- Bilder und Töne: Fernsehen, Filme oder Videos anschauen, Musik oder Radio hören.
- Freizeit: Hobbys, Interessen und Spielen nachgehen; Haustiere und andere Tiere.

Ausgehen

In Kapitel 3 haben wir Angehörige und Freunde dazu ermuntert, einem Menschen mit leichter Demenz beim Ausgehen und Pflegen eines geselligen Umgangs mit anderen zu helfen. Dies wird sich möglicherweise schwieriger gestalten, wenn der Erkrankte auf das mittlere Stadium der Demenz zugeht. Seine Sprachfähigkeiten sind beeinträchtigt, und nicht selten haben auch andere Aspekte seiner sozialen Fähigkeiten Schaden genommen. Dies führt gegebenenfalls zu peinlichen Situationen. Dem

Betroffenen kann das Bewusstsein dafür fehlen, wo er sich befindet oder wo er hingeht, und er braucht wahrscheinlich viel Hilfe, um nicht in Gefahr zu geraten. Nicht selten hat er Schwierigkeiten, die Toilette zu benutzen (siehe Kapitel 5). Auch sind sein Gedächtnis und seine Aufmerksamkeit unter Umständen so sehr in Mitleidenschaft gezogen, dass er sich nur für kurze Zeit zu konzentrieren vermag. Angesichts all dieser Herausforderungen können Angehörige, Freunde und professionelle Pflegekräfte es als „zu schwer" empfinden, einen Menschen mit mittelschwerer Demenz aus seiner gewohnten Lebensumgebung zu holen. Es wäre jedoch schade, wenn diese Sichtweise sich durchsetzen würde. „Ausflüge" sind für Menschen mit mittelschwerer Demenz genauso gut wie für uns alle. Familienangehörige und Freunde sollten sich allerdings an zwei zentrale Grundsätze erinnern, wenn sie einen Betroffenen ausführen:

- Nicht zu hohe Ziele stecken. Kurze, einfache Ausflüge haben die besten Aussichten auf Erfolg. Die Gedächtnis- und Aufmerksamkeitsschwierigkeiten der Person bringen es mit sich, dass sie nicht in der Lage sein dürfte, lange oder in intellektueller Hinsicht komplexe Touren zu genießen. Auch dürfte sie leicht ermüden. Hat jemand beispielsweise immer Freude am Besuch von Museen und Sportveranstaltungen gehabt, kann es im mittleren Stadium der Demenz erforderlich werden, die Ausflüge anzupassen und auf kürzere Besuche zu beschränken. Wahrscheinlich weiß ein Mensch mit mittelschwerer Demenz einen kleinen Spaziergang, das Aufsuchen eines öffentlichen Parks, eine kurze Teilnahme an einem Gottesdienst oder eine Stippvisite in einer Kneipe oder einem Café eher zu schätzen. Das gilt insbesondere dann, wenn seine Begleitung ihm beim Genießen des Ausflugs hilft, indem sie ihn in Gespräche verwickelt und auf interessante Aspekte in der Umgebung hinweist.
- Vorbereitet sein. Den Ausflug im Voraus zu planen trägt ebenso zu seinem Erfolg bei wie das Mitnehmen von Utensilien, welche die Person möglicherweise – vor allem im Hinblick auf ihre Ausscheidungsbedürfnisse – brauchen wird. Ebenfalls wichtig ist es, sämtliche Schwierigkeiten vorauszusehen, die ihr Verhalten anderen Menschen bereiten kann (siehe Kapitel 5). Solange andere nicht belästigt werden, sollten Angehörige und Freunde sich jedoch nicht durch die Möglichkeit abschrecken lassen, dass die Person nicht immer „den Schein wahrt".

Mithelfen

Viele an Demenz erkrankte Menschen werden in der Vergangenheit einen großen Teil ihrer Zeit damit verbracht (und Befriedigung und Freude daraus gewonnen) haben, Arbeiten rund um das Haus zu erledigen – etwa zu kochen, sauber zu machen, im Garten tätig zu sein, Reparaturen und Instandhaltungsarbeiten auszuführen oder Dinge für andere zu tun. Wenn sie das mittlere Stadium der Demenz erreichen, haben sie nicht selten die Fähigkeit verloren, Essen zu kochen, ein Zimmer zu renovieren oder ihren Garten in tadellosem Zustand zu halten. Einige werden auch das Interesse an derartigen Tätigkeiten verlieren, andere aber werden weiterhin mithelfen wollen. Angehörige und Freunde sollten nach Wegen suchen, sie hierin zu unterstützen.

Damit dies gelingt, müssen wir auf geschickte und einfühlsame Weise Demenzempathie anwenden und Beschäftigungen für die Person finden, die im Rahmen ihrer Möglichkeiten liegen. Dies kann damit verbunden sein, dass wir etwas ausprobieren und möglicherweise wieder verwerfen. Menschen mit mittelschwerer Demenz lassen sich besser auf Aktivitäten ein, die sie verstehen und auf die sie sich einstellen können. Das sind häufig einfache und unkomplizierte Tätigkeiten. So könnte eine Person, die gerne kocht, beispielsweise in der Lage sein, beim Gemüseschneiden zu helfen oder einen mit Zuckerguss überzogenen Kuchen mit Bonbons zu dekorieren. Jemand, der Freude an der Hausarbeit hatte, könnte beim Staubwischen oder Abwaschen helfen, und ein begeisterter Gärtner hat vielleicht Freude am Auspflücken welker Blüten oder am Blumengießen. Häufig benötigt der Erkrankte selbst bei solch einfachen Aufgaben Hilfe und Beaufsichtigung, und Angehörige und Freunde sollten keine perfekten Ergebnisse erwarten – die Aktivität an sich ist wichtiger als das Endprodukt.

Mein Vater übernahm mit der Zeit das Kochen, aber er setzte meine Mutter immer an den Küchentisch und ließ sie etwas tun, damit sie das Gefühl hatte, die Sache in der Hand zu haben.

Ich glaube, es ist wichtig, dass mein Mann immer noch spürt, dass er seinen Anteil an unserer Alltagsroutine hat. Zum Bespiel steht er immer vor mir auf und deckt den Tisch. Er bekommt es nicht immer richtig hin, aber ich lasse es ihn trotzdem tun.

Bewegung

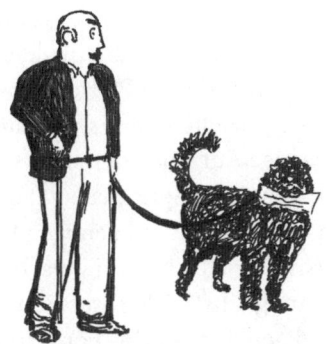

Wir haben zuvor bereits auf die Bedeutung hingewiesen, die körperliche Bewegung für Menschen mit Demenz hat. Bewegung ist gut für die physische Gesundheit; sie kann das Fortschreiten der Erkrankung verlangsamen und mildert Rastlosigkeit und Schlafstörungen. Falls der Betroffene es gewohnt war, sich zu bewegen, dürfte er dies auch weiterhin tun wollen. Aber selbst wenn er körperliche Betätigung in der Vergangenheit nicht geschätzt hat, ermuntern die bereits beschriebenen Vorteile Familienangehörige und Freunde möglicherweise dazu, ihm zu helfen, sich Bewegung zu verschaffen.

Spazierengehen ist vielleicht die beste Form der Bewegung für einen älteren Menschen mit mittelschwerer Demenz. Selbst ein kurzer Spaziergang durch die Wohngegend hat, wenn regelmäßig ausgeführt, positive Auswirkung auf die Person. Manche Demenzkranke scheinen ein erhebliches Bedürfnis nach Bewegung in Form von Herumlaufen zu haben – manchmal bezeichnen wir dies als „zielloses Umherwandern" (wir werden in Kapitel 5 darauf zurückkommen) und sehen es als ein Problem an, doch lässt sich dieser Drang positiv kanalisieren. Andere Formen der Bewegung sind ebenfalls möglich, wie etwa das Schwimmen in einer Badeanstalt.

Zu Hause bieten sich weitere Gelegenheiten zu körperlicher Aktivität, wobei sowohl die kognitiven als auch die physischen Fähigkeiten der Person berücksichtigt werden müssen. Möglicherweise findet sie an einfachen aeroben Übungen oder an Yoga Gefallen oder verbringt gerne Zeit auf einem Gymnastikball. Ballspiele und einfache Wurf- und Fangspiele werden im Rahmen ihrer Möglichkeiten liegen und können überraschend amüsant sein!

Aktivitäten des täglichen Lebens

Ein an mittelschwerer Demenz erkrankter Mensch braucht wahrscheinlich Hilfe bei alltäglichen Verrichtungen wie dem Waschen und Baden, dem Ankleiden und dem Essen und Trinken. Nicht selten betrachten die Pflegenden – sowohl Familienangehörige als auch professionelle, in der häuslichen oder stationären Pflege tätige Kräfte – das Leisten dieser Hilfe als eine lästige Aufgabe oder als eine Arbeit, die es so schnell und effizient wie möglich zu erledigen gilt. Häufig bedeutet dies, dass dem Betroffenen Arbeiten abgenommen werden, zu denen er, mit genügend Zeit und angemessener Hilfe, selbst noch imstande wäre. Unserer Überzeugung nach ist es besser, wenn Menschen mit mittelschwerer Demenz möglichst viele ihrer Bedürfnisse des täglichen Lebens mithilfe anderer selbst befriedigen dürfen. Das Fördern von Selbstständigkeit ist, wie wir bereits gesehen haben, für Demenzkranke von großem Nutzen. Es hilft ihnen beim längeren Bewahren von Fertigkeiten und Fähigkeiten und kann das Fortschreiten der Krankheit verlangsamen (Psychologen sprechen in diesem Zusammenhang vom „Use-it-or-lose-it-Prinzip" – was nicht genutzt wird, geht verloren). Auch führt es bei den Betroffenen zu gesteigertem Wohlbefinden, wenn sie etwas selbst erledigen. Für viele von uns sind die Aktivitäten des täglichen Lebens mehr als nur lästige Pflichten: Es sind angenehme Aspekte unseres Lebens. Wir haben Gefallen daran, unsere Kleidung auszuwählen und dafür zu sorgen, dass wir gut aussehen. Wir entspannen uns vielleicht gerne in der Badewanne, und wir freuen uns auf Mahlzeiten und Getränke. Demenzkranke Menschen haben an diesen Dingen ebenfalls ihr Vergnügen.

Um sie dabei zu unterstützen, sollten erneut die Grundsätze der Demenzempathie angewandt werden. Aktivitäten des täglichen Lebens wie das Ankleiden stellen Anforderungen an die exekutiven Funktionen des Betroffenen, da sie mit der Erfordernis verbunden sind, Entscheidungen zu treffen und Handlungen der Reihe nach auszuführen. Wer einen Menschen mit mittelschwerer Demenz pflegt, sollte Schritte unternehmen, um ihm Aufgaben zu erleichtern. Wie wir zuvor bereits angedeutet haben, können Menschen im mittleren Stadium der Erkrankung Entscheidungen fällen, sofern sie das Hier und Jetzt betreffen. Die Frage: „Welches Kleid möchtest du tragen?", kann also zu schwer sein. Werden der Person jedoch zwei Kleider gezeigt oder werden zwei Oberteile vor ihr ausgebreitet und wird sie dabei gefragt: „Würdest du gerne dieses hier tragen oder dieses?", kann sie eine Wahl treffen.

Schwierigkeiten mit den exekutiven Funktionen können dazu führen, dass eine Person beim Anziehen durcheinanderkommt. Ihr die Kleidungsstücke in der Reihenfolge hinzulegen, in der sie sie anzuziehen hat, oder ihr ein Teil nach dem anderen zu reichen, hilft ihr, sich richtig anzukleiden. Ähnliche Unterstützung könnte beim Waschen und Frisieren sowie – falls sie Make-up und Schmuck tragen möchte – beim Schminken und Schmuckanlegen geleistet werden.

> Eines Morgens zog mein Vater meiner Mutter einen gemusterten Rock und eine geblümte Bluse an, die nicht zusammenpassten; meine Mutter hätte so etwas nie getragen, und sie wurde wahnsinnig. Sie sah mich einfach nur an, und wenn sie gekonnt hätte, hätte sie gesagt: „Bring mich so nicht nach draußen, ich mache mich zum Narren." Mein Vater wusste nicht, was er tun sollte, deshalb sortierte ich für ihn die Sachen in ihrem Kleiderschrank danach, was farblich zusammenpasste.

Dieselben Grundsätze, die gelten, wenn einer Person beim Treffen realistischer Entscheidungen und beim Bewahren ihrer Selbstständigkeit geholfen wird, lassen sich auch auf Mahlzeiten anwenden. Diese bieten natürlich zudem Gelegenheit für Gespräche und geselligen Austausch. Übrigens haben wir nichts dagegen einzuwenden, dass Menschen mit Demenz Alkohol trinken – in Maßen, versteht sich –, wenn sie hieran gewöhnt sind. Wir werden die Themen Essen und Trinken in Kapitel 5 weiter erörtern.

Ein anderer bereits erwähnter und ebenfalls für die Aktivitäten des täglichen Lebens geltender Grundsatz besteht darin, Nachsicht mit der Person zu haben, wenn sie nicht alles richtig hinbekommt. Wir sollten es ihr nicht verübeln, wenn sie beim Ankleiden Fehler macht oder unzureichende Tischmanieren zeigt. Vielmehr sollten wir sie taktvoll in die rechte Richtung lenken.

Bilder und Töne

Fernsehen

Natürlich haben viele an Demenz erkrankte Menschen ihr ganzes Leben lang gern ferngesehen. Für einige von ihnen dürfte das Fernsehen die wichtigste Form der Entspannung gewesen sein. In welchem Umfang kann diese Beschäftigung für Menschen mit mittelschwerer Demenz weiterhin einen angenehmen Zeitvertreib darstellen?

Für diejenigen, die einen Demenzkranken pflegen – sei es bei ihnen zu Hause oder in einer stationären Pflegeeinrichtung –, ist die Versuchung groß, ihn vor den Fernseher zu setzen und mit ihren Tätigkeiten fortzufahren, während er hoffentlich in das Gerät schaut. Jedoch sollte die Demenzempathie uns sagen, dass das Fernsehen (und auch Gesprächsbeiträge im Radio) beträchtliche kognitive Anforderungen an die Person stellt und viele Sendungen ihre Kompetenzen übersteigen. Fernsehsendungen erfordern Erinnerungsvermögen sowie die Fähigkeit, Handlungsabläufen zu folgen und Figuren wiederzuerkennen. Normalerweise liegt es in ihrer Natur, dass gesprochen wird, was Ansprüche an die Sprachfähigkeiten des Betroffenen stellt. Die Bilder wechseln rasch, wodurch er der Handlung nur schwer folgen kann. Nicht selten kommt es zudem vor, dass Demenzkranke die Bilder fälschlich für die Realität halten. Dies kann zu Verstörung führen. Gemessen an der Aufmerksamkeitsspanne eines Menschen mit mittelschwerer Demenz sind Fernsehsendungen überdies lang. Kein Wunder, dass die Person über kurz oder lang entweder einschläft oder aufsteht und weggeht, wenn man sie vor dem Fernseher zurücklässt.

Dennoch kann das Fernsehen für Menschen mit mittelschwerer Demenz eine angenehme Beschäftigung darstellen, wenn die Pflegenden es kreativ zu nutzen wissen. So hat erstens die Entwicklung der Videotechnik die Möglichkeit geschaffen, „maßgeschneiderte" Filme zu erstellen. Es könnten Videos von der Familie oder den Freunden des Betroffenen angefertigt werden, von Orten, die er kennt und mag, oder von Aktivitäten, die ihm besonders gefallen. Wenn diese Filme klar, einfach und kurz sind, dürfte die Person große Freude daran haben, sie sich anzuschauen. Ein solches Video kann ihr selbstverständlich auch immer wieder gezeigt werden. Am besten ist es, wenn Angehörige oder Freunde sich zu ihr setzen und ihr helfen, sich stärker am Video zu erfreuen, indem sie mit ihr über die Menschen und Szenen sprechen, die in der „Sendung" auftauchen.

Ein zweiter Aspekt, der im Zusammenhang mit Fernsehen interessant ist: Angehörige und Freunde sind möglicherweise erstaunt darüber, welche Art von Sendungen ein Betroffener gerne sieht. Iris Murdoch, die 1999 verstorbene anglo-irische Schriftstellerin und Philosophiedozentin an der Universität Oxford, erkrankte mit etwas über 70 Jahren an Demenz. Sie wurde daraufhin von ihrem Mann, John Bayley, gepflegt, der ebenfalls in Oxford dozierte. In seinem Buch *Iris* (das später verfilmt wurde) beschreibt Bayley (1998, S. 158), wie er mit seiner Frau auf dem Sofa saß und sich die *Teletubbies* anschaute – eine Fernsehsendung, die an Kleinkinder gerichtet war. Im mittleren Stadium der Demenz fand Iris Murdoch Gefallen an den *Teletubbies* und an anderen Kindersendungen, wie etwa Zeichentrickfilmen, und schaute sich diese, wie Bayley es ausdrückte, „fast mit Entzücken" an.

Das Bild von zwei pensionierten Dozenten der Universität Oxford, die zusammen auf dem Sofa sitzen und sich Sendungen für ganz kleine Kinder anschauen, mag uns verwirren und sogar stören. Möglicherweise sind wir der Meinung, dass es falsch von Iris Murdochs Ehemann war, sie dazu zu ermuntern, sich derartige Beiträge anzusehen, und dass er sie erniedrigt und infantilisiert hat. Angehörige und Freunde sind vielleicht entsetzt angesichts der Vorstellung, die Person, die sie kennen und pflegen, könnte dasselbe tun.

Wir würden denjenigen, die diese Ansicht vertreten, nahelegen, noch einmal nachzudenken und Demenzempathie anzuwenden, um die Dinge aus der Perspektive des Betroffenen zu betrachten. Wir haben zuvor gesehen, dass „Erwachsenen"-Fernsehsendungen für Menschen mit mittelschwerer Demenz zu kompliziert sein dürften. Bei der Produktion von Kindersendungen, insbesondere denen für die jüngsten Zuschauer, wird jedoch von anderen Voraussetzungen ausgegangen. Sendungen wie *Teletubbies* sind einfach, beinhalten wenige Wörter und ständige Wiederholungen und setzen sich nicht zuletzt aus hellen, klaren, bunten und unkomplizierten Bildern zusammen. Menschen mit mittelschwerer Demenz fühlen sich oft von derartigen Beiträgen angezogen, da diese für sie leicht zu verstehen und nachzuvollziehen sind. Dass ein Betroffener Vergnügen an solchen Sendungen findet, bedeutet jedoch nicht, dass er „wieder zum Kind wird". Wie jeder von uns bezieht er einfach Freude und Anregung daraus, sich einen Film anzuschauen, dem er folgen kann.

Wir sagen nicht, dass alle Menschen mit mittelschwerer Demenz sich Kindersendungen ansehen sollten. Jedes Individuum ist bekanntlich anders, und manche finden zu bestimmten Beiträgen eher Zugang als andere. Wir würden jedoch empfehlen, dass Familienangehörige und Freunde sich beim Nachdenken darüber, was eine Person schätzen und genießen könnte, flexibler zeigen und an kleine Kinder gerichtete Sendungen oder Aktivitäten nicht einfach außer Acht lassen. Im Endeffekt geht Probieren über Studieren, und wir würden John Bayley dafür loben, dass er das Vorstellungsvermögen besaß, um zu begreifen, wie weit Iris Murdoch auf ihrem Weg durch die Demenz vorangeschritten war, und dafür, dass er aufgeschlossen für viele verschiedene Ansätze war, ihr Wohlbefinden zu erhöhen. Noch lobenswerter ist die Tatsache, dass er sich die Mühe machte, sich zu ihr zu setzen und aus dem Anschauen der Sendung ein gemeinsames Ereignis zu machen. Wir werden an späterer Stelle in diesem Kapitel mehr darüber sagen, welchen Platz Kinderspielzeug und -spiele in der Demenzpflege haben.

Musik

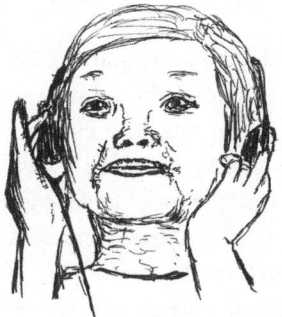

Musik spielt selbstverständlich im Leben vieler Menschen eine wichtige Rolle, und auch hier bilden an Demenz erkrankte Personen keine Ausnahme. Untersuchungen haben gezeigt, in welchem Umfang Musik das Wohlbefinden Betroffener erhöhen kann. Nicht selten tragen Klänge zudem zur Verringerung des Auftretens von Verhalten bei, das andere schwierig finden. Dies liegt daran, dass Musik entspannend wirkt und der Person Gelegenheit gibt, sich mit etwas Angenehmem zu befassen. Häufig wird festgestellt, dass Menschen mit mittelschwerer Demenz in der Lage sind, bei Liedern mitzusingen, die sie gut kennen. Das ist selbst dann der Fall, wenn ihre Gedächtnis- und Sprachschwierigkeiten ansonsten recht ausgeprägt sind – niemand weiß genau, wie dies zu erklären ist.

Angehörige und Freunde haben viele Möglichkeiten, einem Menschen mit mittel- schwerer Demenz beim Genießen von Musik zu helfen. Der unkomplizierteste Weg zum Erreichen dieses Ziels besteht natürlich darin, im Lauf des Tages Musik abzuspie- len, die der Betroffene mag. Allerdings wird die Musik, wie bei den meisten von uns, rasch in den Hintergrund rücken und die Person aufhören, sich mit ihr zu befassen. Gleichzeitig kann entspannende Hintergrundmusik bei einem Menschen eine gute Stimmung erzeugen.

Vielleicht möchten Familienangehörige und Freunde aus dem Musikhören eine ge- meinsame Aktivität machen und sich zu dem Demenzkranken setzen, um sich mit ihm zusammen bestimmte Stücke anzuhören. Eventuell könnte er auch zum Mitsingen ermuntert werden. Beherrscht er ein Musikinstrument, könnte ihm geholfen wer- den, weiterhin zu spielen, auch wenn er dies vermutlich nicht mehr mit der einstigen Leichtigkeit täte. Manche Betroffenen spielen gern einfache Schlaginstrumente wie Trommeln oder Tamburine (Xylophone haben wir bereits in unserer alphabetischen Liste erwähnt). Wie bei den Fernsehsendungen können wir auch bei Musik mitun- ter feststellen, dass die Person für weniger anspruchsvolle Stücke mehr übrig hat als früher – Musik „zum Mitsingen“, wie wir sie nennen, kömmt häufig gut an. Hiermit meinen wir Lieder, die der Betroffene vielleicht in der Schule oder in Organisationen wie Kirchen oder Gemeindegruppen gesungen hat.

Zum Reagieren und Mitmachen dürfte eher solche Musik animieren, die den Vorlieben der Person entspricht. Wir haben alle zweifelsohne unsere Lieblingsstücke oder -lieder, die uns glücklich oder traurig stimmen und eine wichtige Rolle dabei spielen, wie wir uns fühlen. Zunehmend werden jedoch auch Methoden wie die „Musiktherapie“ als förderlich erkannt, die klassische Stücke oder Orchesterwerke für ihre Zwecke nutzen. Bei Menschen, die mit einer Demenzerkrankung leben, scheint der Einsatz von Musik besonders maßgeblich zur Förderung des Wohlbefindens beizutragen. Das Musikhören kann deshalb eine sehr wichtige Aktivität darstellen, zumal wenn die Fähigkeiten einer Person abnehmen.

Gleichzeitig müssen wir begreifen, dass die Alten gewissermaßen jünger werden – es wird nicht mehr lange dauern, bis eine Generation älterer Menschen daherkommt, die mit Musik wie Heavy Metal oder Punkrock aufgewachsen ist. Das wird jene, die diese Menschen pflegen, vor ganz neue Herausforderungen stellen!

Freizeit

Vielleicht lassen sich alle anderen Aktivitäten, die nicht in eine der behandelten Kategorien passen, unter der Überschrift „Freizeit" zusammenfassen. Dieser Begriff umfasst sämtliche Hobbys, Spiele und Interessen, an denen eine Person vor Einsetzen der Demenzerkrankung ihre Freude hatte. Er kann zudem auch Beschäftigungen mit einschließen, die häufiger mit der Kindheit in Verbindung gebracht werden, wie etwa das Spielen mit Puppen und Spielzeug. Sämtliche Vorteile des Ausübens von Aktivitäten lassen sich auf diese Kategorie übertragen. Und auch hier gilt, dass Angehörige und Freunde das Wohlbefinden des Betroffenen erhöhen können, indem sie ihm helfen, sich an derlei Interessen und Spielen zu freuen.

Gleichzeitig müssen wir uns erneut an die Grundsätze der Demenzempathie erinnern. Mancher Zeitvertreib, an dem eine Person in der Vergangenheit ihre Freude hatte, wird im mittleren Stadium der Demenz ihre Fähigkeiten übersteigen. Wie wir bereits angedeutet haben, kann die Beschäftigung mit Kartenspielen, Kreuzworträtseln oder Quizzen sowie das Ausüben von Hobbys, bei denen etwas hergestellt wird, oder von Sportarten mit komplexen Regeln schwierig werden. Diese Aktivitäten müssen wenigstens angepasst werden. Beispielsweise verliert ein Betroffener, der gerne Boule gespielt hat, wahrscheinlich die Fähigkeit, ein Spiel und die damit verbundenen Taktiken zu verstehen. Jedoch kann er immer noch dazu imstande sein, eine Kugel treffsicher zu werfen. Deshalb könnte ein vereinfachtes Spiel stattfinden, bei dem das Ziel einfach darin besteht, eine einzige Kugel möglichst nah an die Zielkugel zu bringen. In gleicher Weise könnten einfachere Spiele an die Stelle von komplexeren treten – ein Betroffener, der früher gerne Bridge gespielt hat, ist möglicherweise immer noch in der Lage, Schnipp Schnapp zu spielen. Wir haben zuvor gesagt, dass Demenzkranke darin unterstützt werden können, bei Aktivitäten wie der Gartenarbeit oder dem Kochen mitzuhelfen, indem ihnen einfache Elemente dieser Tätigkeiten übertragen werden. Derselbe Grundsatz lässt sich auf Freizeitaktivitäten anwenden. Zum Beispiel könnte eine Person, die früher gerne Pullover gestrickt hat, noch zum Stricken einfacher Rechtecke imstande sein; ein begeisterter Maler könnte weiterhin mit Farben umgehen und Muster zeichnen. Wie immer gilt, dass Angehörige und Freunde flexibel und kreativ sein müssen und dem Betroffenen Fehler nicht verübeln sollten – die Beschäftigung ist wichtiger als ihr Ergebnis oder Produkt. Jedoch müssen wir, wie bereits erwähnt, mit dem erforderlichen Einfühlungsvermögen dafür sorgen, dass der Demenzkranke nicht frustriert wird, weil er eine Aktivität nicht mehr mit dem einstigen Können auszuführen vermag. Und natürlich sollten wir ihn zu keiner Tätigkeit zwingen, an der er keine Freude hat.

Als die Bingomaschine im Tageszentrum ihren Einzug hielt, steuerte mein Mann immer mit hundert Sachen auf den Ausgang zu, und die Betreuerin sagte zu mir wie eine Schulleiterin zu einer Mutter: „Er war heute ein bisschen schwierig". Hätte ich damals gewusst, was ich heute weiß, hätte ich gesagt: „Überrascht Sie das, bei der Art von Aktivität, zu der Sie ihn zwingen?"

Eine andere Form des Zeitvertreibs, die Menschen mit Demenz häufig Freude bereitet, ist der Umgang mit Haustieren und anderen Tieren. Viele Betroffene werden es gewohnt gewesen sein, Haustiere zu haben. Die zuständigen Pflegenden können ihnen möglicherweise helfen, sich weiterhin um Hunde, Katzen und andere Tiere zu kümmern und sich an deren Gegenwart zu freuen. Ist das Halten eines Haustiers nicht möglich, können Angehörige und Freunde das Wohlergehen einer Person dadurch erhöhen, dass sie ihre eigenen Tiere zu einem Besuch bei ihr vorbeibringen. Ebenso wie die Gesellschaft von Tieren bereitet vielen Menschen mit Demenz auch das Zusammensein mit Kindern und Babys Freude. Angehörige und Freunde sollten deshalb keine Angst davor haben, bei einem Besuch ihre Kinder mitzubringen; allerdings sind kurze, unter sorgfältiger Beaufsichtigung erfolgende Besuche häufig besser für den Betroffenen und für das Kind.

Wir haben zuvor über Wege gesprochen, wie sich die gewohnten Freizeitbeschäftigungen einer Person so anpassen lassen, dass sie den mit einer mittelschweren Demenz einhergehenden Einschränkungen Rechnung tragen und es ihr ermöglichen, sich weiterhin an diesen Aktivitäten zu erfreuen. Es gibt noch eine Art von Zeitvertreib, die in diesem Stadium angemessen sein könnte: die Beschäftigung mit Puppen, Spielzeug oder Kinderspielen. Zwar ist der Einsatz dieser Gegenstände als Mittel, die Aktivität Demenzkranker zu fördern, sehr umstritten, doch deuten Untersuchungen (von denen einige von einem von uns durchgeführt wurden) darauf hin, dass Menschen mit mittelschwerer Demenz durch den Umgang mit Puppen oder Kinderspielzeug erhebliches Wohlbefinden erlangen können.

Puppen, insbesondere lebensechte, sind bei Menschen mit Demenz häufig sehr beliebt. Einige Personen „adoptieren" eine Puppe, als wäre sie ihr eigenes Kind, nehmen sie überallhin mit und kümmern sich um sie. Ist das gut? Unserer Ansicht nach ist nichts daran auszusetzen, wenn ein an mittelschwerer Demenz erkrankter Mensch daran Freude hat. Es schadet ihm nicht, und das „Sich-Kümmern" um eine Puppe hat den besonderen Vorteil, dass es dem Betroffenen hilft, sich nützlich zu fühlen – etwas, das ihm in der „realen Welt" aufgrund seiner eigenen Abhängigkeit von anderen versagt bleibt. Lebensechte Hunde und Katzen können das Wohlbefinden Demenzkranker in gleicher Weise erhöhen.

Einige professionelle Pflegekräfte und pflegende Angehörige gehen noch weiter und setzen eine breite Palette von Kinderspielzeug als Mittel zur Förderung der Aktivität von Menschen mit mittelschwerer Demenz ein. Besonders zweckdienlich ist das mittlerweile verfügbare Sortiment an elektronischen Puppen und Spielsachen. Wir selbst haben die Erfahrung gemacht, dass Demenzkranke sich unter anderem an folgendem

Spielzeug erfreuen konnten: an einer großen Plüschente, die quakte: „Onkel Tom hat einen Bauernhof", wenn man ihr auf den Flügel drückte, an einem Spielzeugpapageien, der die an ihn gerichteten Worte wiederholte, und an einem Spielzeughund mit Elektromotor, der über den Boden lief und kläffte. In allen Fällen brachten Menschen mit mittelschwerer Demenz deutliches Vergnügen zum Ausdruck, wenn sie mit diesen Spielsachen „spielten". Bei Männern kam auch „Jungsspielzeug", wie zum Beispiel motorisierte Autos und Züge, gut an (vergessen Sie nicht, dass das Bauen mit Lego ein Punkt auf unserer alphabetischen Liste an Aktivitäten war!). Noch mehr Spaß bereiteten solche Dinge wie Luftballons und Seifenblasen und sogar Kazoos und Partytröten.

Was halten wir von dem Einsatz von Kinderspielzeug und -spielen bei demenzkranken Menschen? Die Gegebenheiten sind natürlich dieselben wie im zuvor angeführten Beispiel von Iris Murdoch, die sich die *Teletubbies* anschaute. Puppen und Kinderspielsachen sind bunt, einfach und für Menschen mit mittelschwerer Demenz verständlich. Wir waren selbst überrascht von der Begeisterung, mit der viele demenzkranke Menschen Puppen und Spielzeug annehmen, und mussten bei ihrer Verwendung unsere eigenen Gefühle des Unbehagens überwinden. Wieder gilt, dass Probieren über Studieren gilt – und was immer das Vergnügen und Wohlbefinden fördert, kann nicht schlecht sein.

4.6 Zusammenfassung: Die Grundsätze für das Fördern von Aktivität bei Menschen mit mittelschwerer Demenz

- Alles, was ein Demenzkranker tut, ist eine Aktivität. Wie wir gesehen haben, ist unsere Definition von Aktivität sehr weit gefasst: Sie beinhaltet Verrichtungen des täglichen Lebens ebenso wie Freizeitbeschäftigungen und „passive" Tätigkeiten wie das Fernsehen. Die Kunst besteht darin, aus allem, was der Betroffene tut, eine Gelegenheit zur Förderung seiner Interaktion mit anderen und zur Steigerung seines Wohlbefindens zu machen.
- Nehmen Sie sich Zeit für Aktivitäten: Leicht können Aktivitäten als „zusätzliche Option" betrachtet werden, der man sich nur dann widmet, wenn es möglich ist. Unserer Ansicht nach sind Aktivitäten von grundlegender Bedeutung für das Wohlergehen einer betroffenen Person. Untersuchungen haben zudem gezeigt, dass das Verhalten Demenzkranker, die zum Aktivsein ermuntert werden, anderen weniger Schwierigkeiten bereitet.

- Seien Sie zum Mitmachen bereit: An mittelschwerer Demenz erkrankte Menschen sind selten zum Initiieren von Aktivitäten imstande und benötigen wahrscheinlich Hilfe bei deren Ausführung. Angehörige und Freunde sollten dazu bereit sein, sich an Aktivitäten der Person zu beteiligen, und müssen vermutlich bei vielen Beschäftigungen die Führung übernehmen.
- Gründen Sie die Aktivitäten auf das, was die Person immer gern getan hat: Vertraute Aktivitäten bereiten am ehesten Freude, und der Betroffene ist wahrscheinlich besser zu Aktivitäten in der Lage, an die er gewohnt ist.
- Wenden Sie Demenzempathie an, um Aktivitäten durchführbar zu machen: Aktivitäten müssen angepasst, vereinfacht und häufig verkürzt werden, damit sie für Menschen mit mittelschwerer Demenz geeignet sind.
- Machen Sie aus Aktivitäten soziale Ereignisse: Nehmen Sie selbst an der Aktivität teil und ermuntern Sie andere dazu, ebenfalls Zeit mit der Person zu verbringen. Nutzen Sie die Aktivitäten als Gelegenheiten für Interaktion und Gespräch.
- Fördern Sie Selbstständigkeit und das Treffen von Entscheidungen: Lassen Sie eine Person Aktivitäten oder Aspekte einer Aktivität weitestgehend selbst auswählen und erlauben Sie es ihr, so viel wie möglich selbst zu tun.
- Denken Sie daran, dass die Aktivität an sich wichtiger ist als das Ergebnis: Es ist unerheblich, ob das Bild, das die Person malt, oder der Kuchen, den sie mit Zuckerguss überzieht, perfekt ist oder nicht. Von ausschlaggebender Bedeutung ist die Tatsache, dass die Person Freude an der Aktivität hat.
- Ziehen Sie den Einsatz von Puppen und Spielzeug in Betracht: Der Wert, den Puppen, Spielzeug und Kinderspiele für die Förderung des Wohlbefindens von Menschen mit mittelschwerer Demenz haben, ist durch Untersuchungen und die Erfahrung vieler Pflegender erwiesen. Wenn wir unsere Vorbehalte überwinden können, stellen wir häufig fest, dass eine Person von solchen Gegenständen in viel stärkerem Maße profitiert, als wir gedacht haben.
- Bitten Sie um Hilfe und beziehen Sie andere mit ein: Es ist wichtig, dass pflegende Angehörige, die einen Großteil der Pflege leisten, andere um Hilfe und Unterstützung beim Durchführen von Aktivitäten bitten. Dies ist eine ideale Möglichkeit, andere einzubeziehen und sich eine wertvolle Pause zu verschaffen. Auch ist es sehr hilfreich, wenn jene, die weniger mit der Pflege zu tun haben, eine Aktivität vorschlagen, die sie mit der betroffenen Person durchführen können. Denn der Hauptpflegeperson fällt es möglicherweise schwer, um Hilfe zu bitten.

5. Die Herausforderungen einer mittelschweren Demenz

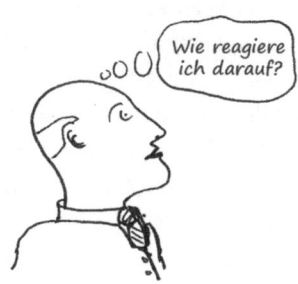

Menschen mit mittelschwerer Demenz sowie ihre Angehörigen und Freunde dürften sich mit zahlreichen Herausforderungen konfrontiert sehen. Diese können hervorgerufen werden durch körperliche Veränderungen infolge der Demenz oder durch Veränderungen des Verständnisses, des Verhaltens und der verschiedenen Strategien, die Betroffene für den Umgang mit ihren Problemen entwickeln. Manche Veränderungen sind für Angehörige und Freunde, die einen Demenzkranken unterstützen, eine besondere Herausforderung und oft nur schwer zu ertragen. Wir werden diese unter der weit gefassten Überschrift „Verhalten, das andere schwierig finden" behandeln. Zusätzlich dazu werden wir den mit dem Essen und Trinken und der Benutzung der Toilette verbundenen Herausforderungen besondere Aufmerksamkeit widmen. Einen eigenen Abschnitt verdienen auch die potenziellen Schwierigkeiten, die bei der Aufnahme von Menschen mit mittelschwerer Demenz in ein Krankenhaus auftreten können. Zum Schluss werden wir uns mit den sensiblen Themen Verwundbarkeit, Missbrauch und Misshandlung beschäftigen.

5.1 Verhalten, das andere schwierig finden

Wir haben die Überschrift für diesen Abschnitt mit Bedacht gewählt. Wir möchten Begriffe wie „Verhaltensprobleme" oder „herausforderndes Verhalten" vermeiden, die sich in manchen Büchern für Angehörige oder professionelle Pflegekräfte finden. Derartige Termini vermitteln den Eindruck, dass die Schwierigkeit dem Demenzkranken zuzuschreiben ist; dass er irgendwie etwas falsch macht und gegen sein Verhalten resolut vorgegangen werden sollte. Man könnte bei diesen Begriffen sogar das Gefühl bekommen, der Betroffene sei in gewisser Weise für sein Verhalten verantwortlich zu machen. Das ist bei Menschen mit mittelschwerer Demenz nur selten der Fall. Wenn Angehörige und Freunde sich durch die Art oder die Handlungen des Betroffenen herausgefordert fühlen, sollten sie sich daran erinnern, dass er mit diesen Handlungen nicht selten etwas ganz anderes ausdrücken will, als es den Anschein hat. Mit anderen Worten stimmt es nicht, dass der Betroffene „schwierig" ist – er versucht lediglich, eine Beziehung zu seiner Welt zu finden. Gleichzeitig besteht kein Zweifel, dass *andere* sein Verhalten für schwierig halten und es ihnen erheblichen Stress bereiten kann. Das Zurechtkommen mit derartigem Verhalten ist eine zentrale Aufgabe für die Angehörigen und Freunde von Menschen mit mittelschwerer Demenz, da es mit höchster Wahrscheinlichkeit in diesem Stadium der Erkrankung auftritt. Jedoch ist große Vorsicht geboten, sollte es eine plötzliche Zunahme an Dingen wie unruhigem oder verstörtem Verhalten geben. Derlei Veränderungen sind möglicherweise auf ein körperliches Gesundheitsproblem, etwa eine Infektion, Verstopfung oder Dehydrierung, oder auf einen Wechsel der Medikation des Betroffenen zurückzuführen. Diese Ursachen können ein *Delir* zur Folge haben (siehe Kapitel 2) und sollten ausgeschlossen beziehungsweise, wenn sie als Auslöser des Verhaltens identifiziert wurden, behandelt werden.

Was finden Angehörige und Freunde schwierig?

Allgemein formuliert können wir fünf Hauptkategorien von Verhalten unterscheiden, das Angehörige und Freunde als schwierig empfinden. Diese Kategorien überschneiden sich ein Stück weit, und das Verhalten eines Betroffenen lässt sich mitunter mehreren von ihnen zuordnen.

- Der Person ist nicht bewusst, dass sie durch ihre Handlungen Gefahr läuft, Schaden zu erleiden.
- Die Art und die Handlungen der Person deuten darauf hin, dass sie sich quält.
- Die Person verhält sich auf eine Art und Weise, die als sozial unangemessen gilt.
- Die Person versucht, sich ihre Bedürfnisse durch aggressives oder feindseliges Verhalten zu erfüllen.
- Die Person scheint nicht bereit zu sein, die Hilfe anderer anzunehmen, und die Befriedigung ihrer Grundbedürfnisse wie Essen und Trinken oder Zur-Toilette-Gehen ist gefährdet.

Wir werden diese Kategorien weiter unten genauer untersuchen. Zuvor jedoch werden wir uns eine grundsätzlichere Frage ansehen.

Was veranlasst Menschen mit mittelschwerer Demenz zu einem Verhalten, das andere schwierig finden?

Wir können zwei mögliche allgemeine Erklärungen für derartige Verhaltensänderungen anbieten:

- Das Verhalten der Person ist ein Symptom der Demenz.
- Die Person versucht, sich ihre Bedürfnisse zu erfüllen.

Das Verhalten der Person ist ein Symptom der Demenz

Früher dachte man, mehr oder weniger jedes „Problemverhalten" sei im Grunde genommen ein Symptom der Demenz. Damit wurde unterstellt, dass ein derartiges Verhalten willkürlich und sinnlos sei und sich ganz einfach aus der Schädigung des Gehirns ergebe. Hatte ein Betroffener einen starken Drang, herumzulaufen, wurde von „ziellosem Umherwandern" gesprochen; man war der Auffassung, dass die Aktivität keinen Zweck verfolge und der Mensch auf keinen bestimmten Ort zusteuere. Legte eine Person ein aggressives Verhalten an den Tag, hielt man auch dies im Grunde für einen willkürlichen Ausbruch, den weder die Person selbst noch andere zu kontrollieren vermochten.

Es ist richtig, dass ein Mensch sich in den meisten Fällen nicht so verhalten würde, wenn er keine Demenz hätte. Angehörige und Freunde sind sich des Ausmaßes, in dem sich sein Wesen und seine Handlungen seit Einsetzen der Krankheit verändert haben, häufig voll bewusst. Auch stimmt es, dass einige Handlungen für andere schwer zu verstehen oder zu interpretieren sind. Manche Demenzformen, wie etwa die frontotemporale Demenz, beeinträchtigen zudem Regionen des Gehirns, die speziell mit dem Wesen und dem Verhalten in Verbindung gebracht werden (siehe Kapitel 2). Dadurch erhöht sich die Wahrscheinlichkeit, dass der Betroffene ein sozial unangemessenes oder verwirrendes Verhalten zeigt, welches Verstimmung verursachen kann.

Wenn Angehörige und Freunde sich einem Schwierigkeiten bereitenden Verhalten gegenübersehen, kann es für sie zudem verlockend sein zu glauben, der Erkrankte handele absichtlich so, und ihm seine Art anzulasten. „Er ist schon immer ein schwieriger Soundso gewesen, und er ist es auch jetzt noch", brachte es die verärgerte Verwandte eines Betroffenen zum Ausdruck. Auch in dieser Sichtweise steckt ein Körnchen Wahrheit. Viele von uns werden möglicherweise von Zeit zu Zeit von anderen als „schwieriger Soundso" betrachtet, und natürlich verlaufen Beziehungen zwischen Menschen, die keine Demenz haben, nicht immer reibungslos. Nicht alle Demenzkranken erfahren eine Wesensveränderung, und manche Betroffenen, die in der Vergangenheit

Probleme mit Beziehungen hatten, haben diese auch weiterhin. Jedoch müssen wir erneut vorsichtig sein, bevor wir Schuldzuweisungen vornehmen. Wie wir gesehen haben, ist bei den meisten Menschen mit mittelschwerer Demenz das Bewusstsein oder das Verständnis beeinträchtigt. Ebenso werden auch die Konsequenzen des eigenen Verhaltens häufig nicht erkannt.

Die Person versucht, sich ihre Bedürfnisse zu erfüllen

Durch Forschungsergebnisse wird zunehmend belegt, dass ein großer Teil des Verhaltens, das andere schwierig finden, weder willkürlich noch sinnlos ist. Auch rührt es nicht aus einem bewussten Versuch des Betroffenen her, schwierig zu sein. Vielmehr hat dieser einfach ein inneres Bedürfnis, das er durch seine Erkrankung nicht auf herkömmliche Weise zu äußern oder zu befriedigen vermag. Manchmal handelt es sich um einen unmittelbaren Drang – er wird beispielsweise besorgt und unruhig, weil er zur Toilette muss oder Schmerzen hat. Mitunter spiegelt das Bedürfnis Aspekte der Lebensgeschichte der Person wider. So kann etwa ein Mensch, der auf einem Bauernhof gelebt hat, das Verlangen zum Ausdruck bringen, draußen zu sein. Häufig können Angehörige und Freunde ihre Kenntnis des Betroffenen – zusammen mit den Grundsätzen der Demenzempathie – nutzen, um das seinem Verhalten zugrunde liegende Bedürfnis zu identifizieren. Mit diesem Verständnis helfen sie ihm dann, das Bedürfnis zu erfüllen. Unserer Ansicht nach sollten Angehörige und Freunde, wenn sie mit einem von ihnen als schwierig empfundenen Verhalten konfrontiert sind, zunächst immer davon ausgehen, dass die Art und das Verhalten der Person sinnvoll sind. Das Benehmen sollte nicht von vornherein als willkürlich oder einfach als Symptom der Demenzerkrankung interpretiert werden. Erst wenn in dem Verhalten der Person eindeutig kein Sinn gefunden werden kann, sollten andere Erklärungen gesucht werden.

> Mein Mann drohte immer mit der Faust und beschimpfte sich selbst im Spiegel. Jahre später verstand ich, was da los war. Er konnte sich selbst nicht mehr erkennen, denn weil die Erinnerungen an die jüngste Vergangenheit ausgelöscht waren, glaubte er, wieder ein junger Mann zu sein. Und wegen seiner Probleme mit den visuell-räumlichen Fähigkeiten dachte er, das Spiegelbild sei eine reale Person. Er dachte: „Wer ist dieser Fremde in meinem Haus?" Und vielleicht dachte er: „Meine Frau ist untreu."

5.2 Der Person ist nicht bewusst, dass sie durch ihre Handlungen Gefahr läuft, Schaden zu erleiden

In Kapitel 3 haben wir darüber gesprochen, dass ein Mensch mit leichter Demenz sich durch den Versuch, sein gewohntes Leben fortzusetzen, in Gefahr bringen kann. Ein Alleinlebender könnte vergessen, nach dem Kochen einer Mahlzeit das Gas abzudrehen; eine Person, die mit beeinträchtigtem Urteilsvermögen Auto zu fahren versucht, riskiert einen Unfall und so weiter. Im mittleren Stadium der Demenz haben sich solche Risiken nicht selten verringert, weil selbstständige Handlungen dieser Art weniger wahrscheinlich sind. Grund hierfür sind die abnehmenden Fähigkeiten und das schwindende Bewusstsein des Erkrankten. Allerdings birgt dieser Rückgang der Fähigkeiten und des Bewusstseins seine eigenen Risiken, da der Betroffene immer stärker auf andere angewiesen ist. Eines dieser Risiken ist die Gefahr, von anderen missbraucht, misshandelt oder ausgebeutet zu werden. Wir werden hierüber an späterer Stelle sprechen. Das „riskante Verhalten" aber, das Familienangehörigen und Freunden häufig am meisten Sorge bereitet, ist jenes, das aus dem tiefen Bedürfnis der Person herrührt, auf den Beinen zu sein und herumzulaufen. Dabei fehlt ihr das Bewusstsein dafür, wo sie ist oder wie sie von einem Ort zum anderen gelangt – oder, noch wichtiger, wie sie sicher wieder nach Hause kommt. Wie wir gesehen haben, wird ein derartiges Herumlaufen häufig als „zielloses Umherwandern" bezeichnet.

Wir mögen diesen Begriff nicht, denn er impliziert Sinnlosigkeit. Dagegen dürfte der Betroffene, wie wir bereits gesagt haben, mit dem Herumlaufen ein inneres Bedürfnis befriedigen. Dieses Bedürfnis kann mit seiner momentanen Situation zusammenhängen: Vielleicht hat er gerade Schmerzen oder Beschwerden. Häufig ist die Ursache für das Herumlaufen Langeweile, weil den ganzen Tag lang nichts passiert. Manchmal möchten die Demenzkranken sich einfach ein bisschen bewegen. Laufen sie für längere Zeit, haben sie oft vergessen, wie lange sie schon unterwegs sind.

Andere Erklärungen für das Herumlaufen finden sich möglicherweise in der Lebensgeschichte eines Betroffenen. Wir haben oben den Bauern erwähnt, der es gewohnt gewesen ist, ständig draußen zu sein. Ebenso könnte ein Mensch eine Tätigkeit ausgeübt haben, die es mit sich brachte, dass er viel auf den Beinen war. Oder vielleicht ist das Spazierengehen zu Erholungszwecken immer ein wichtiger Bestandteil seines Lebens gewesen.

Das Hauptrisiko, das mit dem Herumlaufen einhergeht, ist selbstverständlich die Möglichkeit, dass die Person sich verirrt. Ein zusätzliches Risiko besteht, insbesondere bei einsetzender körperlicher Gebrechlichkeit, darin, dass sie fällt. Will sie hinausgehen und kann es nicht, wird sie nicht selten frustriert und verhält sich infolgedessen aggressiv. Dies verstärkt die Schwierigkeiten derjenigen, die für ihre Pflege zuständig sind.

Wie sollten wir reagieren, wenn ein Betroffener ein solches Verhalten zeigt? Da er ein eindeutiges Bedürfnis hat herumzulaufen, sollten wir Wege finden, ihm dies auf sichere Weise zu ermöglichen, statt ihn vom Aktivsein abzuhalten. Idealerweise nehmen Angehörige und Freunde sich die Zeit, ihn spazieren zu führen – wie wir zuvor gesehen haben, ist Bewegung für alle Menschen mit Demenz gut. Wenn die Hauptpflegeperson eines Erkrankten körperlich weniger aktiv ist, könnten vielleicht andere Mitglieder der Familie oder Freunde mit ihm hinausgehen. Das Anbieten von Beschäftigungen im Lauf des Tages und das Einbeziehen des Betroffenen in das Geschehen können die Langeweile verringern. War er bislang weniger aktiv, sollte durch Untersuchungen festgestellt werden, ob Schmerzen oder andere körperliche Ursachen für seine Ruhelosigkeit verantwortlich sind. Es könnten Schritte unternommen werden, die es ihm ermöglichen, drinnen gefahrlos herumzulaufen. Dazu gehört etwa das Freimachen von Wegen und das Entfernen von Hindernissen, über die er fallen könnte.

Was ist aber nun, wenn eine Person darauf besteht hinauszugehen, und es niemandem möglich ist, sie zu begleiten? Zunehmend tragen technische Hilfsmittel dazu bei, dass die Sicherheit Demenzkranker auch dann gewährleistet bleibt, wenn sie allein unterwegs sind. Geräte, die sie am Körper tragen, geben ihnen die Freiheit, sich draußen zu bewegen. Diese Begleiter, die in ihrem Aussehen Mobiltelefonen ähneln, dienen als Ortungsgerät, mit deren Hilfe andere herausfinden können, wo sich die Person gerade befindet. Alternativ bestünde eine einfachere Option darin, dem Betroffenen für den Fall, dass er sich verläuft, ein Schild oder eine Halskette mit Notfallinformationen umzuhängen.

Wird es als gefährlich eingeschätzt, den Demenzkranken allein nach draußen gehen zu lassen, bleibt manchen Pflegenden nichts anderes übrig, als die Tür abzuschließen (wobei sicherzustellen ist, dass sie sich im Notfall, etwa bei einem Brand, schnell öffnen lässt). Diese Lösung kann ausreichen, um manche Personen von ihrem Vorhaben abzubringen. Andere hingegen werden noch erregter und frustrierter, wenn sie vergeblich versuchen, die Tür zu öffnen. Dann müssen möglicherweise kreativere Vorgehensweisen ausprobiert werden. Vielleicht ist es möglich, die Person alleine in den Garten gehen zu lassen, wenn das Tor zur Straße verschlossen ist. Manchmal lässt sich eine Tür verdecken, sodass der Betroffene nicht mehr erkennt, wo sie sich befindet. Dies sind drastische Maßnahmen, doch kann man es den Menschen, die einen Demenzkranken pflegen, vielleicht nachsehen, dass sie seiner Sicherheit oberste Priorität einräumen.

5.3 Die Art und die Handlungen der Person deuten darauf hin, dass sie sich quält

Menschen mit mittelschwerer Demenz können das gesamte Spektrum an Emotionen erleben, sind aber wegen ihrer intellektuellen und sprachlichen Schwierigkeiten mitunter nicht in der Lage, klar zu äußern, wie sie sich fühlen. Ihre Emotionen können jedoch in ihrem Verhalten zum Ausdruck kommen. Es lohnt sich immer, zu prüfen, ob ein Betroffener Schmerzen hat oder sich körperlich unwohl fühlt, aber nicht in der Lage ist, dies auszudrücken. Nicht selten haben insbesondere ältere Menschen andere Leiden, die ihnen Beschwerden bereiten, wie etwa Arthritis, Magenprobleme oder Zahnschmerzen. Wenn eine Person Anzeichen von Qual zeigt, muss festgestellt werden, ob eine körperliche Ursache hierfür vorliegt, damit diese behandelt werden kann. Gestaltet sich dies schwierig, ist es häufig einen Versuch wert, ein leichtes Schmerzmittel zu verabreichen und dessen Wirkung zu beobachten.

Wir haben oben gesehen, dass Herumlaufen ein Zeichen von Langeweile sein kann. Es könnte ebenfalls sein, dass der Betroffene Angst empfindet. Möglicherweise erinnert er sich halb an Ereignisse aus der Vergangenheit und glaubt, er müsse irgendetwas tun. Bei Menschen mit mittelschwerer Demenz ist Angst kein ungewöhnliches Gefühl. Wenn ihr Bewusstsein schwindet, wird die Welt zu einem verwirrenden und sogar beängstigenden Ort, da sie immer weniger verstehen können, was mit ihnen vor sich geht und was um sie herum geschieht. Die Angst kann sich darin manifestieren, dass sie rastlos und unruhig werden, wieder und wieder dieselben Fragen stellen und ständig die Gegenwart und Beschwichtigung vertrauter Menschen suchen. Nicht selten finden Angehörige und Freunde ein solches Verhalten verständlicherweise ermüdend und frustrierend.

> Mein Mann wurde ziemlich ängstlich, teilweise auch deshalb, weil ich mich mehr über ihn ärgerte. Ich sagte: „Das hast du mich doch gerade eben schon gefragt – das hast du mich doch heute schon achtmal gefragt." Ich bin kein besonders geduldiger Mensch.

Unruhe kann auch aus der Umgebung resultieren, in der ein Betroffener lebt. Wir haben an früherer Stelle darüber gesprochen, dass laute und durch zu viel Aktivität gekennzeichnete Umgebungen für Demenzkranke aufgrund ihrer Aufmerksamkeitsprobleme anstrengend sind. Verstehen sie nicht, wo sie sind oder wie sie zu Orten wie der Toilette kommen, erhöht dies häufig ihre Angst.

Angst kann zudem eine Folge von Symptomen wie Halluzinationen oder Sinnestäuschungen oder von Fehlinterpretationen der Umgebung sein. Wie wir in Kapitel 1 erläutert haben, handelt es sich bei Halluzinationen um Fehlwahrnehmungen, bei denen ein Betroffener Dinge sieht, die nicht da sind, oder Stimmen hört, die ihm anscheinend etwas erzählen. Sinnestäuschungen sind falsche Überzeugungen: Eine

Person glaubt fest, dass etwas wahr ist, das in Wirklichkeit jedoch nicht zutrifft. Ebenso kann ihre visuelle Wahrnehmung gestört sein, wodurch sie das, was sie sieht, fehlinterpretiert. All diese Dinge können Qualen verursachen, wenn die Wahrnehmung oder Überzeugung unangenehm, traurig oder beängstigend ist.

Es ist wichtig, dass die Pflegepersonen eines Betroffenen Demenzempathie anwenden. Sie sollten zu verstehen suchen, warum der Erkrankte sich so fühlt, wie es der Fall ist. So schwierig es auch manchmal sein kann, sollten wir außerdem versuchen, ruhig zu bleiben und eine besänftigende Haltung zu bewahren. Denn zeigen wir unsere Wut oder Frustration, verstärken wir damit nahezu sicher die Angst des Kranken. Wenn wir hingegen wertvolle Zeit mit ihm verbringen, in der wir ihm besondere Aufmerksamkeit widmen („Qualitätszeit"), wenn wir ihn in das Geschehen mit einbeziehen und ihm regelmäßig erzählen, was gerade passiert, damit er seine Orientierung nicht verliert, tragen wir zu seiner Beruhigung und Beschwichtigung bei.

Eine weitere Emotion, die Menschen mit mittelschwerer Demenz oft empfinden, ist Niedergeschlagenheit. Forschungsergebnissen zufolge kommt es in diesem Stadium der Demenz am häufigsten zu einer Depression, und bis zu 25 Prozent aller Demenzkranken leiden zu irgendeinem Zeitpunkt an dieser Störung. Ein Betroffener ist möglicherweise nicht in der Lage, seine Gefühle verbal auszudrücken, doch kann die Niedergeschlagenheit oder Depression dazu führen, dass er traurig und weinerlich wird oder sich zurückzuziehen scheint, unmotiviert oder apathisch wirkt. Alternativ dazu kann er unruhiger und rastloser werden. Angehörige und Freunde können ihm am besten helfen, indem sie ihm Zeit und Liebe schenken und ihn dazu ermuntern, Aktivitäten nachzugehen – aus der Psychologie wissen wir, dass der Versuch, aktiv zu bleiben, eines der besten Heilmittel für depressive Menschen ist. Der Einsatz von Antidepressiva kann als sinnvoll erachtet werden, wenn eine Depression sehr tief greifend ist und/oder andere Methoden ausgeschöpft wurden.

5.4 Die Person verhält sich auf eine sozial unangemessene Art und Weise

Familienangehörige und Freunde können sehr ärgerlich werden, wenn die Art und die Handlungen eines Betroffenen nicht sozial angemessen sind – wenn er etwa unhöflich, schlampig, ungepflegt, zu gesprächig oder enthemmt ist oder aber wenn ihm das Interesse für alles Mögliche zu fehlen scheint. Die Demenzempathie sollte uns auch in diesem Fall die Gewissheit geben, dass die Person nichts für ihre Art kann: Ein solches Verhalten ist Ausdruck des Verlusts kognitiver Fähigkeiten. Insbesondere hat die Beeinträchtigung der exekutiven Funktionen Auswirkungen auf das Urteilsvermögen des Erkrankten in sozialen Situationen. Bis zu einem gewissen Grad besteht die beste Strategie darin, nachsichtig mit ihm zu sein – man sollte, wie jemand es einmal ausdrückte, auf gar keinen Fall versuchen, den Schein zu wahren. Mitunter schaffen sich die Pflegepersonen selbst Probleme, indem sie zu viel von dem Betroffenen erwarten oder darauf bestehen, dass alles so weitergeht, wie es vor Ausbruch der Demenzerkrankung war. Es ist zwar verständlich, dass Angehörige sich dies wünschen, aber es hilft nicht.

Gleichzeitig sagen wir nicht, dass sozial unangemessenes Verhalten vollkommen ignoriert werden sollte. Zunächst einmal gilt es zu bedenken, dass demenzkranke Menschen nicht so sein wollen, wie sie sind. Könnten sie wie durch Zauberhand von ihrer Demenz geheilt werden und zurückblicken auf die Art, wie sie sich verhalten haben, wären sie vermutlich schockiert, beschämt und betroffen. Angehörige und Freunde müssen mitunter die Würde eines Betroffenen bewahren, indem sie ihn sanft korrigieren oder ablenken, wenn er sich auf eine Art und Weise zu verhalten beginnt, die andere aufregt oder die ihn selbst aufregen würde, wäre er sich ihrer bewusst.

> Ich glaube, einige unserer Nachbarn finden es schon länger recht schwierig. Wegen der Art seiner Demenz sagt mein Mann manchmal Dinge, die unangebracht sind, und er muss etwas Unhöfliches zu einem Nachbarn gesagt haben. Eines Tages trafen wir ihn (den Nachbarn) auf der Straße, und er ging uns beiden aus dem Weg. Zuvor hatte er meinen Mann ignoriert, aber nicht mich. Also schrieb ich ihm, um ihm den Grund zu erklären.

Dies gilt insbesondere, wenn ein Betroffener, wie es manchmal geschieht, sexuell enthemmt wird und beginnt, einer anderen Person gegenüber unangemessene Avancen zu machen (wir haben hierüber in Kapitel 3 gesprochen). In allen Fällen ist es wichtig, die Achtung vor dem Betroffenen zu wahren und ihn nicht im Stich zu lassen, sollte er sich nicht immer so verhalten wie früher.

Verliert ein Erkrankter das Interesse an Aktivitäten, spiegelt dies nicht selten die Tatsache wider, dass er depressiv ist oder dass es ihm jetzt zu schwerfällt, die vorgeschlagene Beschäftigung zu verstehen und zu genießen. Es kann der Versuch angebracht sein, kürzere und einfachere Aktivitäten für ihn zu finden, und möglicherweise müssen wir akzeptieren, dass die Welt des Betroffenen schrumpft.

> Ich glaube, was wir am schwierigsten fanden, war nicht die Tatsache, dass unsere Oma Dinge vergaß, sondern dass sie kein Interesse mehr am Leben hat, an den Dingen, die ihr früher Freude machten, wie zum Beispiel der Besuch von Gartencentern: Wenn man sie jetzt mitnimmt, geht sie einfach hinter einem her, sie schaut sich nicht mehr um, um zu sehen, was es so gibt … Die meiste Zeit sitzt sie einfach da und starrt vor sich hin, aber ich glaube nicht, dass sie immer noch dasselbe Zeitbewusstsein hat. Sie verliert sich in ihren Gedanken an Dinge, und ich glaube nicht, dass das so schrecklich ist, wie andere denken.

5.5 Die Person versucht, sich ihre Bedürfnisse durch aggressives oder feindseliges Verhalten zu erfüllen

Es ist kein Wunder, dass dieser Aspekt der Demenzerkrankung Pflegenden besonderen Stress bereitet. Aggressives Verhalten beinhaltet verbale Drohungen, Flüche und feindselige Bemerkungen sowie physische Aggression, wie etwa Schlagen, Spucken und Kratzen. Zum Glück kommt es selten vor, dass ein Demenzkranker einen anderen Menschen ernsthaft verletzt. Dies kann jedoch passieren, zumal wenn der Betroffene von jemandem gepflegt wird, der selbst bereits älter ist. Personen mit einer frühen Demenz sind besonders anfällig dafür, auf Ereignisse aggressiv zu reagieren. Aufgrund ihres jüngeren Alters besteht die Gefahr, dass sie dabei schwerere Verletzungen verursachen.

Traurigerweise ist Aggression eine Tatsache des täglichen Lebens. Wie oft haben wir es nicht erlebt, dass wir bei einem Familienstreit angeschrieen wurden, dass wir das Gehupe eines wütenden Fahrers hinnehmen oder bei der Arbeit mit einem erzürnten Kunden fertigwerden mussten? Wie oft waren nicht wir diejenigen, von denen in diesen Situationen die Aggression ausging? Die meisten von uns haben das Potenzial, aggressiv zu handeln, wenn sie bedroht werden oder frustriert sind oder wenn ihre Bedürfnisse nicht befriedigt werden. Personen mit Demenz sind nicht anders als der Rest der Menschheit, aber durch ihre Erkrankung verhalten sie sich häufig in einer größeren Vielfalt an Situationen aggressiv, als sie es normalerweise getan hätten. Dies liegt daran, dass ihre kognitiven und sprachlichen Schwierigkeiten es ihnen unmöglich machen, ihre Bedürfnisse auf angemessenere Weise erfüllt zu bekommen.

Menschen mit Demenz sind selten ohne Grund aggressiv. Normalerweise tritt aggressives Verhalten als Reaktion auf ein äußeres Ereignis auf, das als *Auslöser* oder Trigger wirkt. Bisweilen lösen Angehörige und Freunde selbst die Aggression aus, wenn sie dem Betroffenen wütend oder beschuldigend gegenübertreten. Möglicherweise sind die Beziehungen innerhalb der Familie durch häufige Auseinandersetzungen immer schon explosiv gewesen. Setzen sich diese Streits nach Ausbruch der Demenzerkrankung fort, kann hieraus konkrete körperliche Aggression resultieren. Der Umgang mit einer potenziell aggressiven Person erfordert ein ruhiges und besänftigendes Auftreten. Niemals sind die Eigenschaften Geduld und Akzeptanz wichtiger als dann, wenn der Betroffene zu aggressivem Verhalten neigt.

> Auf einmal war es viel einfacher; ich hatte versucht, das Heft in die Hand zu nehmen, aber plötzlich erkannte ich, dass die Aggression meines Mannes zum Teil davon herrührte, dass ich zu herrisch war – „Komm schon, zieh deine Schuhe an" – ; ich behandelte ihn wie ein Kind.

Aggression kann daraus entstehen, dass einer Person geholfen wird, etwas zu tun, das sie nicht tun will oder für das sie den Grund nicht versteht. Ein üblicher Auslöser für Aggression ist der Versuch anderer, zu ihrer Körperpflege beizutragen, ihr beispielsweise beim Waschen oder Anziehen zu helfen (siehe unten). Umgekehrt kann aggressives Verhalten auftreten, wenn die Person daran gehindert wird, etwas zu tun, das sie gerne tun möchte, etwa nach draußen zu gehen, wenn es gerade nicht passt. Aggression kann sich auch daraus ergeben, dass der Demenzkranke seine Situation nicht versteht und verängstigt und verletzlich ist. Das Verständnis des dem Verhalten zugrunde liegenden Bedürfnisses, das der Betroffene zum Ausdruck bringt, ist der erste Schritt auf dem Weg zu einer angemessenen Reaktion.

5.6   Die Person scheint nicht bereit zu sein, die Hilfe anderer anzunehmen

Menschen mit mittelschwerer Demenz benötigen häufig umfassende Hilfe bei der Verrichtung von Aktivitäten des täglichen Lebens. Sie sind aber nicht immer bereit, solche Hilfe auch anzunehmen. Wie wir gesehen haben, leisten sie möglicherweise Widerstand, wenn ihnen beim Waschen oder Ankleiden geholfen wird oder wenn ihre Pflegepersonen möchten, dass sie irgendwo hingehen. Zudem können sie aggressiv reagieren, wenn sie unter Druck gesetzt werden. Es überrascht wenig, dass dies bei den Pflegenden Frustration auslöst.

Treten solche Situationen ein, sollten wir wieder versuchen, sie aus der Sicht des Betroffenen zu sehen, um vielleicht Gründe für seinen Widerstand identifizieren zu können. Es kann sein, dass die Pflegeperson falsch auf ihn zugegangen ist oder ihn nicht ausreichend über ihr Vorhaben unterrichtet hat und er sich infolgedessen bedroht fühlte und eine abwehrende Haltung einnahm. Möglicherweise erkannte er den Menschen nicht, der bei ihm war, obwohl es jemand sehr Vertrautes war, oder vielleicht wollte er sich in dem Moment auch ganz einfach nicht anziehen.

Pflegende können eine Reihe von Methoden ausprobieren, wenn eine Person sich auf diese Art zur Wehr setzt. Ganz oben sollte folgende Frage stehen: Ist es möglich, ihren Wunsch, nicht gestört zu werden, zu respektieren – muss sie zu diesem Zeitpunkt gewaschen oder angekleidet werden?

> Mein Mann durchlief eine Phase, in der er seine Jogginghose nicht ausziehen wollte und auch mit ihr ins Bett ging. Also hatten wir diese Szenen, bei denen ich sagte: „Nun komm schon, du musst deine Hose ausziehen, bevor du ins Bett gehst", aber die mobile Betreuerin meinte: „Es gibt kein Gesetz, das besagt, dass man nicht mit seiner Trainingshose ins Bett gehen darf". Da verschwand das Problem auf einmal, weil mir jemand sagte, wie ich damit umgehen sollte – es war mein Problem, nicht seins –: einfach loslassen.

Manchmal ist nichts anderes erforderlich, als den Betroffenen allein zu lassen und später wiederzukommen. Wenn es um eine Aktivität des täglichen Lebens geht, die verrichtet werden muss, kann es helfen, ihn so weit wie möglich auf die Aufgabe hinzulenken. Dazu könnte gehören, dass man ihm deutlich erklärt, was man will, und dies vielleicht durch visuelle Hinweise unterstreicht – beispielsweise das Hemd hochhält, damit er es sehen kann. Wie bereits gesagt, lässt sich die Kooperation des Erkrankten nicht selten dadurch erhöhen, dass man ihn in die Aktivität mit einbezieht, ihm Entscheidungsmöglichkeiten anbietet und Gelegenheit gibt, etwas selbst zu tun. Scheint er Anweisungen nicht zu verstehen, trägt ein ruhiges und deutliches Wiederholen, vielleicht mit einer leicht veränderten Formulierung, häufig dazu bei, dass die Botschaft zu ihm durchdringt.

> Mein Mann verpasste mir auch Schläge, deshalb hielt ich seine Hände und sang ihm etwas vor, wenn der Pfleger ihn wusch, ich redete mit ihm und lenkte ihn ab, während der Pfleger mit seiner Arbeit fortfuhr. Dann kam einmal die Woche ein anderer Pfleger, um ihn zu baden. Er mochte nicht duschen, weil er glaubte, jemand würde ihn schlagen, also schlug er zurück.

5.7 Die Rolle von Medikamenten

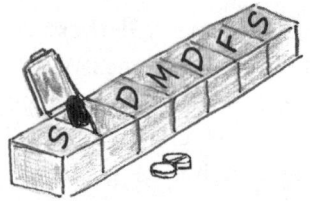

Es gibt zahlreiche Strategien, mit deren Hilfe Angehörige und Freunde die Beziehung zu einem Menschen mit mittelschwerer Demenz angenehmer gestalten können. Dennoch kann ein Betroffener in einer Art und Weise handeln, die denjenigen, die ihn pflegen, Schwierigkeiten, Frustration und Stress bereitet. Unter diesen Umständen sehen verzweifelte Pflegepersonen die Lösung häufig in Medikamenten und bitten ihren Arzt, der Person „etwas zur Beruhigung" zu geben. Allgemeinmediziner wissen oftmals nicht, was für Alternativen sie vorschlagen könnten, und willigen in vielen Fällen in derlei Bitten ein.

Es sind drei Arten von Medikamenten erhältlich, die bewirken können, dass die Art und das Verhalten eines Demenzkranken anderen weniger Schwierigkeiten bereiten. Erstens gibt es Hinweise darauf, dass die AChE-Hemmer, die im frühen bis mittleren Stadium der Demenz verabreicht werden (siehe Kapitel 2), den Betroffenen helfen, sich besser in ihrer Umgebung zurechtzufinden. Da die erhöhte Orientierung weniger Missverständnisse zur Folge hat, zeigen sie möglicherweise eine geringere Neigung zu Widerstand oder einer abwehrenden Haltung. Ein anderes Medikament, das für Menschen mit mittelschwerer bis schwerer Demenz zur Verfügung steht und das Auftreten von „schwierigem Verhalten" verringern soll, ist das sogenannte Memantin (Memando, Axura oder Ebixa). Die bisher vorliegenden Daten zeigen jedoch, dass die Wirkungen all dieser Medikamente bescheiden sind. Neuere Forschungsergebnisse deuten darauf hin, dass die regelmäßige Einnahme freiverkäuflicher Schmerzmittel genauso erfolgreich eine Änderung des Verhaltens bewirken kann. Dies lässt darauf schließen, dass die Unruhe und Aggression eines Betroffenen zum großen Teil durch Schmerzen oder körperliche Beschwerden bedingt sind (wegen möglicher Nebenwirkungen sollte vor Verabreichung dieser Mittel aber medizinischer Rat eingeholt werden).

Zweitens werden in dem Versuch, Angstzustände zu behandeln, zuweilen Anxiolytika (angstlösende Mittel) verschrieben. Hierbei kommen insbesondere Medikamente aus der Gruppe der Benzodiazepine wie Diazepam (Valium) oder Lorazepam (Lorazepam dura) zum Einsatz. Diese helfen oft kurzfristig, doch ist Angst bei demenzkranken Menschen in den meisten Fällen ein langfristiges Gefühl, und diese Arzneimittel sind wirkungslos und potenziell schädlich, wenn sie über einen längeren Zeitraum als ein paar Wochen verabreicht werden. Aufgrund des erhöhten Risikos von Unsicherheit und Stürzen gibt es zudem besondere Bedenken, diese Pharmaka gebrechlichen älteren Menschen zu verschreiben.

Die dritte Gruppe an Medikamenten, die Menschen mit mittelschwerer Demenz häufig verordnet werden, ist die der sogenannten „Antipsychotika". Hierzu gehören beispielsweise die Mittel Risperidon, Olanzapin und Quetiapin. Diese werden zumeist Personen verschrieben, die an einer schweren psychischen Erkrankung wie Schizophrenie oder bipolarer Störung leiden. Aufgrund ihrer beruhigenden Eigenschaften werden antipsychotische Medikamente jedoch mitunter auch bei Demenzkranken eingesetzt. Sie sollen Unruhe und Rastlosigkeit lindern und deshalb die Neigung zu Aggression senken. Außerdem sind sie dazu bestimmt, das Auftreten von Halluzinationen und Sinnestäuschungen zu verringern.

Die Verschreibung von Antipsychotika bei einer Demenzerkrankung ist zunehmend umstritten. Es gibt Stimmen, die den Einsatz derartiger Mittel als Menschenrechtsproblem bezeichnen und fordern, ihn auf ein Minimum zu beschränken. Zwar mögen die Medikamente zu einem gewissen Grad Unruhe lindern, doch haben sie viele unerwünschte Nebenwirkungen. Sie können die Verwirrung eines Erkrankten steigern, was denjenigen, die ihn pflegen, ein sinnvolles Interagieren mit ihm erschwert. Laut eines kürzlich veröffentlichten Berichts der britischen *Alzheimer's Society* (2011) erhöhen antipsychotische Medikamente zudem das Risiko vieler gefährlicher körperlicher Leiden oder Vorfälle, darunter Parkinsonismus, Stürze, Dehydrierung, Brustkorbinfektionen, Knöchelödem, tiefe Beinvenenthrombose / Lungenarterienembolie, Herzrhythmusstörungen und Schlaganfälle. Es ist ferner nachgewiesen worden, dass Demenzkranke, die antipsychotische Arzneimittel einnehmen, eine höhere Sterblichkeit aufweisen. Dies lässt sich hauptsächlich auf das mit der Sedierung (Beruhigung) zusammenhängende gehäufte Auftreten von Lungenentzündungen und lebensbedrohlichen Blutgerinnseln zurückführen.

Kurz, Antipsychotika bieten einen geringen Nutzen, was die Minimierung des Verhaltens angeht, das anderen Schwierigkeiten bereitet, und können mitunter lebensbedrohliche Nebenwirkungen haben. In vielen Ländern dürfen derlei Mittel nach den derzeitigen Richtlinien nur verschrieben werden, wenn das Verhalten einer Person ihr selbst oder anderen extremes Leid verursacht und alle anderen Wege ausgeschöpft wurden. In Deutschland ist denn auch nur ein Medikament, Risperidon, für diesen Einsatzzweck zugelassen. Die Verordnung sollte alle paar Wochen überprüft werden, und es sollten keine großen Erwartungen daran gesetzt werden, dass mit der Arznei noch irgendetwas anderes erreicht wird als die Beruhigung des Betroffenen.

> Als mein Mann sein Spiegelbild anbrüllte und beschimpfte, bekam er Haloperidol [ein Antipsychotikum]; es erhöhte seine Verwirrung und bewirkte, dass er anfing zu schlurfen, und es verursachte einen leichten Herzinfarkt. Dabei hätte ich nichts anderes tun müssen, als die Spiegel abzuhängen. Das Problem war mal wieder, dass keiner wusste, wodurch aggressives Verhalten ausgelöst werden kann.

Schwer geprüfte Angehörige und Freunde dürften über diese Schlussfolgerung nicht erfreut sein. Können die zwischenmenschlichen Strategien, über die wir in diesem Abschnitt gesprochen haben (und die unten noch einmal zusammengefasst werden), die Beziehungen mit einem an mittelschwerer Demenz erkrankten Menschen auch deutlich verbessern, besteht doch kein Zweifel daran, dass Angehörigen und Freunden weiterhin bestimmte Aspekte seines Verhaltens Kummer bereiten können. Die ihn Pflegenden können aufgrund seiner Art und seiner Handlungen ein erhebliches Maß an Stress und Belastung erfahren. Forschungsergebnisse zeigen, dass diese Schwierigkeiten die Hauptgründe dafür sind, warum private Pflegebeziehungen scheitern und eine Heimunterbringung der Betroffenen angestrebt wird.

Dies lässt darauf schließen, dass antipsychotische Medikamente, wenn sachgerecht verabreicht, gelegentlich eine notwendige und hilfreiche Wahl darstellen können: Sie bieten eine Möglichkeit, die belastenden Symptome zu lindern und einen Zusammenbruch der Pflegesituation zu verhindern. Ein an Demenz erkrankter Mann sagte dazu kürzlich zu einem von uns:

Ich war meiner Frau gegenüber aggressiv, und wenn ich nicht ein Antipsychotikum bekommen hätte, das mich beruhigte, hätte meine Frau nie mehr mit mir gesprochen *oder* mich niemals weiter unterstützt. Das wäre viel schlimmer gewesen als die Risiken, die mit der Einnahme des Medikaments verbunden sind!

5.8 Zusammenfassung: Wie sollten Angehörige und Freunde reagieren, wenn sie die Art und die Handlungen einer Person schwierig finden?

- Denken Sie daran, dass die Person mit hoher Wahrscheinlichkeit nicht schwierig sein will. Sie handelt aus einem Bedürfnis heraus, das sie nicht auf herkömmliche Weise zum Ausdruck bringen kann.
- Nehmen Sie eine ruhige und besänftigende Haltung ein. Streiten Sie nicht mit der Person und erheben Sie nicht Ihre Stimme, auch nicht, wenn Sie wegen ihres Verhaltens frustriert sind. Seien Sie nicht der Auslöser für einen aggressiven Ausbruch.
- Sorgen Sie dafür, dass die Umgebung beruhigend ist und der Person hilft, sich zurechtzufinden.
- Wenden Sie Demenzempathie an, um zu versuchen, den hinter den Handlungen der Person steckenden Sinn herauszufinden. Welches Bedürfnis versucht sie zu erfüllen, und steht dieses mit ihrer aktuellen Situation oder mit ihrer Vergangenheit in Zusammenhang?
- Prüfen Sie, ob sich das Verhalten der Person nicht auf Schmerzen oder körperliche Beschwerden zurückführen lässt.
- Verringern Sie die Angst der Person, indem Sie sie in Ereignisse mit einbeziehen. Versuchen Sie, dafür zu sorgen, dass sie sich in ihrer Umgebung und in dem Geschehen um sie herum zurechtfindet.
- Seien Sie flexibel und tolerant. Finden Sie Wege, die es der Person ermöglichen, gefahrlos herumzulaufen. Bestehen Sie nicht darauf, dass sie etwas tut, das sie sich weigert zu tun, sofern es nicht absolut notwendig ist.
- Beziehen Sie die Person in regelmäßige Tätigkeiten und körperliche Aktivitäten ein. Dies lindert die Langeweile, sorgt für den Abbau überschüssiger Energie und kann ihre Stimmung heben.
- Bitten Sie nur um Medikamente, wenn keine andere Alternative mehr besteht, und erwarten Sie nicht zu viel von ihnen. Achten Sie auf Anzeichen für Nebenwirkungen.

5.9   Schwierigkeiten mit dem Essen und Trinken

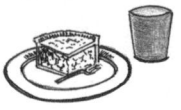

Wir müssen alle essen und trinken, und wir essen und trinken so gut wie alle gerne. Bei demenzkranken Menschen sieht das natürlich nicht anders aus, aber im mittleren Stadium der Demenz braucht ein Betroffener wahrscheinlich Hilfe bei der Befriedigung seiner Ernährungsbedürfnisse. In diesem Abschnitt werden wir untersuchen, wie die Personen, die diesen Menschen pflegen, ihm helfen können, sich gut zu ernähren und Freude am Essen und Trinken zu haben.

Mit fortschreitender Erkrankung kommt es nicht selten vor, dass Menschen mit mittelschwerer bis schwerer Demenz an Gewicht verlieren. Häufig wird geglaubt, Gewichtsverlust sei ein unvermeidlicher Aspekt des körperlichen Verfalls, der mit einer schweren Demenz einhergeht. Jedoch ist dies wahrscheinlich bis zur Phase des Lebensendes, die in Kapitel 8 behandelt wird, nicht der Fall. Gewichtsverlust resultiert normalerweise daraus, dass ein Mensch einfach nicht genug isst oder trinkt. Dies liegt mitunter an fehlender Kenntnis seiner Nahrungsbedürfnisse und -vorlieben sowie daran, dass nicht auf seine ausreichende Versorgung geachtet wird. Ein geringes Körpergewicht kann ernsthafte Folgen haben, da es das Risiko einer Vielzahl gefährlicher Leiden erhöht, darunter Unterkühlung, Osteoporose, Knochenbrüche, Depression, Immunschwäche, verzögerte Heilung, Druckwunden und Mikronährstoffmangel. Im Gegensatz dazu liegt das Problem bei einigen Betroffenen in übermäßigem Essen oder in ungeeigneter Kost. Sie essen beispielsweise zu viel von einer Art von Lebensmittel oder versuchen, nicht essbare Produkte zu verzehren, da sie diese nicht als solche erkennen. Weil ein Mensch mit mittelschwerer Demenz seine Ernährungsbedürfnisse häufig nicht selbst befriedigen kann, müssen die Pflegenden diese Verantwortung übernehmen.

Wie sieht eine angemessene Ernährung für eine ältere Person mit mittelschwerer Demenz aus? Im Großen und Ganzen gilt, dass alles, was für die Menschheit insgesamt gesund ist, auch für einen Demenzkranken gesund ist. Allerdings ist es generell besser für ältere Leute, leicht übergewichtig als untergewichtig zu sein. Leidet der Betroffene also unter Gewichtsverlust, kann eine kalorienreiche Ernährung angebracht sein. Große Mengen an Brot, Kuchen, Kartoffeln, Zucker, Fetten und Schokolade sind für die meisten von uns zwar nicht zu empfehlen, jedoch genau das Richtige für einen älteren Menschen, der an Gewicht verliert! Die Personen, die ihn pflegen, sollten seinen Hausarzt zurate ziehen. Auch der Rat eines Ernährungswissenschaftlers kann nützlich sein. Wie bereits gesagt, gibt es keinen Grund, warum Demenzkranke nicht in begrenztem Maße alkoholische Getränke genießen sollten, wenn sie hieran gewöhnt sind. (Das Rauchen können wir nicht empfehlen, räumen aber ein, dass es das Wohlbefinden eines Menschen, der immer geraucht hat, erhöhen kann, wenn ihm dies weiterhin gestattet wird.)

Ernährungsprobleme

Eine mittelschwere Demenz kann die Fähigkeit eines Menschen, seine Ernährungs-bedürfnisse zu befriedigen, auf vielerlei Weise beeinträchtigen. Die ihn Pflegenden sollten erneut Demenzempathie anwenden, um die Gründe für seine Schwierigkeiten zu verstehen. Mögliche Erklärungen für Probleme mit dem Essen und Trinken sind unter anderem folgende:

- Speisen und Getränke werden nicht mehr erkannt: Die Gedächtnis- und Aufmerk-samkeitsschwierigkeiten einer Person können dazu führen, dass sie einfach nicht bemerkt, dass Essen vor sie hingestellt wurde. Dies ist insbesondere dann möglich, wenn es außerhalb ihres direkten Aufmerksamkeitsbereichs steht. Ebenso kann es passieren, dass sie das Essen nicht als solches erkennt. Der Grund hierfür könnte sein, dass ihr etwas zu essen gegeben wird, an das sie nicht gewöhnt ist, oder dass die Speise nicht in eindeutiger Weise präsentiert wird.
- Verlust der Fähigkeit, Vorlieben und Abneigungen zum Ausdruck zu bringen: Wird die Mahlzeit von jemandem serviert, der die Person nicht gut kennt, erhält diese möglicherweise etwas, das sie nicht mag. Sie ist aber nicht mehr unbedingt in der Lage, ihre Gefühle klar auszudrücken. Manchmal entwickeln Menschen mit Demenz zudem eine Abneigung gegen Speisen, die sie früher gerne gemocht haben. Dies liegt vielleicht daran, dass ihre Erkrankung Auswirkungen auf ihren Geschmackssinn hat.
- Beeinträchtigte Fähigkeit, sich auf eine Mahlzeit zu konzentrieren: Die Gedächtnis- und Aufmerksamkeitsschwierigkeiten einer Person erschweren es ihr, sich lange genug auf eine Mahlzeit zu konzentrieren, um sie ganz aufzuessen. Möglicherweise lässt sie die Hälfte des Essens stehen. Die Pflegenden gehen dann davon aus, dass sie satt ist, es könnte aber auch sein, dass ihre Aufmerksamkeit abgeschweift ist. Manchmal fällt es jemandem, der gerne viel herumläuft, zudem schwer, lange genug still zu sitzen, um eine komplette Mahlzeit zu sich zu nehmen.
- Beeinträchtigte Fähigkeit, mit Besteck umzugehen: Die Beeinträchtigung der exe-kutiven Funktionen kann negative Auswirkungen auf die Fähigkeit einer Person haben, Messer und Gabel sachgerecht zu benutzen oder Nahrung in Stücke zu

schneiden. Auch dies kann zur Folge haben, dass sie Essen stehen lässt, weil sie nicht in der Lage ist, es für den Verzehr vorzubereiten.

- Beeinträchtigte Hand-Mund-Koordination: Die Fähigkeit einer Person, feine Bewegungen auszuführen, wie etwa sich Essen in den Mund zu stecken, kann ebenfalls beeinträchtigt sein. Möglicherweise lässt sie Nahrung fallen und ist nicht in der Lage, diese wieder aufzunehmen, oder bekleckert sich beim Essen. Aus Scham scheut sie sich dann nicht selten davor, ihre Mahlzeit zu Ende zu essen.

Hilfe bei der Ernährung

Wie bei anderen Verhaltensaspekten gilt auch hier, dass das Verstehen der Gründe für das Verhalten der erste Schritt zum Finden kreativer Lösungen ist. Im Folgenden geben wir, in willkürlicher Reihenfolge, Anregungen dafür, wie Sie einer betroffenen Person helfen können, richtig zu essen und zu trinken.

- Seien Sie mit den Essgewohnheiten der Person vertraut: Dies fällt natürlich denjenigen leichter, die den Menschen gut kennen, wie beispielsweise enge Angehörige. Ungeachtet der Möglichkeit, dass der Geschmack sich ändert, mögen die meisten Demenzkranken am liebsten die Lebensmittel, die sie immer schon gemocht haben. Auch das Beibehalten bekannter Abläufe ist wichtig, sodass die Person zu gewohnten Zeiten und am vertrauten Ort isst.
- Bieten Sie eine Umgebung, die das Essen und Trinken begünstigt: Eine entspannende Umgebung ohne Ablenkungen hilft der Person, sich auf ihre Mahlzeit zu konzentrieren, und verringert ihre Unruhe. Helle Beleuchtung und ein Minimum an Nebengeräuschen sind hierbei nützlich. Falls der Fernseher die Person abzulenken scheint, sollte das Gerät lieber aus bleiben. Entspannende Hintergrundmusik ist vielleicht die bessere Lösung.
- Fördern Sie die Aufmerksamkeit auf das Essen: Wenden Sie die Grundsätze der Demenzempathie an, um der Person zu helfen, ihre Mahlzeit zu bemerken und sich ihr zu widmen. Buntes und leicht zu erkennendes Essen ist am besten. Achten Sie darauf, dass sie von der Existenz ihrer Mahlzeit weiß, indem Sie Speise und Getränk dort hinstellen, wo sie sie sehen und erkennen kann. Lenken Sie ihre Aufmerksamkeit zudem verbal auf das Essen. Bestehen Schwierigkeiten mit den visuell-räumlichen Fähigkeiten, ist ein Kontrast zwischen dem Teller und dem Tisch hilfreich. Diesen schafft man beispielsweise durch leuchtend bunte Teller auf einer einfarbigen Tischdecke anderer Farbe oder durch Teller mit einem deutlich sichtbaren bunten Rand. Scheint die Person die Aufmerksamkeit zu verlieren, nachdem sie halb aufgegessen hat, kann es helfen, ihr das Essen kurz wegzunehmen.

Nachdem man es auf dem Teller neu arrangiert hat, sodass es einladender aussieht, gibt man es ihr zurück.

- Ermutigen und helfen Sie nach Bedarf – aber bevormunden Sie nicht: Eine Person, die Schwierigkeiten mit dem Benutzen des Bestecks oder mit der Hand-Mund-Koordination hat, braucht möglicherweise etwas Hilfe beim Essen. Es sollte aber der Grundsatz gelten, dass ihre Selbstständigkeit und Würde so weit wie möglich bewahrt werden. Demenzkranken sollte nur dann beim Essen geholfen werden, wenn sie es allein wirklich nicht schaffen (siehe Kapitel 7). Manchmal wird es angebracht sein, die Nahrung in Stücke zu schneiden, damit sie besser mit ihr zurechtkommen, oder sie statt mit Messer und Gabel mit dem Löffel essen zu lassen. Alternativ dazu kommen sie vielleicht besser mit „Fingerfood" klar, das sie zur Hand nehmen können. Wie jeder weiß, der schon mal ein Partybüfett zusammengestellt hat, gibt es eine große Vielfalt an leckeren Speisen, die sich ohne Besteck verzehren lassen.

- Minimieren Sie durch ballaststoffreiche Kost, angemessene Flüssigkeitszufuhr und das Fördern von Bewegung das Risiko einer Verstopfung: Verstopfung ist ein bei Menschen mit Demenz häufig auftretendes Problem, das zur Folge haben kann, dass sie nur widerwillig essen oder durch die Beschwerden unruhig werden. Das Risiko einer Verstopfung lässt sich auf ein Minimum reduzieren, indem man darauf achtet, dass die Ernährung ballaststoffreiche Lebensmittel, vor allem Obst und Gemüse, enthält und die Person ausreichend Flüssigkeit zu sich nimmt und sich bewegt.

- Nehmen Sie eine flexible Haltung ein, wenn die Person sich nicht auf Mahlzeiten konzentrieren kann: Falls die Person zu unruhig ist, um sich zu festgelegten Essenszeiten auf eine Mahlzeit zu konzentrieren, ist es manchmal besser, Speisen auf flexibler Basis zur Verfügung zu stellen. Bieten Sie im Lauf des Tages des Öfteren Imbisse und Getränke an, die sich – für den Fall, dass die Person herumläuft – leicht verzehren lassen. Mitunter ist der Hunger in der Nacht größer; stehen dann Kleinigkeiten bereit, kann dies zur Beruhigung der unter Unruhe leidenden Person beitragen.

- Überwachen Sie das Gewicht der Person: Wie bereits gesagt, kann Gewichtsverlust folgenschwer sein. Die Menschen, die einen Demenzkranken pflegen, sollten deshalb sein Gewicht beobachten. Eine Demenz an sich führt nicht zu Gewichtsverlust. Nimmt eine Person also ab, gibt es hierfür einen anderen Grund. Häufig resultiert Gewichtsverlust aus den oben besprochenen Problemen mit dem Essen. Bei Personen, die einen großen Teil der Zeit herumlaufen, ist es jedoch auch möglich, dass sie aufgrund ihrer vielen Bewegung abnehmen. In diesem Fall kann es anbracht sein, die Mahlzeiten durch das Hinzufügen zusätzlicher Kohlehydrate reichhaltiger zu machen. Gewichtsverlust kann zudem ein körperliches Gesundheitsproblem widerspiegeln, das möglicherweise ärztlich behandelt werden muss. Manche Menschen mit mittelschwerer Demenz machen eine Phase durch, in der sie übermäßig viel essen und, vor allem wenn sie nicht aktiv sind, sehr stark zunehmen. Dies ist ein potenzielles Problem, bei dessen Auftreten diejenigen, die den Betroffenen pflegen, die Essensportionen dementsprechend verringern sollten.

- Beim Essen und beim Trinken handelt es sich um Aktivitäten! Wir sollten immer daran denken, dass wir nicht nur aus Ernährungsgründen essen und trinken, sondern ebenso (oder mehr noch) aus Genuss. Und wir sollten Menschen mit mittelschwerer Demenz helfen, ihre Mahlzeiten zu genießen. Machen Sie die Essenszeiten zu angenehmen Ereignissen und zu Gelegenheiten für Gespräch und geselligen Austausch. Ein Glas Wein oder Bier sorgt bei einer Mahlzeit häufig für das gewisse Extra. Und fürchten Sie sich nicht davor, außer Haus zu essen, wenn die Person dies früher gerne getan hat. Auch das Abspielen von Hintergrundmusik kann zum Gefühl von Genuss und Entspannung beitragen.

- Mit Fortschreiten der Erkrankung zum Stadium der schweren Demenz können weitere Schwierigkeiten auftreten, wie beispielsweise Schluckbeschwerden. Die Person ist möglicherweise nicht mehr in der Lage, allein zu essen. Wir werden diese Probleme in Kapitel 7 behandeln.

5.10 Ausscheidungsbedürfnisse befriedigen

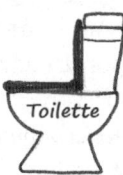

Eine unvermeidliche Folge des Essens und Trinkens ist das Bedürfnis, zur Toilette zu gehen. Die hiermit verbundenen Schwierigkeiten nehmen mit Fortschreiten der Demenzerkrankung zu. Nun ist die Benutzung der Toilette in den meisten Kulturen natürlich ein Tabuthema, und es handelt sich hierbei häufig obendrein um eine stinkende und unschöne Angelegenheit. Demenzkranken Menschen sind ihre Schwierigkeiten mit dem Aufsuchen der Toilette ebenso unangenehm und peinlich wie Angehörigen und Freunden der Umgang mit diesen ist. Betroffenen mit mittelschwerer Demenz kann es Probleme bereiten, ihr Bedürfnis zum Wasserlassen oder zur Stuhlentleerung oder zu beidem zu befriedigen. Die Menschen, die eine Person mit mittelschwerer Demenz pflegen, werden unweigerlich in den sauren Apfel beißen und ihr bei der Befriedigung ihrer Ausscheidungsbedürfnisse helfen müssen. Wie sie das tun, hat einen großen Einfluss auf das Wohlbefinden und die Würde der Person.

Ursachen für die Schwierigkeiten mit der Benutzung der Toilette

Grob gesagt, können Schwierigkeiten mit der Benutzung der Toilette hauptsächlich auf drei Ursachen zurückzuführen sein:

- In den früheren Stadien der Demenzerkrankung ist sich die Person ihres Bedürfnisses, zur Toilette zu gehen, bewusst und schafft es zumeist, ihre Ausscheidungsbedürfnisse zu befriedigen. Die zunehmende Beeinträchtigung des Gedächtnisses, der Aufmerksamkeit und der exekutiven Funktionen beschädigt jedoch ihre Fähigkeit, dies selbstständig zu erledigen. Es können zahlreiche Hindernisse auftreten, da die Person möglicherweise

  - nicht in der Lage ist, klar zum Ausdruck zu bringen, dass sie zur Toilette muss, oder zu fragen, wo die Toilette ist;
  - nicht imstande ist, den Weg zur Toilette zu finden;
  - sich auf den Weg zur Toilette macht, dann aber vergisst, wo sie hinwollte;
  - den Gang zur Toilette zu lange hinauszögert;
  - nicht in der Lage ist, mit der Toilettentür zurechtzukommen;
  - Schwierigkeiten hat, die Kleidung rechtzeitig zu entfernen;
  - Schwierigkeiten mit der eigentlichen Benutzung der Toilette hat;
  - die Toilette erfolgreich benutzt, dann aber Schwierigkeiten hat, sich zu säubern und die Kleidung wieder in Ordnung zu bringen.

  All diese Herausforderungen können zur Folge haben, dass der Person ein „Missgeschick" passiert und daraus Scham und schlechte Gefühle resultieren.

- Das Bedürfnis einer Person, zur Toilette zu gehen, wird möglicherweise durch körperliche Gesundheitsprobleme verstärkt. Harnwegsinfektionen, Magenverstimmungen, Verstopfung sowie, bei Männern, Prostatabeschwerden können dazu führen, dass der Betroffene dringender als gewöhnlich die Toilette aufsuchen muss. Dadurch bleibt ihm weniger Zeit, die Benutzung des WCs erfolgreich zu bewerkstelligen.

- In den späteren Stadien der Demenz lässt das Bewusstsein einer Person für ihr Bedürfnis, zur Toilette zu gehen, nach, bis es schließlich ganz verschwunden ist. Dann wird die Person „doppelt inkontinent". Wir werden diese Situation in Kapitel 8 untersuchen.

Meine Frau begann, Probleme mit der [Stuhl-]Ausscheidung zu haben; sie schien Angst zu haben, zum Klo zu gehen, und ging nur ungefähr alle zwei Wochen. Sie hatte auch allmählich Schwierigkeiten, die Toilette zu finden. Einmal geriet sie in fürchterliche Aufregung, und letztlich konnte ich sie überreden und bekam sie in die Toilette und ließ sie da alleine. Aber als ich wieder zurückkam, waren die Wände beschmiert, sie war beschmiert … es war schrecklich.

Hilfe beim Benutzen der Toilette

Stellt es auch eine Herausforderung an die Toleranz und Akzeptanz von Angehörigen und Freunden dar, so ist es doch wichtig, dass sie eine offene, akzeptierende und nicht beschuldigende Haltung einnehmen, wenn einem Betroffenen „Missgeschicke" zu passieren beginnen. Die Menschen, die für die Pflege der Person zuständig sind, müssen möglicherweise vorausschauend vorgehen, um ihr bei der Benutzung der Toilette zu helfen. Die Grundsätze für die Unterstützung Demenzkranker bei der Befriedigung ihrer Bedürfnisse hängen von deren jeweiligen Schwierigkeiten ab und sind unter anderem folgende:

- Reagieren Sie auf akzeptierende, nicht beschuldigende Weise, wenn der Person ein Missgeschick passiert. Helfen Sie ihr, sich zu säubern und die Bescherung zu beseitigen.
- Beginnen Sie damit, dass Sie die eigentlichen Schwierigkeiten der Person herausfinden. Im frühen und mittleren Stadium der Demenz kann sie durchaus noch in der Lage sein, Ihnen zu sagen, welches ihrer Meinung nach das Problem ist. Falls nicht, bekommen Sie möglicherweise dadurch Anhaltspunkte, dass Sie sie (so peinlich es auch sein mag) beim Toilettengang beobachten.
- Konsultieren Sie den Hausarzt, falls die Möglichkeit besteht, dass die Ursache der Schwierigkeiten ein körperliches Gesundheitsproblem ist (dies kann insbesondere dann der Fall sein, wenn der Person plötzlich mehr Missgeschicke passieren als gewöhnlich).
- Falls das Problem darin liegt, dass die Person leicht vergisst, zur Toilette zu gehen, kann es angebracht sein, sie taktvoll daran zu erinnern. Vielleicht könnte man versuchen, so etwas zu sagen wie: „Ich muss dringend mal aufs Klo, du auch?"
- Für den Umgang mit den speziellen Schwierigkeiten der Person sind wahrscheinlich individuelle Lösungen notwendig. Falls sie ihren Weg zur Toilette nicht finden kann, helfen vielleicht Schilder, oder der Weg muss ihr gezeigt werden. Falls sie die Tür nicht öffnen kann, sollte darauf geachtet werden, dass diese offen bleibt. Falls das Zurechtkommen mit der Kleidung das Problem ist, helfen Kleidungsstücke, die leicht herunterzustreifen und wieder hochzuziehen sowie gegebenenfalls zu schließen sind – die Person kann trotzdem Teile tragen, die schick oder flott sind. Bei anderen Schwierigkeiten kann es erforderlich sein, fantasievolle, auf die Bedürfnisse des Individuums abgestimmte Vorgehensweisen zu finden. In jedem Fall gilt, dass eine offene, akzeptierende, aber taktvolle und respektvolle Art vonseiten der Familienangehörigen und Freunde der Person Scham erspart und ihre Fähigkeit maximiert, beim Befriedigen ihrer Ausscheidungsbedürfnisse Selbstständigkeit zu bewahren.
- In einigen Fällen sind Inkontinenzeinlagen oder -vorlagen eine praktische Lösung zur Verhinderung der Peinlichkeit und Unannehmlichkeiten von Missgeschicken.

Es sind auch elastische Inkontinenzslips oder Pants erhältlich, die jenen Personen helfen können, die die Kontrolle über ihre Blase oder ihren Darm zu verlieren beginnen. Diese Schutzhosen, die aussehen und sich anfühlen wie normale Unterwäsche, sind leicht an- und auszuziehen und werden von demenzkranken Menschen normalerweise gut vertragen. Wir werden über den Einsatz von Inkontinenzprodukten in Kapitel 7 genauer sprechen.

Mein Mann wusste nicht mehr, wie er den Reißverschluss seiner Hose auf- und zumachen sollte, also entschieden wir uns für Trainingshosen.

5.11 Schlafstörungen

Störungen des Schlafrhythmus sind bei Demenzkranken weitverbreitet und können im mittleren Stadium zu einem größeren Problem werden. Dies kann vor allem den Menschen Schwierigkeiten bereiten, die mit dem Betroffenen zusammenleben, da ihr Schlaf nicht selten ebenfalls gestört wird. Besonders häufig kommen Schlafstörungen bei Personen vor, die eine Lewy-Körperchen-Demenz oder die Parkinson-Krankheit haben, doch können sämtliche Formen der Demenz den Schlaf beeinträchtigen.

Ursachen für Schlafstörungen

Man muss sich bemühen, die Ursache des Problems zu verstehen, um zu entscheiden, welche Strategien möglicherweise helfen könnten. Zunächst einmal kann es nützlich sein, durch Führen eines Tagebuchs das Schlafmuster zu bestimmen und festzustellen, was dem Betroffenen im Lauf des Tages widerfährt. Zu den Faktoren, die zu Schlafstörungen beitragen können, gehören unter anderem folgende:

- Körperliche Gesundheitsprobleme wie Harnwegsinfektionen oder Prostatabeschwerden, die ein gesteigertes Bedürfnis zum Wasserlassen zur Folge haben können.
- Schmerzen oder Beschwerden, etwa Arthritis und Beinkrämpfe
- Ein verringertes Bedürfnis nach Schlaf oder zu viel Schlaf am Tag
- Depressionen, die frühes morgendliches Aufwachen verursachen können
- Störungen in der Umgebung – beispielsweise ungünstige Beleuchtung, Lärm oder eine unzweckmäßige Temperatur
- Albträume
- Ruhelose Beine („Restless-Legs-Syndrom") oder unkontrollierte Bewegungen der Gliedmaßen – diese Symptome treten häufig bei Menschen mit einer Lewy-Körperchen-Demenz oder Parkinson-Krankheit auf.

Hilfe für einen stabileren Schlafrhythmus

Mag es bei Schlafstörungen auch keine einfache Lösung geben, ist eine Untersuchung der möglichen Ursachen doch unverzichtbar. Ansonsten bekommen auch die Menschen, die für die Pflege zuständig sind, nicht ihren dringend benötigten Schlaf. Ohne Schlaf auszukommen ist zweifellos eine der schwierigsten Aufgaben, die sämtliche Beteiligten zu meistern haben, und durch den Schlafmangel dürfte sich bei allen die Reizbarkeit erhöhen. Einer von uns Autoren ist bekannt für seine Freude am Schlafen – aber auch für seine Ungeduld, wenn er zu wenig davon bekommt! Falls es Anzeichen oder Symptome für eine Krankheit gibt, die für die Schlafstörung des Demenzkranken verantwortlich sein könnte, lohnt es sich, um die Durchführung eines körperlichen Gesundheitschecks zu bitten. Weitere Anregungen erhalten Sie durch Anwendung von Demenzempathie – ebenso wie wir alle brauchen auch an Demenz erkrankte Menschen die richtigen Umstände, um gut zu schlafen.

- Versuchen Sie, wenn möglich, einen regelmäßigen Tagesablauf festzulegen, zu dem morgendliche Bewegung gehört. Vermeiden Sie am späten Nachmittag oder frühen Abend schwierige Aufgaben, die Verzweiflung verursachen können.
- Sorgen Sie am Tag für ausreichend Licht und Aktivität. Dies hilft beim Etablieren eines guten Schlafrhythmus.
- Versuchen Sie, lange Schlafzeiten am Tag zu vermeiden.
- Vermeiden Sie am Abend den Konsum von Koffein und Alkohol.
- Denken Sie darüber nach, welche Medikamente Schlafstörungen verursachen – AChE-Hemmer können nächtliche Stimulation und Traumstörungen auslösen und sollten deshalb nicht am Abend eingenommen werden.
- Kontrollieren Sie die Temperatur im Schlafzimmer: Sie sollte angenehm sein, nicht zu heiß und nicht zu kalt.
- Verwenden Sie gedämpftes Licht oder Nachtleuchten, um es der Person zu erleichtern, sich nachts zu orientieren und die Toilette zu finden.
- Versuchen Sie, wenn die Person sich in einer unbekannten Umgebung befindet, vertraute Gegenstände wie Fotos oder persönliche Schätze sichtbar zu platzieren.
- Spielen Sie sanfte Musik ab, wenn die Person schlafen geht.

Versuchen Sie, flexibel zu sein, falls der Betroffene weiterhin Schlafstörungen hat oder sich weigert, zu einer vernünftigen Zeit ins Bett zu gehen: Lassen Sie ihn auf dem Sofa schlafen oder stellen Sie sicher, dass ihm im Haus nichts passieren kann, wenn er nachts herumwandert. Vielleicht muss seine Pflegeperson in einem eigenen Bett oder Zimmer schlafen, so dies möglich ist, damit nicht beide eine unruhige Nacht haben.

Schlafstörungen können mit der Zeit nachlassen und sich legen – häufig handelt es sich nur um eine Phase, die der Betroffene durchmacht. Mit Fortschreiten der Erkrankung in das Stadium der schweren Demenz schlafen Personen normalerweise mehr. Halten die Probleme an, kann zwecks Verabreichung von Beruhigungsmitteln für die Nacht ein Arzt zurate gezogen werden. Im Allgemeinen ist dieser Schritt für Menschen mit Demenz nicht angeraten, da mit der Sedierung das Risiko erhöhter Verwirrung einhergeht. Das kurzfristige Ausprobieren von Schlaftabletten kann jedoch helfen, einen besseren Schlafrhythmus zu finden; es sollte allerdings sorgfältig überwacht werden. Alternativ kann ein Versuch mit einem Antidepressivum unternommen werden, doch auch hier sollte beobachtet werden, ob es möglicherweise zum Auftreten unerwünschter Nebenwirkungen wie beispielsweise Schwindel kommt.

Sundowning (Abendliche Verwirrtheit)

Mit dem englischen Begriff „Sundowning" wird eine Zunahme an unruhigem Verhalten oder Rastlosigkeit bezeichnet, die zuweilen im mittleren Stadium der Demenz am späten Nachmittag oder frühen Abend auftritt – mit anderen Worten, wenn die Sonne untergeht (*sundown* bedeutet Sonnenuntergang). Während über die wahre Natur des Sundowning oder der abendlichen Verwirrtheit noch debattiert wird, nimmt man an, dass das Phänomen durch eine Störung des zirkadianen Rhythmus verursacht wird, die auf Veränderungen im Gehirn zurückzuführen ist. Sundowning ist häufig mit Schlafstörungen verbunden. Das Auftreten der Verwirrtheit kann sehr anstrengend sein, insbesondere da es zu einer Tageszeit stattfindet, in der die Pflegenden sich nicht selten entspannen möchten. Dieselben Grundsätze, mit denen Betroffenen geholfen wird, besser zu schlafen, sollten auch hier angewendet werden: Die Person wird ermuntert, sich früher am Tag viel Licht und Aktivität auszusetzen; von langen Schlafzeiten während des Tages wird abgeraten; und das Maß an Lärm und Aktivität wird am späten Nachmittag und frühen Abend verringert.

5.12 Professionelle Unterstützung für Menschen mit mittelschwerer Demenz, ihre Angehörigen und Freunde

In Kapitel 3 haben wir über informelle und professionelle Unterstützungsdienste für Menschen mit leichter Demenz gesprochen, etwa über Selbsthilfegruppen, Tageszentren, die häusliche Pflege und die Kurzzeitpflege. Derartige Dienste dürften für Personen, die Menschen mit mittelschwerer Demenz pflegen, von noch größerem Wert sein – es kommt vor, dass Angehörige so lange keine Hilfe in Anspruch nehmen (beziehungsweise nicht als hilfebedürftig betrachtet werden), bis ein Betroffener dieses Stadium erreicht hat. Ein an mittelschwerer Demenz erkrankter Mensch braucht häufig mehr Hilfe bei den Verrichtungen des täglichen Lebens, als Familienangehörige ohne Weiteres zu leisten imstande sind. Nicht selten hat er zudem Aktivitätsbedürfnisse, die sich in Einrichtungen der Tagespflege wirkungsvoller befriedigen lassen. Jedes Land hat sein eigenes System, nach dem entschieden wird, welche Unterstützung einem Betroffenen bei zunehmenden Bedürfnissen angeboten werden kann und wie diese finanziert wird. Häufig findet eine Bedarfseinschätzung statt, anhand derer festgelegt wird, welche Hilfe die demenzkranke Person benötigt. Zu diesem Zeitpunkt ist es unerlässlich, dass die Angehörigen an der Einschätzung beteiligt werden, damit sie ihre Ansichten einbringen und bei der Koordination der Pflege helfen können.

> Die Termine für sämtliche Dienste wurden an die Adresse meiner Großmutter geschickt, und sie hat die Briefe geöffnet und irgendwohin gelegt, sodass wir nichts von ihnen wussten. Ich fand das so frustrierend, für mich war das ganz offensichtlich, warum schickt man Termine an eine demenzkranke Person, wenn die nicht unbedingt daran denkt, anderen etwas davon sagen?

Möglicherweise stehen spezialisierte Dienste für Menschen mit Demenz zur Verfügung: etwa die durch Gemeindeschwestern oder speziell ausgebildete Kräfte zu Hause geleistete direkte Pflege oder Kurzzeitpflege. Nimmt das Angebot an spezialisierten Diensten in manchen Gegenden auch zu, sind sie doch in den meisten Ländern noch immer nicht weitverbreitet. Im Großen und Ganzen wird die Pflege häufig von nicht ausgebildeten Kräften übernommen, die vielleicht etwas über Demenz wissen, vielleicht aber auch nicht. Zwar gibt es durchaus viele fähige und empathische Pflegende, doch kann es mitunter eine Herausforderung sein sicherzustellen, dass der Betroffene die richtige Unterstützung bekommt.

> Es war sehr schwierig, eine Pflegekraft einzusetzen, weil meine Frau keine Hilfe annehmen wollte; mit der ersten Pflegerin klappte es nicht, weil meine Frau sie nicht mochte. Aber als Mary bei uns anfing, funktionierte es von Anfang an gut. Mary war sehr geschickt und machte solche Sachen wie mit meiner Frau einkaufen zu gehen; sie sorgte dafür, dass sie sich einbezogen fühlte. Das war so eine Erleichterung. Es dauerte ein paar Wochen, bis sie sich aneinander gewöhnt hatten, aber letzten Endes fand meine Frau Mary entzückend.

Die Kompetenz und das Wissen von Angehörigen und Freunden tragen entscheidend dazu bei, dass der Betroffene eine Pflege erhält, die auf seine individuellen Bedürfnisse abgestimmt ist. Informationen wie jene, die in Lebensgeschichten gesammelt sind, sollten mit Fachkräften geteilt werden, und Angehörige und Freunde sollten sich gegebenenfalls nicht davor scheuen, taktvoll darauf hinzuweisen, dass die Pflege nicht auf angemessene Weise erfolgt. Gleichzeitig ist es unverzichtbar, dass die Angehörigen oder Freunde, die in diesem Stadium für einen großen Teil der praktischen Pflege zuständig sind, Unterstützung von Fachkräften erhalten. Notwendig sind dabei sowohl

Rat und emotionale Hilfe als auch die Möglichkeit, eine Pause von der Pflege zu nehmen.

Der andere primäre professionelle Dienst für Menschen mit mittelschwerer Demenz ist die Betreuung in einer Pflegeeinrichtung. Viele Familien unternehmen früher oder später den bedeutenden Schritt, für die Person, um die sie sich bislang gekümmert haben, einen Platz in einem Pflegeheim zu suchen. Wir werden die mit der stationären Pflege zusammenhängenden Fragen im nächsten Kapitel untersuchen.

5.13 Wenn Menschen mit Demenz ins Krankenhaus eingewiesen werden

Die Tatsache, dass es sich bei Demenzkranken zum großen Teil um ältere Menschen handelt, die deshalb anfälliger für körperliche Erkrankungen sind, macht es wahrscheinlich, dass ein Betroffener zu irgendeinem Zeitpunkt in ein allgemeines Krankenhaus eingewiesen werden muss. Weil die Demenzerkrankung an sich die Disposition für körperliche Leiden erhöhen kann, ist die Zahl dementer Patienten in Krankenhäusern hoch: Laut verschiedener Quellen sind in Deutschland derzeit etwa 10 bis 15 % der Krankenhauspatienten an einer Demenz erkrankt. Ab 2020 wird nach Aussage des Präsidenten der Deutschen Gesellschaft für Geriatrie, Werner Hofmann, voraussichtlich jeder fünfte Krankenhauspatient eine Demenz haben (*Deutsches Ärzteblatt* 2012). In diesem Abschnitt werden wir die Schwierigkeiten untersuchen, denen Demenzkranke, ihre Angehörigen und Freunde gegenüberstehen, wenn eine betroffene Person in ein allgemeines Krankenhaus aufgenommen wird (wir werden an dieser Stelle nicht über die Pflege Demenzkranker sprechen, die ihrem Lebensende entgegengehen – dieses Thema wird in Kapitel 8 behandelt).

Was führt dazu, dass Menschen mit Demenz in ein Krankenhaus eingewiesen werden?

Die häufigsten Gründe für die Einweisung in ein Krankenhaus sind folgende:
- Eine Hüftfraktur nach einem Sturz
- Eine Harnwegsinfektion
- Eine Brustkorbinfektion (darunter Lungenentzündung)
- Ein Schlaganfall
- Gewichtsverlust oder Selbstvernachlässigung

Diese Leiden treten bei älteren Leuten häufig auf, Menschen mit Demenz aber sind mit besonders hoher Wahrscheinlichkeit von ihnen betroffen. Infektionen und andere Krankheiten können ein Delir (siehe Kapitel 2) zur Folge haben, das nicht selten zu einem vorübergehenden Anstieg der „Verwirrtheit", der Desorientierung und der Gedächtnisschwierigkeiten führt – Menschen mit Demenz sind vor allem anfällig für Delir-Schübe, wenn es ihnen körperlich schlecht geht.

Das Risiko, dass ein Betroffener diese Leiden bekommt, kann sich verringern, wenn er gut versorgt wird, gut genährt ist und sich regelmäßig (aber vorsichtig, um Stürze zu vermeiden) bewegt. Entwickelt er trotzdem Infekte wie eine Harnwegsinfektion oder eine Lungenentzündung, lassen sich diese häufig zu Hause oder in einer Pflegeeinrichtung behandeln. Es liegen Beweise dafür vor, dass Allgemeinmediziner demenzkranke Menschen zu schnell ins Krankenhaus einweisen, ohne die Möglichkeit ambulanter Behandlung und Pflege angemessen zu prüfen.

Schwierigkeiten demenzkranker Menschen in allgemeinen Krankenhäusern

Die Vermeidung einer unnötigen Einweisung ist wichtig, da stichhaltige Beweise darauf hindeuten, dass es Menschen mit Demenz in allgemeinen Krankenhäusern nicht gut ergeht. Demenzkranke bleiben länger in stationärer Behandlung, erholen sich weniger schnell und erfolgreich und weisen eine höhere Sterblichkeit auf als Menschen ähnlichen Alters und mit vergleichbaren Leiden, die nicht an Demenz erkrankt sind. Ein Krankenhausaufenthalt kann dazu führen, dass ein Betroffener infolge schlechter Genesung frühzeitig in eine Pflegeeinrichtung umzieht. Der Person kann das Bewusstsein dafür fehlen, dass sie krank ist, und es ist gut möglich, dass sie bei der Behandlung nicht kooperiert. Des Weiteren sind allgemeine Krankenhäuser keine gute Umgebung für Menschen mit Demenz. Krankenstationen sind laute, unbekannte und verwirrende Orte, die den Bedürfnissen Demenzkranker nur selten dienlich sind. Es kann für sie schwierig sein, auf einer Station gefahrlos herumzulaufen oder sich zurechtzufinden. Häufig sind sie nicht in der Lage, den Weg zur Toilette zu finden oder Personal um Hilfe zu bitten, was eine erhöhte Wahrscheinlichkeit von Missgeschicken zur Folge hat. Kein Wunder, dass viele Menschen mit Demenz im Krankenhaus gesteigerte Qual und Angst empfinden. Hierdurch wird ihre Genesung weiter beeinträchtigt.

Ein weiterer Faktor, der sich negativ auf die Rekonvaleszenz in allgemeinen Krankenhäusern auswirken kann, ist die Tatsache, dass das Personal nicht unbedingt auf die Pflege Demenzkranker vorbereitet ist. Unsere eigene Forschung hat gezeigt, dass viele Krankenschwestern und -pfleger wenig oder gar keine Schulung in der Pflege dementer Menschen erhalten. Ein besonderes Problem ergibt sich mit dem Essen und Trinken. Die Beschäftigten eines allgemeinen Krankenhauses wissen mitunter nicht, dass die kognitiven Schwierigkeiten einer Person deren Fähigkeit beeinträchtigen können, sich ausreichend zu ernähren, und bieten deshalb keine entsprechende Hilfe an. Mangelndes Verständnis des angemessenen Umgangs mit Demenzkranken oder des rechten Reagierens auf Verhalten, das als schwierig empfunden wird, kann zu übermäßiger Verabreichung von Beruhigungsmitteln führen – womit die körperliche Gesundheit der Person weiter beeinträchtigt wird. Zu den Schwierigkeiten, denen sich die Mitarbeiter allgemeiner Krankenhäuser gegenübersehen, zählen mangelnde Personalausstattung und die Tatsache, dass der Schwerpunkt der Pflege häufig auf „schnellem Tempo" liegt. Zudem ist die Pflege oft eher auf Menschen mit einer akuten Krankheit als mit einem langfristigem Leiden wie einer Demenz ausgerichtet.

In Großbritannien unter pflegenden Angehörigen und Demenzkranken durchgeführten Umfragen zufolge bestehen hinsichtlich der Pflege und Behandlung Betroffener in allgemeinen Krankenhäuser die folgenden Sorgen (Thompson und Heath 2011); ähnliche Bedenken wurden auch in anderen Ländern vorgebracht:

- Krankenschwestern und -pfleger erkennen oder verstehen die Demenzerkrankung nicht.
- Das Personal hat nicht genug Zeit, um gute Pflege zu leisten.
- Mangel an personenzentrierter Pflege und individuellen Pflegeplänen.
- Der Person wird nicht beim Essen und Trinken geholfen.
- Mangel an Gelegenheit zu sozialer Interaktion.
- Weniger Gelegenheit, sich an Entscheidungen zu beteiligen, als gewünscht (Patient und Angehörige).
- Mangelhafte Kommunikation mit Angehörigen.
- Die Person wird zu häufig zwischen verschiedenen Station hin und her verlegt.
- Ungeeignete Umgebungen.

Es wird anerkannt, dass eine Optimierung der allgemeinen Krankenhauspflege und das Bemühen, unnötige Einweisungen zu vermeiden, wichtige Wege darstellen, die Erfahrung demenzkranker Menschen und ihrer Angehörigen zu verbessern. Einer von uns Autoren hat Untersuchungen zur Pflege in Krankenhäusern angestellt, die zeigten, dass es wesentliche Möglichkeiten für deren Umgestaltung gibt. So wäre es sinnvoll, das Verständnis des Personals zu erhöhen, die Einschätzung und Erkennung einer Demenzerkrankung zu verbessern, Angehörige in die Pflege mit einzubeziehen, die Umgebung zu verändern und die Pflege zu individualisieren.

Wie können Angehörige und Freunde helfen?

Die Möglichkeiten, die Angehörige und Freunde haben, um zur Verbesserung der Erfahrung demenzkranker Menschen in allgemeinen Krankenhäusern beizutragen, ähneln denen, die sie bei der Unterbringung einer Person in einer stationären Pflegeeinrichtung haben. Wir werden diese Grundsätze in Kapitel 6 besprechen. Im Wesentlichen können Angehörige und Freunde helfen, indem sie dem Krankenhauspersonal etwas über den Betroffenen und dessen Vergangenheit erzählen (damit er als Individuum besser verstanden wird) und über seine Vorlieben und Abneigungen aufklären. Zur Unterstützung von Aspekten der Pflege ist außerdem die Weitergabe jeglicher Tipps oder Strategien nützlich. In manchen Fällen kann es angebracht sein, bei Dingen wie dem Essen und Trinken oder der Benutzung der Toilette selbst konkret Hilfe zu leisten. Zeit mit dem Erkrankten zu verbringen und Aktivitäten mit ihm auszuüben hilft bei der Linderung von Langeweile und Qual. Es gibt keinen immanenten Grund, warum Menschen mit Demenz von einer körperlichen Erkrankung nicht genauso gut genesen sollten wie andere Patienten desselben Alters, die sich in der gleichen Situation befinden. Manchmal müssen Familienangehörige und Freunde dem Krankenhauspersonal gegenüber möglicherweise sehr bestimmt auftreten, um sicherzustellen, dass angemessene Pflegestandards eingehalten werden.

5.14 Verwundbarkeit, Missbrauch und Misshandlung

Es dürfte klar sein, dass Menschen mit einer mittelschweren Demenz aufgrund ihres Mangels an Denkfähigkeit besonders stark dem Risiko ausgesetzt sind, Schaden zu erleiden. Schließlich sind ihre Fähigkeiten, ihre Lage zu verstehen, rationale Entscheidungen zu fällen und auf sich selbst aufzupassen, alle erheblich beeinträchtigt. Wir haben über Situationen gesprochen, in denen eine Person aufgrund ihrer eigenen Handlungen zu Schaden kommt; wir müssen uns aber auch der Tatsache bewusst sein, dass Demenzkranke Gefahr laufen können, durch andere Schaden zu erleiden – darunter durch jene Menschen, die in einer Pflegebeziehung zu ihnen stehen, wie Familienangehörige, Freunde und professionelle Pflegekräfte. Es lassen sich verschiedene Arten von Missbrauch und Misshandlung unterscheiden:

- Körperliche Misshandlung: Sicherlich sind wir uns alle darin einig, dass jemand, der einen Demenzkranken schlägt, tritt oder ihm eine Ohrfeige gibt, diesen Menschen körperlich misshandelt. Hinzu kommt, dass der verursachte Schaden bei einem älteren Menschen unverhältnismäßig viel größer sein kann, wenn dieser körperlich gebrechlich ist.
- Psychische Misshandlung: Diese Kategorie umfasst unter anderem Androhungen, dem anderen Schaden zuzufügen oder ihn zu verlassen, Kontaktentzug, De-

mütigung, Vorwürfe, Gängelung, Einschüchterung, Nötigung, Belästigung, Schikane und verbale Angriffe. Einige dieser Interaktionsweisen erinnern an Tom Kitwoods Kategorien maligner Sozialpsychologie, über die wir in Kapitel 4 gesprochen haben (Kitwood 1997). Zyniker würden vielleicht einwerfen, dass sie auch untrennbarer Bestandteil vieler zwischenmenschlicher Begegnungen und sogar vieler Beziehungen sind. Wie wir jedoch bereits gesagt haben, können diese Verhaltensweisen demenzkranken Menschen besonders schaden, da ihnen die erforderlichen Mittel dafür fehlen dürften, sich zu verteidigen oder zu widersprechen.

- Sexueller Missbrauch: Hierzu gehören Vergewaltigung und sexuelle Gewalt oder sexuelle Handlungen, denen der wehrlose Erwachsene nicht zugestimmt hat, nicht zustimmen konnte oder unter Druck zustimmen musste. Wir mögen davon ausgehen, dass das Auftreten sexuellen Missbrauchs älterer Menschen im Allgemeinen und Demenzkranker im Speziellen sehr unwahrscheinlich ist – aber noch vor gar nicht vielen Jahren war die Ansicht weitverbreitet, dass auch sexueller Missbrauch von Kindern nur selten vorkommt. Heute erkennen wir, dass sexueller Kindesmissbrauch ein relativ häufiges Vorkommnis ist, und möglicherweise stellen wir in den kommenden Jahren fest, dass der sexuelle Missbrauch älterer Menschen ebenfalls weitverbreitet ist. Geschehen tut er ganz gewiss, wie gelegentliche Berichte über Gerichtsverhandlungen beweisen.

- Finanzieller oder materieller Missbrauch: Hierzu gehören Diebstahl, Betrug, Ausbeutung, die Ausübung von Druck im Zusammenhang mit Testamenten, Besitz oder Erbschaften und die missbräuchliche oder widerrechtliche Verwendung von Besitz, Besitztümern oder Leistungen. Demenzkranke sind vor allem gefährdet, finanziellen Missbrauch zu erleiden, insbesondere wenn sie Geld angespart haben. Untersuchungen zeigen, dass die finanzielle Ausbeutung älterer Menschen durch ihre eigenen Angehörigen bedrückend häufig vorkommt. Jeder, der versucht hat, die Vorsorgevollmacht für einen Menschen mit Demenz zu erhalten, weiß, wie kompliziert das Antragsverfahren ist. Dahinter steht hauptsächlich der Versuch, die Person vor Ausbeutung zu schützen. Auch Menschen, die nicht zur Familie gehören, können Demenzkranke natürlich finanziell auszubeuten versuchen, weil die verringerte Fähigkeit eines Betroffenen, Entscheidungen zu fällen, ihn zu unklugen finanziellen Vereinbarungen veranlassen kann. Skrupellose Individuen können sich in der Absicht, Geld von einem Demenzkranken zu erhalten, mit diesem „anfreunden". Auch kennen wir die Nachrichten von Handwerkern oder Handelsvertretern, die Wucherpreise für Leistungen verlangen, die der Betroffene nicht braucht.

- Vernachlässigung und Unterlassung: Hierzu gehören das Ignorieren von Bedürfnissen nach medizinischer oder körperlicher Versorgung, das Versäumnis, einem Menschen Zugang zu angemessenen Gesundheits- oder Sozialdiensten zu verschaffen, und das Vorenthalten von Lebensnotwendigkeiten, wie etwa von Medikamenten, einer adäquaten Ernährung oder Heizungswärme. Wir haben an früherer Stelle darüber gesprochen, dass Menschen mit einer mittelschweren Demenz für die Befriedigung ihrer Bedürfnisse des täglichen Lebens auf andere angewiesen sind. Wir haben ebenfalls die Schwierigkeiten erwähnt, die entstehen können, wenn Demenzkranken bei der Erfüllung dieser Bedürfnisse geholfen wird. Leider ist es nichts Ungewöhnliches, dass die Personen, die einen Menschen mit Demenz pflegen, ihren Pflegeverantwortungen nicht nachkommen.

- Diskriminierende Beleidigung: Diese Kategorie ist vielleicht eine unerwartete, aber gleichwohl eine wichtige, wenn es um Menschen mit Demenz geht. Sie umfasst Bemerkungen oder Handlungen, die rassistisch, sexistisch oder auf die Behinderung einer Person bezogen sind, andere Formen der Belästigung, Verleumdungen oder eine ähnliche Behandlung. Demenzkranke können, wie wir alle, Opfer rassistischer oder sexistischer Bemerkungen werden und haben, wie weiter oben gesagt, häufig nicht die Fähigkeit, angemessen zu reagieren. Zusätzlich dazu können sie auch aufgrund ihrer Demenzerkrankung Diskriminierung erfahren. Wir haben beobachtet, dass die in der Öffentlichkeit vorherrschende Sicht der Demenz, die sich in den Medien widerspiegelt, eine negative ist. Demenzkranke Menschen werden häufig mit abwertenden Begriffen beschrieben – „verkalkt", „wieder zum Kind geworden" usw. Wir haben ebenfalls von Menschen mit Demenz gehört, denen wegen ihres Leidens der Zugang zu Kneipen oder Restaurants verwehrt wurde.

Was können Angehörige und Freunde tun, wenn sie vermuten, dass ein Demenzkranker Missbrauch oder Misshandlung ausgesetzt ist?

Diese Frage ist schwer zu beantworten. Es liegt in der Natur der Demenz, dass der Betroffene nicht in der Lage sein dürfte, sich über Missbrauch oder Misshandlung zu beklagen. Tut er es dennoch, wird ihm möglicherweise nicht geglaubt. Außerdem kann es sein, dass er sich gar nicht der Tatsache bewusst ist, dass Missbrauch oder Misshandlung stattfindet. Noch dazu sind Familien komplexe Gebilde; es mag sein, dass es durchaus nicht im Sinne des Demenzkranken ist, wenn man sich in langjährige Beziehungen einmischt, selbst wenn diese dysfunktional erscheinen mögen. Gleichzeitig sollte man nicht tatenlos zusehen, wenn ein Demenzkranker Misshandlung oder Vernachlässigung erleidet – es kommt durchaus vor, dass ältere Menschen an den Folgen sterben. Vielleicht helfen Gespräche innerhalb der Familie. Ansonsten können Sie sich, wenn Sie entsprechende Sorgen haben, mit der zuständigen lokalen Behörde in Verbindung setzen. Es gibt gemeinnützige Organisationen, die vertraulichen Rat anbieten (z. B. die „Bonner Initiative gegen Gewalt im Alter – Handeln statt Miss-handeln"). Wenn man meint, dass die Lage ernst ist, sollte man sich an die Polizei wenden – bei der Misshandlung oder Vernachlässigung eines wehrlosen Erwachsenen handelt es sich um eine potenzielle Straftat.

6. | Die Entscheidung: Stationäre Pflege für Menschen mit Demenz

6.1 Vorstellungen von der stationären Pflege

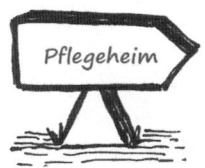

Wir, die Autoren, sind mit dem britischen Fernsehen groß geworden und erinnern uns noch an einen klassischen Sketch des großartigen Komikerduos Morecambe and Wise. Eric Morecambe sagt irgendetwas Dummes, und der strenge Ernie Wise, der die Rolle des schlauen und gebildeten Mannes innehat, berichtigt ihn. Er hält ihm einen langen Vortrag über Erics Unzulänglichkeiten und erklärt, dass er, Ernie, genug davon habe, sich um Eric zu kümmern. Als Antwort setzt Morecambe ein gespielt mitleiderregendes Gesicht auf und fragt mit kleiner Stimme: „Steckst du mich jetzt in ein Heim?"

Wegen der Absurdität der Idee und Eric Morecambes Komikergenie erzeugt die Frage Gelächter. Gleichzeitig trifft sie einen wunden Punkt, weil sie unsere Überzeugungen und Stereotype im Zusammenhang mit der stationären Pflege aufgreift. In der Presse wird häufig negativ über diese Pflege berichtet, und nicht selten haben wir erhebliche Bedenken, ob die Heimunterbringung für unsere Angehörigen das Richtige ist. Manchmal sind unsere Sorgen wohlbegründet. Trauigerweise tauchen von Zeit zu Zeit Geschichten über trostlose Pflegeheime auf, in denen keine Anregung geboten wird und in denen die Bewohner vernachlässigt und mitunter schlichtweg missbraucht und misshandelt werden. Jedoch ist es nicht zwangsläufig so, dass stationäre Pflege mit schlechter Pflege gleichzusetzen ist. Heute handelt es sich bei vielen Pflegeheimen um helle, einladende, gut geführte Einrichtungen, deren Personal in der Demenzpflege geschult ist und dem das Wohl der Bewohner am Herzen liegt. Für einige Menschen mit mittelschwerer Demenz kann der Umzug in ein Pflegeheim eine positive Erfahrung darstellen, die ihr Wohlbefinden und ihre Lebensqualität erhöht.

Das soll nicht heißen, dass alle Menschen, die auf ihrem Weg durch die Demenz einen bestimmten Punkt erreicht haben, unbedingt in ein Pflegeheim ziehen sollten.

Die Entscheidung, ob für einen Demenzkranken ein stationärer Pflegeplatz gesucht werden sollte, ist komplex und häufig schwierig. Jede Familie muss diese Entscheidung mittels sorgfältiger Überprüfung der individuellen Umstände fällen. Auch ist es nicht so, dass alle Pflegeheime gleich sind. Die Entscheidung, in welcher Einrichtung ein Betroffener wohnen soll, kann genauso schwerfallen wie die, ob er überhaupt in die stationäre Pflege überführt werden soll. In diesem Abschnitt werden wir einige der vielen Faktoren untersuchen, die Familien bei diesen Entscheidungen berücksichtigen müssen. Wir werden außerdem darüber nachdenken, wie Angehörige und Freunde ihre Beziehung zu der Person aufrechterhalten können, wenn diese in ein Pflegeheim gezogen ist.

6.2   Was ist stationäre Pflege?

Stationäre Pflegeeinrichtungen (Pflegeheime) sind Stätten, in denen manche Menschen mit Demenz wohnen. Die stationäre Pflege ist in den einzelnen Ländern unterschiedlich organisiert, das Grundprinzip ist jedoch überall dasselbe.

Im Wesentlichen sind Pflegeheime Hotels, die ihren Bewohnern zusätzlich zu einem Schlafzimmer, zu Mahlzeiten und einem Freizeitangebot auch ein gewisses Maß an Körperpflege oder pflegerischer Betreuung bieten. Manche Pflegeheime sind anerkannte Fachpflegeeinrichtungen für Demenzkranke, doch wohnen Menschen mit Demenz auch in anderen stationären Pflegezentren. In Deutschland und in vielen anderen europäischen Ländern befindet sich der Großteil der Einrichtungen im Besitz privater Unternehmen und wird auch von diesen verwaltet. Die übrigen Heime gehören öffentlichen Trägern. Die privaten Betriebe unterscheiden sich sehr im Hinblick auf ihre Größe; das Spektrum reicht von großen nationalen Konzernen, denen Hunderte von Heimen unterstehen, bis zu unabhängigen Betreibern, denen vielleicht nur ein oder zwei Häuser gehören. Es gibt gewerbliche und freigemeinnützige Träger. Die Finanzierung eines Platzes im Pflegeheim kann eine komplizierte Angelegenheit darstellen, und die Pflegefinanzierung unterscheidet sich von Land zu Land. Häufig aber muss der Betroffene (bzw. seine Familie in seinem Auftrag) einen Teil der Kosten – oder gar den Gesamtbetrag – übernehmen. Die Höhe des Eigenanteils ist abhängig von der Versicherungssituation der Person, von der Größe möglicherweise vorhandener Ersparnisse sowie von den Einkommens- und Vermögensverhältnissen.

Forschungsergebnisse zeigen, dass die Mehrzahl der älteren Menschen in ihrem eigenen Zuhause oder bei Familienmitgliedern wohnen möchte statt in einem Pflegeheim. Aus Umfragen geht hervor, dass auch die pflegenden Angehörigen diese Lösung bevorzugen. Es ist verständlich, dass Menschen nach Möglichkeit in einer Umgebung wohnen möchten, die privat und vertraut ist, und lieber mit ihren engsten Verwandten zusammenleben wollen als mit Fremden. Das negative Bild, das von Pflegeheimen vorherrscht und über das wir oben gesprochen haben, trägt zweifellos ebenfalls dazu bei, dass dem Zuhausebleiben der Vorzug gegeben wird. Zusätzlich dazu ist die stationäre Pflege teuer, sowohl für den Einzelnen als auch für die öffentliche Hand, die jene Heimbewohner finanzieren muss, die nicht selbst zahlen können. Laut *Alzheimer's Disease International*, einem Zusammenschluss von Alzheimer-Organisationen in der ganzen Welt, wird geschätzt, dass in den meisten Ländern mit hohem Einkommen nur ein Drittel der Demenzkranken in Pflegeheimen wohnt – trotz zuweilen erheblicher Pflegebedürftigkeit. In Ländern mit mittlerem oder niedrigem Einkommen, so die Schätzung, wird nur fünf Prozent der Betroffenen diese Art von Unterstützung ermöglicht. Ein Kommentator brachte es prägnant, wenngleich zynisch, auf den Punkt: „Die meisten Menschen mit Demenz wohnen zu Hause. Sie möchten dort wohnen, ihre Angehörigen möchten, dass sie dort wohnen, und die Regierung möchte, dass sie dort wohnen" (Graham 2003).

6.3 Die Entscheidung

Es gibt viele Angehörige und Freunde, die einen Betroffenen während des gesamten Verlaufs seiner Demenzerkrankung pflegen. Wir werden über einige der Grundsätze für die Pflege von Menschen mit schwerer Demenz im nächsten Kapitel sprechen. Gleichzeitig glauben wir, dass ein Pflegeheim unter bestimmten Umständen der beste Lebensort für eine Person sein kann. Angehörige und Freunde sollten kein schlechtes Gewissen haben, wenn sie den Schritt der Heimunterbringung vollziehen. Außerdem sind wir der Ansicht, dass das Wohnen in einer Pflegeeinrichtung nicht zwangsläufig zu einer Verschlechterung der Lebensqualität und des Wohlbefindens des Demenzkranken führt. Gute Pflegeheime können (wie gute Hotels) schöne, anregende und angenehme Orte sein. Kurz, der Umzug in ein Pflegeheim ist nicht selten tatsächlich das Beste für den Betroffenen sowie für seine Angehörigen und Freunde.

> Ich wurde von der Sozialarbeiterin dazu ermutigt, mir Pflegeheime anzuschauen. Nur um zu sehen, was es so gibt; das war sehr traumatisch, aber ich habe mir trotzdem ein paar Orte angeschaut; bei näherer Überlegung half es mir, mich vorzubereiten.

Damit dieses Ziel erreicht wird, müssen Angehörige und Freunde jedoch sämtliche Fragen durchdenken und den Umzug sorgfältig planen. Manchmal ist dies nicht möglich, da der Schritt sich als Resultat einer Krisensituation ergibt, wie zum Beispiel einer plötzlichen Verschlechterung der Gesundheit des Betroffenen oder seiner Hauptpflegeperson. In den meisten Fällen jedoch wird über den Umzug in ein Pflegeheim eine

Zeit lang mehr oder weniger offen nachgedacht. Dies führt uns zu einer ziemlich wichtigen Frage.

Sollte der Demenzkranke in die Entscheidung mit einbezogen werden?

Unsere eigene Furcht vor der stationären Pflege besteht vermutlich zum Teil darin, dass wir „abgestellt" werden und nicht in der Lage sind, irgendetwas dagegen zu tun. Ist es aber möglich, sich sinnvoll mit einem Demenzkranken über den Umzug in ein Pflegeheim zu beraten, wenn dieser das mittlere oder fortgeschrittene Stadium der Erkrankung erreicht hat? Die Sorge könnte sein, dass er entweder nicht versteht, was ihm vorgeschlagen wird, oder umgehend „Nein" sagt – weil er sein Zuhause nicht verlassen will oder weil er glaubt, seine Fähigkeit, zu Hause zu wohnen, würde von seiner Familie unterschätzt. Viele Angehörige und Freunde vermeiden es aus diesen Gründen verständlicherweise, den Betroffenen in die Entscheidung mit einzubeziehen.

In einigen Fällen ist es jedoch möglich, dass der Demenzkranke ein Mitspracherecht hat. Wie wir in Kapitel 3 erläutert haben, kann man eine Patientenverfügung aufsetzen, in der man bestimmte Aspekte der eigenen zukünftigen Pflege festlegt. Diese Verfügung kann eine Erklärung dazu enthalten, was geschehen soll, wenn das Leben zu Hause schwierig wird. Es ist nicht unüblich, dass Menschen sagen, sie möchten keine „Last" für ihre Familie werden. Der Erkrankte kann Angehörigen und Freunden faktisch die Erlaubnis erteilen, für ihn unter bestimmten Umständen einen Platz im Pflegeheim zu suchen. Er kann sich auch dazu äußern, wo er am liebsten wohnen würde. Selbst wenn der Betroffene das mittlere Stadium der Demenz erreicht hat, sollten wir nicht unterstellen, dass sich über diese Frage nicht mehr mit ihm diskutieren ließe. Er kann noch über genug Bewusstsein verfügen, um die Konsequenzen dessen, was ihm vorgeschlagen wird, zu verstehen. Und es muss nicht zwangsläufig so sein, dass er mit dem Vorschlag nicht einverstanden ist. Möglicherweise erkennt er auf irgendeiner Ebene, dass ein solcher Umzug das Beste sein kann. Wie wir weiter unten sehen werden, fällt der Wechsel zur stationären Pflege häufig leichter, wenn die Person weitestmöglich auf den Umzug vorbereitet worden ist. Manchmal jedoch müssen Angehörige und Freunde die Entscheidung im Interesse des Betroffenen und ohne seine Zustimmung – oder auch nur sein Bewusstsein – treffen. Die Angehörigen sollten wegen dieses Schritts kein schlechtes Gewissen haben.

> Wir sind über den Punkt hinaus, an dem unsere Oma sich noch an Entscheidungen beteiligen konnte. Ich weiß, dass sie zu Hause wohnen bleiben will, aber ...

Die Entscheidung treffen

Der Entscheidungsprozess sieht bei jeder Familie unterschiedlich aus und fällt einigen leichter als anderen. Wie bereits gesagt, wird die Entscheidung den Angehörigen manchmal abgenommen, wenn die Hauptpflegeperson des Betroffenen (bei der es sich um einen Ehegatten oder Partner höheren Alters handeln kann) krank wird oder gar stirbt und niemand anderes in der Lage ist, die Pflegerolle zu übernehmen. In derartigen Fällen ist eine Notaufnahme im Krankenhaus häufig der erste Schritt hin zum unvermeidlichen Umzug des Demenzkranken in ein Pflegeheim, auch wenn dies nicht wünschenswert ist. Die Entscheidung kann aber auch mehr oder weniger unkompliziert verlaufen, wenn die Person zuvor bereits ihre Bereitschaft zum Wohnen in einem Pflegeheim bekundet hat.

Manchen Menschen fällt die Entscheidung alles andere als leicht. Dabei stellt wahrscheinlich die Art der Beziehung zwischen Pflegendem und Gepflegtem wieder einen entscheidenden Faktor dar. Ein Ehemann oder eine Ehefrau möchte möglicherweise nicht von seinem bzw. ihrem Lebenspartner getrennt werden, und ein erwachsenes Kind empfindet vielleicht gewaltige Schuld angesichts der Tatsache, dass es die Pflege für seine Mutter oder seinen Vater abgibt. Andere Mitglieder der Familie können subtilen Druck auf das Pflichtgefühl der Hauptpflegeperson ausüben, und nicht selten kommen auch kulturelle Faktoren ins Spiel. Der Betroffene selbst kann die Botschaft übermitteln, dass er zu Hause wohnen bleiben möchte. Dies geschieht manchmal dadurch, dass er sich seiner Hauptpflegeperson gegenüber in einer Weise verhält, die seine Abhängigkeit zeigt, oder Unruhe zum Ausdruck bringt, wenn er nicht zu Hause ist. Damit verstärkt er das Verantwortungsgefühl der Pflegeperson. Familienangehörige haben, zu Recht oder Unrecht, häufig das Gefühl, sie verdammten den Demenzkranken zu einem Leben im Elend oder zu noch Schlimmerem, wenn sie ihn in einem Pflegeheim unterbringen. Möglicherweise meinen sie, Krankenschwestern und -pfleger sowie bezahlte Pflegekräfte könnten den Betroffenen unmöglich so gut kennen wie seine Familie und seien nicht in der Lage, ihn ebenso wirksam und einfühlsam zu pflegen.

> Es liegt in der Natur der Demenz, dass sie einem im Lauf der Zeit eine Reihe von Verlusten beschert. Der größte Verlust kam wirklich, als mein Mann ins Pflegeheim zog. Zum ersten Mal lebten wir voneinander getrennt, es fühlte sich an wie ein Tod, aber es war kein Schlussstrich gezogen worden, und die Trauer war sehr groß.

Andererseits ist da aber die Tatsache, dass es schwierig und manchmal aufreibend und anstrengend sein kann, einen Menschen mit mittelschwerer Demenz zu pflegen. Wissenschaftler sprechen von der Last der Pflege, die Angehörige und Freunde mitunter zu tragen haben. Wie wir in Kapitel 5 gesehen haben, können die Art und die

Handlungen eines Demenzkranken seinen Pflegepersonen Schwierigkeiten bereiten. Es kann ermüdend sein, dem Betroffenen bei der Verrichtung von Aktivitäten des täglichen Lebens wie dem Anziehen, der Ernährung und der Körperpflege zu helfen. Manchmal drohen ihm oder anderen durch seine Handlungen Schaden, und es ist strapaziös für die Pflegenden, ständig aufmerksam zu sein. Besonders schwierig und belastend kann es für Angehörige und Freunde sein, wenn der Erkrankte Mühe mit der Benutzung der Toilette hat. Dies kann der sprichwörtliche Tropfen sein, der das Fass zum Überlaufen bringt.

Pflegepersonen müssen auch mit den emotionalen Aspekten der Pflege zurechtkommen – damit, dass ein Mensch, den sie seit Jahren kennen und lieben, sich vor ihren Augen verändert und es mitunter nicht zu schätzen weiß, was für ihn getan wird. Zudem kann es gut sein, dass sie Veränderungen in anderen Beziehungen bewältigen müssen. Wie wir zuvor gesagt haben, können sich familiäre Spannungen durch das Pflegen verschärfen und manche Freundschaften zerbrechen, wenn Freunde nicht mehr zu Besuch kommen. Erwachsene Kinder haben vielleicht ihre berufliche Tätigkeit aufgegeben, um einen Elternteil pflegen zu können, oder finden keine Zeit mehr für ihre Hobbys oder Interessen. Es überrascht nicht, dass die Pflegepersonen demenzkranker Menschen Untersuchungen zufolge über eine größere Last (körperlich, seelisch und finanziell) klagen als Personen in anderen Pflegerollen. Auch weisen sie eine höhere Rate an verbreiteten körperlichen und psychischen Gesundheitsproblemen auf als Menschen ähnlichen Alters und Hintergrunds, die keine Pflegerolle innehaben.

Für einige Personen machen die Vorteile des Beibehaltens der Pflegerolle die Nachteile wett. Ihre emotionalen Bindungen zu dem Demenzkranken sind möglicherweise stark genug, um sie mit der Last zurechtkommen zu lassen, oder es hilft ihnen ihr Unterstützungsnetzwerk. Manche Menschen empfinden die Pflegerolle gar nicht als besonders belastend – das Pflegen verschafft ihnen Genugtuung sowie das Gefühl, etwas Sinnhaftes zu tun, und sie kümmern sich auch dann noch zu Hause um den Betroffenen, wenn er schon lange die Voraussetzungen für stationäre Pflege erfüllen würde. Bei vielen anderen jedoch wird der Punkt erreicht, an dem – selbst mit professioneller Hilfe – die Last zu groß oder die reine Durchführbarkeit der Pflege zu schwierig wird. Dann wird die Entscheidung getroffen, im Idealfall unter Mitwirkung und mit der Unterstützung anderer Angehöriger und Freunde und in Verbindung mit dem Rat von Fachkräften wie Sozialarbeitern oder dem Hausarzt, manchmal aber auch allein.

Ich hätte es gerne, dass mein Mann so lange wie möglich zu Hause bleibt, aber wenn es so weit kommt, dass er mehr Pflege benötigt, als ich leisten kann, werde ich mich dafür nicht zur Märtyrerin machen.

Meine Schwestern und ich konnten sehen, dass unser Vater müde wurde, aber er hätte niemals gesagt, dass es ihm zu viel geworden wäre. Wir konnten sehen, dass er sich abmühte, deshalb baten wir die Sozialarbeiterin für ein Gespräch zu uns nach Hause, und sie stellte es ihm anheim, unsere Mutter dauerhaft in stationäre Pflege zu geben. Er wurde traurig und fing an zu weinen und sagte, dass er nicht das Gefühl haben wollte, sie aufgegeben zu haben.

Es ist wirklich schwer zu verinnerlichen, schon der Gedanke, dass ich meine Frau in die Obhut einer Einrichtung gegeben habe. Das ist nicht das, worauf man sich verpflichtet oder wofür man heiratet … Man würde nie glauben, dass man das einmal tun würde.

Obwohl ich viel Unterstützung von anderen bekam, fühlte ich mich schuldig – ich fühlte mich wie ein „Fiesling". Es half, dass andere die Entscheidung befürworteten, über die Unterbringung in einem Pflegeheim nachzudenken, und immer wieder betonten, dass es eine persönliche Entscheidung ist; dass es kein Falsch und kein Richtig gibt.

6.4   Ein Pflegeheim auswählen

In den allermeisten Fällen haben Angehörige und Freunde ein gewisses Maß an Wahlmöglichkeiten, wenn es um die Frage geht, wo der demenzkranke Mensch wohnen wird. Die mit dieser Entscheidung verbundene Verantwortung ist erheblich. Sie kann den Stress der Angehörigen noch erhöhen, die bereits ein schlechtes Gewissen haben, weil sie diesen Schritt vollziehen. Die für die Auswahl wichtigen Faktoren unterscheiden sich, da manche Familien auf bestimmte Aspekte mehr Gewicht legen als andere. In diesem Abschnitt werden wir versuchen, Angehörigen und Freunden eine Orientierungshilfe für die Auswahl eines Pflegeheims für einen Menschen mit Demenz zu bieten.

Wie man sich über Pflegeheime informiert

In Ländern wie Deutschland gibt es eine Vielzahl an Pflegeheimen. Die lokalen Behörden halten Verzeichnisse der Einrichtungen bereit. Ansonsten können die Informationen auch in der örtlichen Bücherei oder im Internet gefunden werden. Zu den allgemeinen Angaben, die Angehörige und Freunde benötigen, zählen folgende:

- Wer ist Träger der Einrichtung – ist es ein kleines Unternehmen, ein großer Konzern oder der Staat?
- Wird das Heim den Bedürfnissen der Person gerecht? Welches Maß an pflegerischer Betreuung bietet es, und verfügt es über eine auf die Demenzpflege spezialisierte Abteilung (eine Demenzstation)?

- Wie hoch sind die Kosten? Kann man sich das Heim leisten?
- Ist es ein großes Heim, das in mehrere Abteilungen unterteilt ist, oder eine kleine Einrichtung mit nur einer Station?
- Wie viele Betten hat das Heim?
- Wo liegt das Heim? Ist es für Angehörige und Freunde einfach zu erreichen?
- Wird die Person ihr eigenes Zimmer haben?
- Gehören zum Heim Außenanlagen und Gärten?
- Steht im Informationsmaterial des Heims etwas darüber, dass Aktivitäten angeboten werden?

Allgemeine Informationen dieser Art sind auf der Internetseite oder in der Broschüre des Pflegeheims zu finden, sagen aber natürlich nichts über die Qualität der Einrichtung und der gebotenen Pflege aus. Für diese Aspekte müssen andere Informationsquellen herangezogen werden. Sozialarbeiter oder sonstige Fachkräfte sind möglicherweise nicht imstande, ihre eigene Meinung offen zu äußern; deshalb müssen Angehörige und Freunde sich auf anderen Wegen informieren.

- Persönliche Empfehlung: In vielen Bereichen des Lebens sind Empfehlungen von zuverlässigen Menschen häufig die beste Möglichkeit, die Qualität von Dienstleistungen in Erfahrung zu bringen. Pflegeheime stellen da keine Ausnahme dar. Es wird jedoch so sein, dass nur eine Minderheit der betroffenen Familien jemanden kennt, der bereits in einem Pflegeheim wohnt. Deshalb werden andere Informationsquellen benötigt. In zunehmendem Maße stehen Internetseiten zur Verfügung, auf denen Individuen ihre Meinung zu Pflegeheimen posten. Derartige Webseiten können zukünftig zu wichtigen Fundgruben persönlicher Empfehlungen werden.
- Offizielle Berichte: In Deutschland wird die Qualität der Pflegeheime jährlich durch den Prüfdienst des Verbandes der privaten Krankenversicherung und den Medizinischen Dienst der Krankenversicherung geprüft. Anhand zahlreicher Aspekte werden dabei sowohl einzelne Teilbereiche als auch die Einrichtung insgesamt benotet. In die Bewertung fließt die Meinung einer kleinen Zahl von Heimbewohnern ein. Die Ergebnisse sind im Internet abrufbar und vermitteln einen guten ersten Eindruck vom Haus. In Österreich wird die Qualität der in Alten- und Pflegeheimen erbrachten Dienstleistung durch speziell ausgebildete Zertifizierer bewertet. Häuser, die systematisch Anstrengungen zur weiteren Verbesserung der Lebensqualität ihrer Bewohner unternehmen, werden mit dem Nationalen Qualitätszertifikat für Alten- und Pflegeheime in Österreich (NQZ) ausgezeichnet. Auch diese Information findet sich im Internet. Was die Schweiz betrifft, ist Interessierten im Internet ein jährlich vom Bundesamt für Gesundheit veröffentlichter Vergleich der Kennzahlen sämtlicher Heime zugänglich, der über die Qualität der Häuser jedoch wenig aussagt.

- Besuch des Heims und Gespräche mit dem Personal: Genauso, wie wir kein Haus kaufen würden, ohne es uns vorher angesehen zu haben, sollten wir kein Pflegeheim für einen Menschen mit Demenz auswählen, ohne es zuvor besucht und uns dort umgesehen zu haben. Wir würden empfehlen, mehrere Häuser aufzusuchen, um einen umfassenden Eindruck vom Angebot in der Gegend zu bekommen und Vergleiche anstellen zu können. Kein Pflegeheim ist perfekt, und unter der Oberfläche können immer noch Schwierigkeiten lauern, aber anhand eines sorgfältig geplanten und durchgeführten Besuchs lässt sich schon vieles herausfinden.

6.5   Was sollte man von einem Pflegeheim erwarten?

Familienangehörige und Freunde nutzen den Besuch eines Pflegeheims optimal, wenn sie zum einen mit dem Personal sprechen und sich zum anderen umschauen, um die Umgebung und die Menschen in ihr – Mitarbeiter wie Bewohner – zu beobachten. Die wesentlichen Fragen, die man für sich zu beantworten sucht, sind einfach:

- Wird die Person als ein Individuum gekannt, verstanden und behandelt werden? Zeigt das Personal eine Haltung, die respektvoll ist und deutlich macht, dass es für die Heimbewohner das Beste will? Kennt es die Bewohner, nicht nur so, wie sie gegenwärtig sind, sondern auch im Zusammenhang mit ihrer Vergangenheit? Ist die vom Personal geleistete Pflege an die Bedürfnisse eines jeden Individuums angepasst? Es sollte nach Anhaltspunkten dafür gesucht werden, dass das Heim die Art der Pflege bietet, die der Psychologe Tom Kitwood (1997) und andere als „personenzentrierte Pflege" bezeichnen.

- Wird die demenzkranke Person gut umsorgt werden? Als Mindeststandard gilt, dass die Heimbewohner sauber und gut gekleidet sind und angemessen mit Nahrung und Flüssigkeiten versorgt werden. Dies muss jedoch mit anderen Aspekten der Pflege Hand in Hand gehen: den psychischen, sozialen und geistigen. Zudem muss es Hinweise darauf geben, dass das Heimpersonal diese Aspekte initiativ fördert und einen guten Standard der Körperpflege bietet.

- Wird die Person eine gute Lebensqualität haben? Wie im gesamten Buch gesagt, beinhaltet eine gute Lebensqualität, dass die Demenzkranken Gelegenheit zur Interaktion mit anderen haben und sinnvollen Aktivitäten nachgehen können. Zusätzlich dazu sollten sie die Möglichkeit haben, unterschiedliche Umgebungen zu erleben. Das schließt ein, dass sie Zugang zum Freien haben.

- Wird die Person ein angemessenes Maß an Wohlbefinden genießen? Lässt sich Wohlbefinden auch bei keinem von uns jederzeit garantieren, wird dieses Gefühl bei einem Menschen mit Demenz doch dadurch erhöht und bewahrt, dass die oben aufgeführten Faktoren gegeben sind und das Pflegeheimpersonal die richtigen Schritte unternimmt, um ihm zu helfen, wenn er sich irgendwie quält.

- Werden Angehörige und Freunde gleichermaßen respektiert? Familienangehörige und Freunde haben ihre eigenen Bedürfnisse nach Information und Unterstützung, sobald ein Betroffener in ein Pflegeheim gezogen ist. Häufig haben sie dem Heimpersonal zudem viel zu bieten, da sie den Menschen verstehen und Rat zu bestimmten Aspekten seiner Pflege geben können. Viele möchten sich weiterhin an der Pflege der Person beteiligen, und ein gutes Pflegeheim bekennt sich zu den Grundsätzen der „beziehungsbasierten Pflege" – es betrachtet Familienangehörige und Freunde bei der Pflege der Heimbewohner als Partner.

Um diese Ziele zu erreichen, muss das Personal eines Pflegeheims zeigen, dass es *nicht* den Ansatz verfolgt, den Tom Kitwood (1997) als „Standardparadigma" im Umgang mit Demenzkranken bezeichnet hat. Anhaltspunkte dafür, dass dieser Ansatz im Heim zur Anwendung kommt, sind unter anderem folgende:

- Das Personal demonstriert gegenüber den Bewohnern eine negative Haltung oder einen Mangel an Sensibilität für ihre Bedürfnisse. Manchmal bedeutet dies, dass die Mitarbeiter Qualitätsabstriche machen oder ihren Arbeitstag so organisieren, dass er eher ihnen selbst dienlich ist als den Bewohnern.
- Das Personal kümmert sich ausschließlich um die körperliche Versorgung oder die Verrichtungen des täglichen Lebens und vernachlässigt die soziale, psychische und geistige Seite der Pflege. Hiermit einher geht fehlende Kenntnis von den Bewohnern als Individuen.
- Das Pflegekonzept ist für alle gleich statt individualisiert. Man vertraut zu sehr auf Routineabläufe, und es herrscht ein Mangel an Flexibilität.
- Das Personal verlässt sich als Antwort auf Verhalten, das es für schwierig hält, in hohem Maße auf Beruhigungsmittel (oder sogar freiheitseinschränkende Maßnahmen), anstatt das Verhalten zu verstehen zu suchen und kreative Wege zur Befriedigung der ihm zugrunde liegenden Bedürfnisse zu finden.
- Familienangehörige und Freunde werden ignoriert, herablassend behandelt oder ausgeschlossen, und Fragen oder Beschwerden werden nicht ernst genommen.

Beim Besuch eines Heims sollten Angehörige und Freunde einzuschätzen versuchen, in welchem Umfang die Pflege im Haus eine Philosophie der personenzentrierten Pflege statt des Standardparadigmas der Pflege widerspiegelt. Wie zuvor gesagt, ist kein Pflegeheim perfekt, und die Herausforderungen, vor die Menschen mit mittelschwerer oder fortgeschrittener Demenz die Pflegenden stellen, erschweren mitunter zwangsläufig die Förderung ihres Wohlbefindens. Auch sind in allen außer den teuersten Pflegeheimen die Ressourcen begrenzt, was weitere Kompromisse in der Pflege zur Folge hat. Jedoch sind die Ideale der personenzentrierten Pflege nichts weiter als das, was ein jeder von uns erwarten oder sich wünschen würde. Deshalb sollten Anhaltspunkte dafür gegeben sein, dass die Pflege in einer Einrichtung sich in hohem Maße in Richtung des „personenzentrierten" Endes des Kontinuums und weg vom „Standardparadigma" orientiert.

6.6   Ein Pflegeheim besuchen

Beim Besuch eines Pflegeheims versucht man, sich ein Urteil darüber zu bilden, wo auf unserem Kontinuum das Haus angesiedelt ist. Ist eine präzise Einschätzung auch sehr schwierig, können Angehörige und Freunde doch eine möglichst klare Vorstellung von der Einrichtung und der vermutlichen Qualität der gebotenen Pflege erhalten, wenn sie einigen wichtigen Aspekten Beachtung schenken.

Sprechen Sie mit der Leitung

Viele Untersuchungen haben gezeigt, dass die Leitung jeglicher Pflegeeinrichtung, sei es eine Krankenstation oder ein Pflegeheim, entscheidenden Einfluss auf den Charakter dieser Einrichtung und auf die von den Mitarbeitern erwarteten Qualitätsstandards hat. Stellen Sie sicher, dass Sie mit der Heimleitung sprechen sowie, falls das Heim mehrere separate Abteilungen hat, auch mit der Leitung der Station, auf welcher der Demenzkranke wohnen würde. Fragen Sie beide Personen nach ihrer Pflegephilosophie sowie danach, was sie für ihre Bewohner wollen. Suchen Sie in ihren Antworten nach Schlüsselbegriffen wie personenzentrierte Pflege, Lebensqualität und Wohlbefinden. Fragen Sie sie auch, wie sie gewährleisten, dass ihre Mitarbeiter diese Philosophie mit Leben füllen – eine gute Führungskraft verbringt Zeit in der „Werkstatt" und arbeitet direkt mit dem Personal und den Bewohnern. Falls der Leiter Sie herumführt, achten Sie darauf, wie er mit Mitarbeitern und Bewohnern spricht: Können Sie Anhaltspunkte für gegenseitigen Respekt erkennen? Finden Sie heraus, was seine Meinung zum Einsatz von Medikamenten ist, wenn die Bewohner sich auf eine von anderen als schwierig empfundene Art verhalten. Und sollte der Leiter „zu beschäftigt" sein, um Sie zu empfangen, können Sie sich den Besuch des Heims sparen.

Informieren Sie sich über das Personal

Stellen Sie Fragen zum Personal – zur Zahl der Mitarbeiter, zu ihren Qualifikationen, zu ihrer Erfahrung und dazu, ob sie eine spezielle Schulung zur Pflege Demenzkranker durchlaufen haben. Bitten Sie darum, einigen Beschäftigten vorgestellt zu werden. Schauen Sie sich beim Umhergehen an, was die Mitarbeiter tun. Interagieren sie mit den Bewohnern, oder drängen sie sich im Belegschaftsraum zusammmen? Wie steht es um die Qualität der Interaktion – ist sie respektvoll und personenzentriert?

Versuchen Sie, das Wohlbefinden der Bewohner zu beurteilen

Nehmen Sie beim Herumgehen ebenfalls zur Kenntnis, was die Bewohner tun und wie zufrieden sie aussehen. Sind sie sauber und vorzeigbar und wirken sie gut genährt? Scheinen sie verstört zu sein? Sind sie wach und aktiv? Wenn ein großer Anteil der Bewohner während des Tages schläft, kann dies auf eine wenig anregende Umgebung oder einen übermäßigen Einsatz von Beruhigungsmitteln hinweisen. Gibt es Bewohner, die an schwerer Demenz und körperlicher Gebrechlichkeit leiden (siehe Kapitel 7)? Falls ja, fühlen diese sich wohl? Ist es offensichtlich, dass das Personal Schritte unternommen hat, um die Bewohner als Menschen kennenzulernen und ihr Gefühl der Individualität zu bewahren? Fragen Sie, auf welche Weise sich die Mitarbeiter über das frühere Leben der Bewohner informieren. Schauen Sie auch, ob Letztere persönliche Gegenstände besitzen und Dinge haben, die für ihre Identität wichtig sind, wie etwa Familienfotos und Lebensgeschichten.

Suchen Sie nach Hinweisen auf Aktivitäten

Fragen Sie nach dem Angebot an sozialen Aktivitäten und Freizeitbeschäftigungen und halten Sie nach Hinweisen Ausschau, dass diese auch tatsächlich stattfinden. Die meisten guten Heime beschäftigen einen Koordinator für Aktivitäten, im Idealfall aber wirkt das gesamte Personal an den Aktivitäten mit. Nehmen während Ihres Besuchs Bewohner an Aktivitäten teil oder ist es offensichtlich, dass solche wirklich vonstattengehen? Ist deutlich erkennbar, dass die Bewohner die Möglichkeit haben, sich im Freien zu bewegen?

Wie ist die physische Umgebung?

Sind die Gestaltung des Hauses und seine Umgebung geeignet, das Wohlbefinden demenzkranker Menschen zu fördern? Suchen Sie nach Anhaltspunkten dafür, dass die Planung der physischen Umgebung durch die Grundsätze der Demenzempathie geleitet wurde. Ist die Beleuchtung hell, aber nicht grell? Sind Versuche unternommen worden, den Bewohnern – etwa mit eindeutigen Wegweisern zu den Toiletten oder zu den Zimmern – zu helfen, die Orientierung zu behalten? Sind die äußeren Geräusche minimal? Ist Raum vorhanden, in dem Bewohner gefahrlos umhergehen können? Gibt es Gemeinschaftsbereiche, aber auch genügend Platz, damit die Bewohner sich nicht beengt fühlen? Schaffen die Möbel und die Dekoration eine wohnliche Atmosphäre und sind sie in gutem Zustand? Sind die Zimmer der Bewohner gemütlich und persönlich gestaltet? Hängen Bilder an den Wänden und sind diese vermutlich für die Bewohner von Interesse? Können Sie Gegenstände sehen, mit denen Aktivität gefördert wird, wie etwa Spiele, Bücher, Musikinstrumente oder Beschäftigungswerkzeuge?

Welche Einstellung hat das Heim gegenüber Angehörigen und Freunden?

Stellen Sie diese Frage der Heimleitung. Ein gutes Haus heißt Familienangehörige und Freunde seiner Bewohner willkommen und schränkt sie nicht in ihrer Besuchsfreiheit ein. Des Weiteren ermuntert ein gutes Heim sie dazu, sich an der Pflege zu beteiligen, und kümmert sich um ihre Bedürfnisse (siehe weiter unten). Fragen Sie die Heimleitung, ob dies der Fall ist. Bitten Sie, wenn möglich, darum, mit Verwandten von Bewohnern zu sprechen, falls zufällig gerade welche zu Besuch sind.

Beurteilen Sie die Atmosphäre im Heim

Wir haben über die Jahre viele Pflegeheime besucht. Manchmal kann man die Atmosphäre des Hauses erfassen, sobald man durch die Eingangstür getreten ist. Einige Heime „fühlen sich gut an" und andere nicht. Es kommen mehrere kleine Dinge zusammen, die ein positives oder negatives „Gefühl" erzeugen. Geruch ist ein eindeutiger Indikator. Da es doppelt inkontinente Heimbewohner gibt, ist ein gewisser Geruch nach Urin oder Kot häufig unvermeidlich. Schlägt Ihnen dieser aber gleich beim Eintreten entgegen, ist dies möglicherweise ein Hinweis darauf, dass das Personal Heimbewohner zu lange in einem verschmutzten Zustand gelassen hat. Lärm ist ein weiteres Zeichen – gibt es viel Geschrei vonseiten der Bewohner (oder gar des Personals)? Ein kluger Trick besteht darin, hinzuhören, auf welchen Sender das Radio gestellt ist – dröhnt aus dem Gerät Popmusik, hat wahrscheinlich junges Pflegepersonal einen Kanal eingeschaltet, den es selbst gerne hört, statt einen, der für die Bewohner geeignet ist. Macht das Heim einen lebendigen Eindruck – gibt es Pflanzen und Haustiere und sogar Puppen und Spielzeug? Wie freundlich oder auch nicht sind die Mitarbeiter, wenn sie Sie sehen – verfügen sie über gute Kompetenzen im „Publikumskontakt"? Letztlich ist ein gutes Pflegeheim wie ein gutes Hotel – einladend, entspannend, ruhig und leistungsstark und mit einem Personal ausgestattet, das seine Bewohner offenkundig wertschätzt und eindeutig das Beste für sie will.

6.7 Den Wechsel vollziehen

Der Wechsel vom Wohnen zu Hause zum Wohnen in einem Pflegeheim fällt dem Demenzkranken oder seiner Familie häufig durchaus nicht leicht. Die richtige Vorbereitung trägt dazu bei, dass der Übergang so reibungslos wie möglich erfolgt.

Den Betroffenen einbeziehen

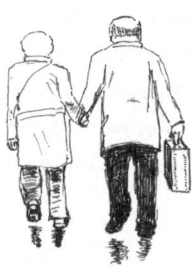

Wir haben zuvor darauf hingewiesen, dass manche Familien dem Betroffenen nichts von ihrer Absicht erzählen, einen stationären Pflegeplatz zu suchen. Sie denken, er würde es entweder nicht verstehen oder sich der Vorstellung widersetzen. Diese Vorgehensweise mag zwar verständlich sein, kann den Wechsel jedoch erschweren. Das Thema zur Sprache zu bringen gestaltet sich aber nicht selten problematisch, wenn die kognitiven Schwierigkeiten des Erkrankten so stark sind, dass er das Konzept eines Pflegeheims nicht verstehen kann. Es ist eine gute Idee, wenn der Betroffene jene Pflegeheime, die bei der Familie in der engeren Wahl stehen, gemeinsam mit der oder dem pflegenden Angehörigen besucht (dies sollte allerdings erst geschehen, nachdem die Familie einen ersten Erkundungsbesuch unternommen hat). So lässt sich in jedem Heim sehen, ob er es zu mögen und sich heimisch zu fühlen scheint. Wie die Person an die Besuche herangeführt wird, hängt von den Umständen ab; manche Demenzkranke gehen bereitwillig mit ihren Angehörigen mit, während andere dem Unternehmen misstrauisch gegenüberstehen. Wir wissen von Familien, die auf Notlügen zurückgegriffen und dem Betroffenen so etwas erzählt haben wie: „Wir machen eine Spazierfahrt und halten unterwegs irgendwo zum Kaffeetrinken an."

> Ich habe mit meiner Frau darüber geredet, und ich habe ihr gesagt, dass ich mit dem Arzt gesprochen hätte und dass sie in eine Klinik gehen müsste; sie war damit zufrieden.

Den Umzug vornehmen

Früher oder später werden die Wahl eines Pflegeheims und die Vorkehrungen für den Umzug getroffen worden sein. Mitunter geht der Betroffene erst einmal für eine Probezeit ins Heim, damit man schauen kann, ob er sich dort eingewöhnt und ob das Haus seinen Bedürfnissen entspricht. In anderen Fällen wird ein klarer Wechsel vollzogen. Angehörige und Freunde können diesen dadurch erleichtern, dass sie die Person so weit wie möglich über die Ereignisse informiert halten, dass sie sich bemühen, nicht selbst unglücklich zu wirken, und dass sie mit dem Personal des Heims zusammenarbeiten, um dem Betroffenen bei der Eingewöhnung zu helfen. Es ist wichtig, dass der Umzug in Abstimmung mit dem Personal erfolgt. Der neue Bewohner sollte vom Heimpersonal erwartet und willkommen geheißen werden. Er sollte herumgeführt werden, und es sollte ihm mit seiner persönlichen Habe geholfen werden. Vertraute Kleidungsstücke und Objekte tragen zur Linderung seiner Ängste und seines Misstrauens bei, und Familienangehörige können ihm in seinem Zimmer beim Auspacken und Einräumen von Gegenständen helfen (manche Demenzkranke glauben, sie kämen in einem Hotel unter, was hilfreich für sie sein kann). Bewahren Sie auch beim Abschiednehmen eine ruhige und besänftigende Haltung und sagen sie dem Betroffenen, dass sie ihn bald wieder besuchen kommen.

> Ich brachte meine Frau in ihr Zimmer; die Pflegekräfte kamen herein, und sie waren rührend, und sie sagten mir, es sei das Beste, wenn ich gehen würde. Meine Frau sah ein bisschen besorgt aus, aber es ging ihr gut.

> Es war mit viel Schmerz verbunden; der Mensch ist einem immer noch wichtig, aber man hat die Sache nicht mehr in der Hand.

6.8 Eingebunden bleiben

Wenn ein Demenzkranker in ein Pflegeheim zieht, heißt das nicht, dass seine Angehörigen und Freunde keine Rolle mehr spielen würden. Leider ist es zwar so, dass eine Minderheit unter ihnen entweder nur unregelmäßig zu Besuch kommt oder jeglichen Kontakt zu dem Betroffenen einstellt, für die Mehrzahl aber beginnt mit dem Umzug ins Heim lediglich ein neuer Abschnitt auf dem Weg der Pflege. Pflegende Angehörige dürften gemischte Gefühle haben. Auf der einen Seite verschafft es ihnen ein gewisses Maß an Erleichterung, dass Last von ihnen abfällt und sie mehr Freiraum für andere Aspekte ihres Lebens haben. Eine Pflegeperson drückte es folgendermaßen aus: „Als meine Mutter ins Heim kam, durfte ich wieder eine Tochter sein. Unsere Beziehung hat sich dadurch verbessert." Auf der anderen Seite empfinden viele ein Gefühl von Verlust, insbesondere, wenn es sich bei dem Demenzkranken um ihren Ehegatten oder Partner handelt. Viele haben auch durchaus ständige Schuldgefühle angesichts der Tatsache, dass sie den Umzug in die Wege geleitet haben. Dies ist vor allem dann der Fall, wenn der Betroffene sich in seinem neuen Zuhause nicht einzuleben scheint. Der überwiegende Teil der Angehörigen und Freunde will sich weiter an der Pflege der Person beteiligen, und ein gutes Pflegeheim unterstützt sie dabei.

> Ich erzähle den Leuten, dass ich meine Frau weiterhin pflege; die bloße Tatsache, dass ich nicht rund um die Uhr für sie sorge, heißt ja nicht, dass es mir egal wäre und ich nichts tun würde. Wesentliche Entscheidungen treffe immer noch ich.

Den Wechsel erleichtern

Wie bereits angedeutet, können Angehörige und Freunde unter anderem dadurch zur Pflege eines Menschen mit Demenz beitragen, dass sie dem Pflegeheimpersonal Auskünfte über den Betroffenen und Ratschläge zum Umgang mit ihm geben. Dadurch helfen sie den Mitarbeitern, den neuen Bewohner besser kennenzulernen und wirksamer zu pflegen. Es ist wichtig, dass ein demenzkranker Mensch im Zusammenhang mit seinem gesamten Leben begriffen wird. Nur so kann das Personal ihn als Individuum schätzen und respektieren und Aspekte seiner Handlungen und seines Wesens anhand seiner Biografie verstehen. Zahlreiche Pflegeheime stellen mehr oder weniger umfangreiche Lebensgeschichten ihrer neuen Bewohner zusammen (siehe Kapitel 3), und Familienangehörige und Freunde sind bei dieser Aufgabe eindeutig die Hauptinformationsquellen. Gutes Pflegeheimpersonal ist außerdem offen für Anregungen zu Fragen der Pflege der Person und begrüßt Tipps und Strategien, die Angehörige aufgrund ihrer eigenen Pflegeerfahrung weitergeben können. Wie wir ebenfalls bereits angedeutet haben, helfen dem Betroffenen mitgebrachte persönliche Gegenstände,

Andenken und Fotografien (und vielleicht auch Aufnahmen seiner Lieblingsmusik, die Mitarbeiter ihm vorspielen können) beim Eingewöhnen und beim Bewahren seines Identitätsgefühls.

Zu Besuch kommen

Der beste Weg, wie Familienangehörige und Freunde eingebunden bleiben können, besteht eindeutig darin, den Betroffenen zu besuchen. Viele Menschen mit mittelschwerer Demenz können ihre Lieben noch erkennen, auch wenn sie nur über wenig Bewusstsein für andere Aspekte ihrer Umgebung verfügen, und beginnen beim Eintreffen vertrauter Personen zu strahlen. Aber selbst wenn die Erkrankung so weit fortgeschritten ist, dass der Betroffene nicht einmal mehr die Menschen zu kennen scheint, die ihm am nächsten stehen, erhöhen Besuche sein Wohlbefinden (siehe Kapitel 7). Es gibt keine verbindlichen Regeln dazu, wie häufig Besuche stattfinden sollten; einige wenige Angehörige kommen möglicherweise jeden Tag, doch sind sämtliche Besuche wertvoll.

> Das Personal bemühte sich sehr um meinen Vater, als er meine Mutter jeden Tag besuchen kam; es bereitete ihm sein Mittagessen zu und war immer sehr freundlich zu ihm.

> Meine Frau schien zu akzeptieren, dass sie dort war, und wir kamen jeden Tag zu Besuch; sie hat nie gefragt, wie lange sie dableiben würde, oder jemals darum gebeten, nach Hause zu kommen.

Besuche können zusätzliche Gelegenheiten für Aktivitäten und Gespräche bieten. Sind die sprachlichen Fähigkeiten des Betroffenen beeinträchtigt, ist es häufig angenehmer, die Zeit mit der Durchführung einer Aktivität zu verbringen (für Anregungen siehe Kapitel 4). Gute Pflegeheime ermuntern Angehörige und Freunde dazu, Bewohner auszuführen, und ermöglichen ihnen die Beteiligung an Aktivitäten im Heim.

Familienangehörige und Freunde können auch bei der Verrichtung von Aktivitäten des täglichen Lebens Unterstützung leisten. Gute Heime gestatten ihren Besuchern den Verbleib zu den Mahlzeiten, und einige Angehörige haben Freude daran, dem Betroffenen beim Essen zu helfen. Viele demenzkranke Menschen ziehen sich gerne schick an und wollen gut aussehen; auch hierbei können Besucher zuweilen Hilfestellung bieten.

> Wenn es meiner Frau nicht gut geht, wenn ich zu Besuch komme, gehe ich mit einem schrecklichen Gefühl wieder weg, aber wenn sie glücklich ist, fühle ich mich okay. Ich habe mit anderen Pflegenden gesprochen, die sagen, dass es ihnen genauso geht.

6.9 Probleme mit der stationären Pflege

Wir hoffen, wir haben in diesem Kapitel ein positives Bild von der stationären Pflege gezeichnet. Es gibt viele Pflegeheime mit qualifiziertem, engagiertem und empathischem Personal, und viele demenzkranke Menschen haben in Pflegeheimen ein Leben von guter Qualität, welches das Wohlbefinden fördert. Es ist jedoch nicht zu leugnen, dass bei der stationären Pflege Probleme auftreten können. Wir wollen einige der häufigeren hier kurz umreißen.

Die Person lebt sich nicht ein

Wie zuvor besprochen, erhöht eine gute Kooperation zwischen Pflegeheimpersonal und Angehörigen und Freunden die Chancen darauf, dass der Demenzkranke sich in seinem neuen Zuhause einlebt. Manchmal bleibt dies jedoch aus. Die Person kann verstört und unruhig wirken und häufige Versuche unternehmen, das Heim zu verlassen. Mancher Demenzkranke reagiert aggressiv auf das Personal, insbesondere wenn dieses nicht in einfühlsamer Weise auf ihn zugeht. Unter extremen Umständen entscheidet die Heimleitung, dass der Betroffene nicht im Haus wohnen bleiben kann. In den meisten Fällen hat sie das Recht dazu.

Diese Situation sollte durch das sorgfältige Auswählen eines Pflegeheims vermieden werden. Dazu gehört auch, dass die Angehörigen das Heimpersonal ehrlich über das Wesen und die Handlungen des Menschen mit Demenz unterrichten und die Phase des Übergangs gut gesteuert wird. Die Umsiedlung in ein anderes Heim (der manchmal die Notaufnahme in einem Krankenhaus vorausgeht) ist zweifellos eine große Belastung für den Betroffenen, der nach weiteren Umzügen sogar noch unruhiger werden kann. Manchmal aber lässt sich dies einfach nicht vermeiden.

In den meisten Fällen lebt sich der neue Bewohner letzten Endes ein. Angehörige und Freunde können diesen Prozess unterstützen, indem sie mit dem Personal zusammenarbeiten, um einen individualisierten Pflegeplan für ihn zu entwickeln. Dies kann manchmal erfordern, dass sie häufiger zu Besuch kommen; es kann aber auch bedeuten, dass sie weniger häufig erscheinen, wenn sich alle darin einig sind, dass dies für den Betroffenen das Beste ist. Zur Gewährleistung der Sicherheit des Demenzkranken muss dem Personal möglicherweise die Befugnis erteilt werden, ihn am Verlassen des Heims zu hindern. Hierfür bedarf es einer gerichtlichen Genehmigung.

Stationäre Pflege für jüngere Demenzkranke

Wir haben über die speziellen Probleme im Zusammenhang mit jüngeren Demenzkranken in Kapitel 1 gesprochen. Ein Teil dieser Menschen, die noch nicht 60 Jahre alt sind, aber eine Demenz haben, bedarf der stationären Pflege. Hierdurch können Probleme entstehen, da die Zahl derartiger Personen in einem bestimmten geografischen Gebiet sehr klein sein dürfte und Fachpflegeeinrichtungen wohl kaum zur Verfügung stehen. Jüngere Demenzkranke müssen deshalb häufig in Pflegeheimen unterkommen, die sich normalerweise um sehr viel ältere Bewohner kümmern. Das kann schwierig und unangenehm für den Betroffenen sein, der mit Menschen zusammenleben muss, die erheblich älter sind als er selbst. Es kann auch eine Herausforderung für das Personal darstellen, da der Jüngere häufig körperlich besser in Form und aktiver ist als die anderen Bewohner, nicht dieselben Aktivitäten zu schätzen weiß wie die Älteren und, falls er an einer seltenen Form der Demenz erkrankt ist, besondere Pflegebedürfnisse hat. In solchen Fällen ist die Wahl des Heims außerordentlich wichtig, und den Angehörigen und Freunden fällt eine besondere Rolle bei der Beratung des Personals und der Unterstützung des Betroffenen zu.

Ethnische Minderheiten- und Einwanderergruppen und die stationäre Pflege

Untersuchungen zeigen, dass ethnische Minderheiten in Pflegeheimen für demenzkranke Menschen unterrepräsentiert sind. Das lässt darauf schließen, dass viele Familien aus diesen Gruppen Betroffene in den späteren Stadien der Demenz zu Hause pflegen. Hierfür dürfte es eine Reihe von Gründen geben. Erstens haben einige ethnische Gruppen starke kulturelle Werte hinsichtlich der Versorgung älterer Familienmitglieder durch die Familie. Zweitens kann eine Demenzerkrankung in manchen ethnischen Gruppen mit einem Stigma behaftet sein, und Familien schämen sich möglicherweise, wenn eines ihrer Mitglieder in ein Pflegeheim zieht. Und schließlich – dies ist wahrscheinlich der wichtigste Grund – glauben Familien aus anderen Kulturen häufig (mit einiger Berechtigung), dass Pflegeheime, die sich größtenteils um die Mehrheitsbevölkerung kümmern, Minderheiten keine kultursensible Pflege anzubieten haben. Es werden dort vielleicht keine angemessenen Vorkehrungen für Unterschiede in den Ernährungspräferenzen und bei der Körperpflege, für Sprachschwierigkeiten und bestimmte religiöse Bräuche getroffen. Für diese Probleme gibt es keine einfachen Lösungen. Die Zahl der älteren Menschen, die an Demenz erkrankt sind und einer ethnischen Minderheit angehören, ist derzeit klein, und nur wenige Pflegeheime kümmern sich speziell um bestimmte ethnische Gruppen. Wie in anderen

Bereichen ihres Lebens müssen sich diese Betroffenen nicht selten einem härteren Kampf stellen, um in einer Gesellschaft, die sich von ihrer eigenen stark unterscheidet, ihre Bedürfnisse erfüllt zu bekommen.

Lesben, Schwule, Bisexuelle und Transsexuelle und die stationäre Pflege

Wie wir in Kapitel 1 erwähnt haben, sind die Probleme, die sich bei der Pflege und Unterstützung demenzkranker Lesben, Schwuler, Bisexueller und Transsexueller (LGBT) stellen, dieselben wie bei anderen Menschen mit Demenz. Jedoch bedingt die besondere Situation dieser Betroffenen Faktoren, die beim Umzug in ein Pflegeheim zu Herausforderungen führen können. Leider entfremden sich einige LGBT-Personen von ihren Familien und werden möglicherweise aufgrund fehlender Unterstützung aus der Gemeinschaft in die stationäre Pflege überführt. Hat der Betroffene zuvor mit einem gleichgeschlechtlichen Partner zusammengelebt und wurde von diesem unterstützt, möchte dieser ihn selbstverständlich weiterhin sehen und unterstützen. Theoretisch dürfte dies kein Problem sein: Die Grundsätze der beziehungsbasierten Pflege sollten in allen Fällen gelten, und der Partner des Demenzkranken sollte vom Personal des Pflegeheims genauso willkommen geheißen werden wie andere Familienangehörige und Freunde. In der Praxis können bestimmte Einstellungen zuweilen Barrieren errichten. Traurigerweise bringen einige Mitarbeiter von Pflegeheimen negative Einstellungen gegenüber LGBT-Personen zum Ausdruck. Auch zögern manche Paare davor, sich dem Pflegeheimpersonal gegenüber „zu outen", weil sie entweder die Art ihrer Beziehung immer für sich behalten haben oder weil sie sich vor möglichen negativen Reaktionen fürchten. Die partnerschaftliche Zusammenarbeit mit dem Personal des Pflegeheims wird dadurch verbessert, dass es ein klares gemeinsames Verständnis der Natur der Beziehung gibt, die zwischen einem Bewohner und der ihn regelmäßig besuchenden und unterstützenden Person besteht. Manchmal kann ein offenes Gespräch mit der Heimleitung dieses Verständnis zum Nutzen aller Beteiligten erleichtern. Es sollte zum Zeitpunkt der Wahl des Pflegeheims stattfinden.

Verhalten, welches das Pflegeheimpersonal schwierig findet

Genau wie Angehörige und Freunde empfinden auch Mitarbeiter von Pflegeheimen manche Aspekte des Verhaltens eines Demenzkranken als schwierig. Wenn der Betroffene verstört oder unruhig wirkt, wenn er aggressiv wird oder nicht aufhört, das Heim verlassen zu wollen, können sie sich ebenso gestresst und belastet fühlen wie

Familienangehörige. Die Strategien, mit denen das Personal auf ein solches Verhalten reagieren kann, sind dieselben wie jene, die in Kapitel 5 dargelegt wurden. Zudem sollten sich die Beschäftigten eine individualisierte Vorgehensweise zu eigen machen, die auf der Kenntnis der jeweiligen Person und ihrer Lebensgeschichte beruht. Angehörige und Freunde können selbstverständlich ihren Beitrag dazu leisten, indem sie dem Personal etwas über das Leben des Betroffenen erzählen und Strategien empfehlen, die sie selbst in der Vergangenheit angewendet haben. Beim Anpassen der Pflege kann es helfen, über die einstigen Gewohnheiten des Demenzkranken Bescheid zu wissen: Stand er immer früh auf, um zur Arbeit zu gehen, leistete er Nachtschichten oder holte er regelmäßig zu einer bestimmten Zeit Kinder von der Schule ab? Auch das Wissen um frühere Funktionen und Aktivitäten kann dem Personal beim Verständnis von Verhalten helfen – war er gerne im Freien, hatte er bei der Arbeit eine verantwortliche Position inne, verrichtete er körperliche Arbeit?

Weitere Schwierigkeiten können sich aus der Tatsache ergeben, dass die Person jetzt in einer gemeinschaftlichen Umgebung lebt. Es kann unter den Bewohnern zu Streits kommen, wenn sie nicht genügend Platz haben oder vom Personal nicht angemessen betreut werden. Ein Problem, das zuweilen auftritt, ist die Entwicklung sexueller Beziehungen zwischen Bewohnern. Von mittelschwerer Demenz betroffene Menschen zeigen manchmal anderen gegenüber sexuelles Verhalten, ohne sich der Konsequenzen bewusst zu sein. Dies kann für das Personal eine Herausforderung darstellen und erfordert eine sehr behutsame und einfühlsame Reaktion. Das Einsetzen des Alters oder eine kognitive Beeinträchtigung verringert nicht das Bedürfnis nach Zuneigung, Intimität oder Beziehungen, und Pflegeheime sollten Ansätze verfolgen, mit denen dies anerkannt, zugleich aber der Betroffene als potenziell verwundbarer Mensch geschützt wird.

Untersuchungsergebnisse zeigen, dass manches Pflegeheimpersonal als Reaktion auf Verhalten, das es schwierig findet, hauptsächlich auf Beruhigungsmittel zurückgreift, statt nach personenzentrierteren Lösungen zu suchen. Dies geschieht trotz der erheblichen Nachteile, die mit diesen Medikamenten verbunden sind (siehe Kapitel 5) – darunter nicht zuletzt dem, dass sie nur selten wirken. Angehörige und Freunde sollten die Leitung eines Hauses beim ersten Besuch fragen, wie auf verstörtes oder unruhiges Verhalten reagiert wird und wie der Einsatz von Beruhigungsmitteln gesehen und gehandhabt wird.

6.10 Bedenken hinsichtlich der Pflegestandards

Angehörige und Freunde, die einen Betroffenen im Heim besuchen, stehen gewissen Aspekten seiner Pflege nicht selten kritisch gegenüber. Allgemein formuliert kann eine solche Kritik drei Hauptursachen haben.

Die Angehörigen und Freunde glauben, dass die Pflege nicht ihren eigenen Standards entspricht

Viele pflegende Angehörige bieten einen sehr hohen Pflegestandard. Dies gilt insbesondere im Hinblick auf die Aspekte Sauberkeit, Ernährung und Vorzeigbarkeit, bei denen sie dem Betroffenen große Hilfe zuteilwerden lassen. Häufig sind sie der Meinung, das Pflegeheimpersonal halte nicht die Standards ein, die sie selbst gerne hätten oder bieten würden. Möglicherweise finden sie, dass der Erkrankte unordentlich gekleidet oder nicht sauber ist, oder vielleicht nehmen sie wahr, dass er an Gewicht verliert. Es ist wohl unvermeidbar, dass stark beanspruchtes Pflegepersonal, das viele Bewohner zu versorgen hat, nicht in der Lage ist, Aufgaben so gut zu erledigen wie ein Angehöriger, der seine gesamte Zeit nur einer Person widmet. Aber es ist durchaus auch möglich, dass die Standards im Heim nicht so hoch sind, wie sie sein sollten. Dies könnte auf Personalmangel, schlecht ausgebildete Mitarbeiter oder Sparmaßnahmen zurückzuführen sein. Eine gute Beziehung mit der Heim- oder Stationsleitung hilft Angehörigen und Freunden beim Verständnis des Hauses und seiner Situation und gibt ihnen das Gefühl, ihre Meinung sagen zu können, wenn die Standards ihrer Wahrnehmung nach ins Rutschen geraten. Ein Dialog mit der Leitung kann auch dazu führen, dass Angehörige, soweit angemessen, bei Pflegeaktivitäten helfen und zum Beispiel bei Mahlzeiten die Aufsicht übernehmen.

Meinungsverschiedenheiten hinsichtlich der angemessenen Pflege

Manchmal besteht das Problem von Angehörigen und Freunden nicht darin, dass das Heim schlechte Pflege leistet, sondern darin, dass gewisse Aspekte der Pflege nicht ihrem Wunsch entsprechen oder ihrer Ansicht nach nicht dem Wunsch des Betroffenen entsprechen würden, könnte dieser seinen Willen äußern. Vielleicht wird die Person jetzt anders frisiert; vielleicht isst sie (scheinbar mit Freude) Nahrung, die sie normalerweise nicht essen würde; oder vielleicht nimmt sie an Aktivitäten teil, die sie gewöhnlich nicht einmal in Betracht ziehen würde. Eventuell reagiert das Personal auf

Punkte ihres Verhaltens in einer Art, die Familienangehörige nicht für angemessen halten. In manchen Fällen müssen Angehörige und Freunde als Fürsprecher der Person wirken und das Personal über ihre Vorlieben informieren – etwa dann, wenn ein langjähriger Vegetarier Fleisch isst oder wenn jemand etwas tut, das seinen traditionellen religiösen Prinzipien widerspricht. In anderen Fällen kann es angebrachter sein, eine aufgeschlossenere und tolerantere Sicht einzunehmen. Zum Beispiel könnte es passieren, dass das Pflegeheimpersonal Puppen oder Spielzeug als Mittel zur Förderung von Aktivität einsetzt (siehe Kapitel 4). Familienangehörige mögen entsetzt darüber sein, dass ihr Verwandter mit Kinderspielzeug spielt. Wie wir aber besprochen haben, können derartige Beschäftigungen den Fähigkeiten des Betroffenen angemessen sein und durchaus sein Wohlbefinden erhöhen. Gespräche mit dem Personal über die Gründe für bestimmte Aktivitäten tragen häufig zum Abbau von Vorbehalten gegenüber einigen Aspekten der Demenzpflege bei, die unangebracht erscheinen mögen, in Wirklichkeit jedoch eine gute Praxis darstellen.

Sorgen über missbräuchliches, vernachlässigendes oder ausbeuterisches Verhalten

Wie wir in Kapitel 5 besprochen haben, sind Menschen mit Demenz leider gefährdet, Opfer von Missbrauch und Misshandlung, Vernachlässigung und Ausbeutung zu werden. In seltenen Fällen werden derartige Akte von Pflegeheimpersonal begangen. Wenn Angehörige oder Freunde vermuten (oder beobachten), dass ein Mitglied der Belegschaft einen Bewohner in irgendeiner Weise misshandelt, sollten sie dies umgehend der Heimleitung mitteilen. Falls dann nichts unternommen zu werden scheint, gilt es, die zuständige örtliche Behörde (in Deutschland die Heimaufsichtsbehörde) oder die Polizei zu informieren.

> Wir wussten, dass die Dinge in dem Heim nicht perfekt waren, aber was war die Alternative? Unsere Mutter an einen anderen Ort zu bringen, an dem es wahrscheinlich die gleichen Probleme geben würde. Wir steckten in einer Zwickmühle, weil wir wussten, dass dieses Heim für unseren Vater das beste war, weil er weiter mit ihr in Verbindung bleiben konnte. Sie bekam immer Besuch von Angehörigen, und wir hatten das Gefühl, dass das etwas Schutz bieten konnte.
>
> Wenn man im Pflegeheim eine kritische Bemerkung macht, kann es dazu kommen, dass man wie ein „störender Verwandter" behandelt wird, der sich in alles einmischt. Familien dürfen keine Angst davor haben, ihre Meinung zu sagen, weil sie denken, es könnte Auswirkungen auf die Pflege ihres Angehörigen haben. Wenn sie es nicht tun, wird sich nichts ändern.

6.11 Schlussfolgerung: Pflegeheime sind Orte zum Leben!

Wir möchten dieses Kapitel nicht mit so einem unerfreulichen Aspekt beenden. Pflegeheime haben es, genau wie die Demenzpflege insgesamt, seit den Tagen von Morecambe and Wise weit gebracht! Es gibt viele gute Pflegeheime, die demenzkranken Menschen komfortable, angenehme und anregende Lebensorte bieten. Familienangehörige und Freunde können sich sicher sein, dass ihre geliebte Person dort gut versorgt ist, und zur Erhöhung ihres Wohlbefindens beitragen, indem sie eingebunden bleiben und das Personal des Pflegeheims unterstützen.

7. Den Weg zu Ende gehen: Das fortgeschrittene Stadium der Demenz

7.1 Die Merkmale einer schweren Demenz

Das letzte Stadium der Demenz ist das der sogenannten „schweren" oder „fortgeschrittenen" Demenz. Die kognitiven Schwierigkeiten einer Person verschärfen sich und gehen gewöhnlich mit zunehmender körperlicher Gebrechlichkeit einher. Wir haben zuvor darauf hingewiesen, dass es sich bei der Demenz um eine tödlich verlaufende Krankheit handelt. Können Menschen auch eine Zeit lang im fortgeschrittenen Stadium verweilen, führt eine schwere Demenz doch letztlich zum Tod. Die Ziele der Pflege sind in dieser Phase dieselben wie in allen Stadien der Erkrankung: Der Betroffene soll eine so gute Lebensqualität wie möglich haben und sich möglichst wohlfühlen. Zum Erreichen dieser Ziele müssen sich die Pflegenden jedoch in stärkerem Maße als zuvor auf die körperliche Versorgung der Person konzentrieren. Angehörige oder Freunde können diese Pflegerolle übernehmen, sie können den Betroffenen aber auch in einer stationären Pflegeeinrichtung unterstützen. So oder so müssen sie mit einer letzten Veränderung in ihrer Beziehung zu dem Erkrankten zurechtkommen, denn das Fortschreiten der Demenz kann einen Menschen der Fähigkeit berauben, mit seinen Lieben zu kommunizieren oder sie auch nur zu erkennen. Außerdem müssen sie sich schließlich auf den Tod der Person vorbereiten.

Wie beim Übergang von der leichten zur mittelschweren Demenz ist es nicht möglich, einen klaren Trennungsstrich zwischen der mittelschweren und der schweren Demenz zu ziehen oder zu sagen, wie lange diese Stadien andauern. Bei der schweren Demenz schreiten die im mittleren Stadium aufgetretenen Schwierigkeiten fort, mit dem Ergebnis, dass die Person vollkommen abhängig wird und nur noch über wenig Bewusstsein ihrer Umgebung verfügt.

Eine schwere Demenz beinhaltet normalerweise folgende Merkmale:
- Die Fähigkeit der Person zu verbaler Kommunikation verringert sich zunehmend. Nicht nur bereitet es ihr Schwierigkeiten, sich auszudrücken, auch scheint sie häufig Wörter nicht zu verstehen (dieses Phänomen ist als „rezeptive Aphasie" oder „Wernicke-Aphasie" bekannt). Ihre verbale Kommunikation kann aus immer wiederkehrenden Wörtern, Sätzen oder Äußerungen bestehen, die schwer zu verstehen sind. Möglicherweise äußert sie sich aber auch überhaupt nicht mehr verbal und

kommuniziert ausschließlich mittels Geräuschen, Gesichtsausdrücken und Bewegungen.

- Die Desorientierung wird immer ausgeprägter. Es kann der Person große Schwierigkeiten bereiten zu erkennen, wo sie ist oder wo andere Orte sich befinden. Häufig hat sie nur eine begrenzte Zeitvorstellung. Vor allem verliert sie nicht selten auch die Fähigkeit, andere Menschen zu erkennen, darunter enge Freunde und nahe Familienangehörige und sogar ihren Partner oder ihre Kinder. Sieht sie sich selbst im Spiegel oder auf einem Foto, erkennt sie sich möglicherweise nicht mehr.

- Auch der Gedächtnisverlust und der kognitive Verfall verschärfen sich, und die Person dürfte nur noch sehr simple Tätigkeiten ausführen können. Ihr Aufmerksamkeitsbereich verringert sich, und oft scheint sie nicht zu bemerken, was um sie herum geschieht. Ihr Verhalten ist eingeschränkt und häufig repetitiv. Dies hat zur Folge, dass von anderen als schwierig empfundenes Verhalten – wie etwa Rastlosigkeit oder Unruhe – immer mehr nachlässt.

- Die Person benötigt wahrscheinlich vollständige Hilfe bei den Aktivitäten des täglichen Lebens, darunter beim Waschen, Ankleiden und Essen.

- Die Person verliert allmählich die Kontrolle über ihre Blasen- und Darmfunktion und kann harn- und stuhlinkontinent werden.

- Die Person wird wahrscheinlich zunehmend körperlich gebrechlich und verliert möglicherweise die Fähigkeit, ohne fremde Hilfe zu gehen.

Konfrontiert mit einem derartigen Verfall, empfinden Familienangehörige und Freunde nicht selten ein Gefühl der Entfremdung der Person gegenüber, vor allem, wenn diese in einem Pflegeheim wohnt. Möglicherweise reduzieren sie deshalb ihre Besuche. Den Menschen, die einen Betroffenen direkt pflegen, kann es wegen der damit verbundenen körperlichen Beanspruchung und der Frage, was sie eigentlich bewirken, schwerfallen, die Motivation für diese Pflege zu finden. Dies sind relevante Themen; im vorliegenden Kapitel wollen wir jedoch versuchen zu zeigen, dass Menschen im fortgeschrittenen Stadium der Demenz eine gute Lebensqualität haben und sich wohlfühlen können. Familienangehörige und Freunde können ihnen dabei helfen.

Mein Mann war sehr fügsam geworden. Er war gerade mal in der Lage herumzulaufen, konnte kaum noch sprechen und war mir gegenüber nicht aggressiv. Ich dachte: „Sechs Monate schaffe ich das."

7.2   Was bedeutet sich wohl- oder unwohl fühlen bei schwerer Demenz?

Bei unseren Schulungen für Krankenpfleger, -schwestern und Pflegekräfte bitten wir die Teilnehmer häufig, ein kleines „Gedankenexperiment" vorzunehmen. Wir möchten unsere Leser ermuntern, es ebenfalls auszuprobieren. Lehnen Sie sich bequem auf Ihrem Stuhl zurück und schließen Sie die Augen. Versuchen Sie sich dann vorzustellen, Sie wären heute Morgen aufgewacht und hätten sich an rein gar nichts mehr erinnern können. Stellen Sie sich vor, wie Sie im Bett liegen, mit absolut keiner Erinnerung an irgendetwas, das zuvor geschehen ist. Versuchen Sie sich auszumalen, welches Ihre Gedanken und Gefühle wären, wenn Sie sich in dieser Situation wiederfinden würden.

Was war Ihre Reaktion auf diese Übung? Die Teilnehmer unserer Schulungen sagen häufig, sie würden Emotionen wie Sorge, Angst oder Frustration empfinden und Gedanken folgender Art haben: „Was ist mit mir geschehen?", „Wo bin ich?" oder „Was soll ich jetzt machen?" (Einige bemerken etwas scherzhafter, dass es darauf ankommen würde, neben wem sie aufwachen!)

Diese Reaktionen sind möglich, setzen aber voraus, dass der Betroffene noch über eine Resterinnerung an die Zeit vor dem Aufwachen verfügt. Um in dieser Situation besorgt, ängstlich oder frustriert zu sein, muss man die Einsicht besitzen, dass die Dinge sich zum Schlechten gewandelt haben – das Bewusstsein, dass man früher ein Gedächtnis hatte und dass es Dinge gibt, die man vergessen hat. Wie wir in Kapitel 3 gesehen haben, empfinden Menschen im frühen Stadium der Demenz mitunter diese Gefühle, weil sie sich der zunehmenden Unzuverlässigkeit ihres Gedächtnisses bewusst sind. In diesem Kapitel aber untersuchen wir die schwere Demenz, bei der die Gedächtnisschwierigkeiten eines Betroffenen so tief greifend geworden sind, dass er sich nicht selten an *gar nichts* mehr erinnert – möglicherweise fehlt ihm jede Vorstellung von der Zeit vor dem Moment seines Erwachens.

Versuchen Sie sich nun in diese Situation hineinzuversetzen und führen Sie die Übung noch einmal durch. Überlegen Sie dieses Mal, was Ihr Befinden beeinflussen würde, wenn Sie sich beim Aufwachen an absolut nichts erinnern könnten.

Die Teilnehmer unserer Schulungen gaben an, dass ihre Gefühle in diesem Fall nicht unbedingt negativ wären. Viele erkannten, dass die Reaktion wahrscheinlich von physischen Faktoren abhängig wäre – etwa davon, ob ihnen beim Aufwachen kalt oder warm war, ob sie sich locker oder verspannt fühlten. Erwachten sie in einer ruhigen und angenehmen Umgebung oder bei Lärm und grellem Licht? Und, noch wichtiger, unter was für Umständen wachten sie auf? Wurden sie von allein und im eigenen Tempo wach? Oder wurden sie von jemandem aufgeweckt, der ihnen unsanft die

Bettdecke wegriss, sie grob behandelte, laute, barsche, unverständliche Geräusche von sich gab und sie aus ihrem schönen, warmen, gemütlichen Bett zog?

Kurz, in dieser Situation resultieren die Reaktionen eines Menschen daraus, wie er mittels seiner Basissinne seine Umgebung erlebt. Je nach dem Grad seines Befindens sind seine Gefühle entweder positiv oder negativ. Dieses Befinden hängt davon ab, wie angenehm (oder auch nicht) seine Umgebung ist und wie andere Menschen mit ihm interagieren. Sind all diese Faktoren positiv, fühlt er sich wohl. Und sind sie negativ, fühlt er sich unwohl. Das ist die Welt eines Menschen mit schwerer Demenz. Es ist eine Welt, in der der Betroffene mit seiner Umgebung auf der sensomotorischen Ebene interagiert – er erlebt die Welt durch die elementaren fünf Sinne, das Sehen, Hören, Riechen, Schmecken und Fühlen, und er antwortet mit einfacher „motorischer Aktivität". Doch besitzt er weiterhin das Vermögen, gute oder schlechte Gefühle zu empfinden; und seine Gefühle hängen von den Menschen seiner Umgebung ab. Wenn die ihn Pflegenden eine Umgebung schaffen können, die warm, angenehm, sicher sowie frei von Stressfaktoren ist und sinnvollen menschlichen Kontakt beinhaltet, entsteht Wohlbefinden.

7.3 Beziehungen mit einem schwer demenzkranken Menschen

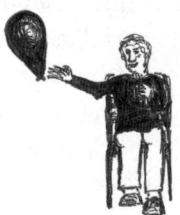

Wie können wir sinnvoll mit jemandem kommunizieren, der offensichtlich Sprache nicht versteht und auf das ihm Gesagte nicht zu antworten vermag? Wie können wir irgendeine Art von Beziehung mit einem Menschen haben, der nicht zu wissen scheint, wer wir sind, selbst wenn es sich bei uns um einen seiner engsten Angehörigen oder um seinen Lebensgefährten handelt? Wenn der Betroffene das fortgeschrittene Stadium der Demenz erreicht, ist der Gegensatz zwischen seinem gegenwärtigen Zustand und der Art, wie er einst gewesen ist, am extremsten. Gleichzeitig haben Familienangehörige und Freunde jetzt verständlicherweise am stärksten das Gefühl, dass „er nicht mehr wirklich er selbst ist", und folglich die Tendenz, vor ihm zurückzuscheuen. Wir können sogar das Empfinden haben, die Person sei „verschwunden" und habe einen Körper zurückgelassen, der in Grenzen noch funktioniert, bei dem aber jene Dinge, die ein menschliches Wesen ausmachen, durch den unablässigen Angriff der neurologischen Erkrankung zerstört wurden. Wer so denkt, hat möglicherweise das Bemühen aufgegeben, eine Beziehung zu seinem erkrankten Angehörigen aufrechtzuerhalten.

Da Sie dieses Buch immer noch lesen, nehmen wir an, dass Sie nicht zu diesen Menschen gehören – auch wenn Sie es ihnen vielleicht durchaus nicht verübeln, so zu fühlen. Um eine Beziehung zu einer an schwerer Demenz erkrankten Person aufrechtzuerhalten, muss man darauf vertrauen, dass man das Richtige tut und dass diese Person auf irgendeiner Ebene weiß, man ist da. Natürlich bereitet dies vielen Menschen gar kein Problem. Der Demenzkranke ist ihr Ehegatte oder Partner, ihre Mutter oder ihr Vater, und sie werden für diesen Menschen da sein, komme, was wolle. Jedoch stellen sich alle, die ihre Zeit einem Menschen mit schwerer Demenz widmen, eine berechtigte Frage: „Bewirke ich eigentlich irgendetwas?"

> Mein Vater liebte meine Mutter genauso, wie er sie immer geliebt hatte, das weiß ich. Ich kann mich noch daran erinnern, wie er in ihrer späten Phase zu ihr sagte: „Du wirst immer meine Blume sein". Er streichelte sie und sagte: „Es war zum Guten oder zum Schlechten" und solche Sachen. Er sagte nie, dass es ihm zu viel war.

Eine Antwort auf diese Frage bietet die Erkenntnis, dass kleine Erfolge erhöhte Bedeutung haben. Es kann sein, dass verloren geglaubte Fähigkeiten und Funktionen in der rechten Umgebung und mit der richtigen Pflege zurückkehren, wenn auch nur vorübergehend. In diesen Augenblicken öffnet sich ein Fenster, durch das wir den Menschen so sehen, wie er einmal war.

> Als ich meinen Mann nach Hause holte und wir durch die Tür gingen, sah er das Bild an der Wand, das er gemalt hatte. Er strahlte mich an und sagte: „Zuhause"; er hatte monatelang kein verständliches Wort hervorgebracht.

7.4 Kommunikation bei der schweren Demenz

Aufgrund der verringerten Fähigkeit des Betroffenen, mit der Welt zu interagieren, ist Kommunikation für ihn in diesem Stadium der Erkrankung mindestens ebenso wichtig wie in den vorherigen. Wenn die Kommunikation durch Sprache nicht möglich ist, müssen andere Interaktionsformen genutzt werden. Die Begriffe paraverbale und nonverbale Kommunikation klingen sehr technisch, stehen jedoch für einfache Konzepte. Mit „paraverbal" werden Strategien bezeichnet, mit denen wir dem, was wir sagen, Gefühl oder Emotion verleihen. Zu den paraverbalen Mitteln zählen etwa unser Tonfall, das Tempo und die Lautstärke unserer Sprache, die Gesichtsausdrücke, die unsere Sprache begleiten, und unsere Taten oder Gesten. All diese Aspekte spiegeln unsere Emotionen nicht nur wider, sondern übermitteln diese Emotionen auch anderen – ob wir dies nun jeweils wollen oder nicht. Durch paraverbale Mittel können wir Gefühle des Glücks, der Traurigkeit, der Wut, der Liebe, der Angst, der Langeweile, der Beruhigung und so weiter kommunizieren.

Dies ist für die Interaktion mit schwer demenzkranken Menschen aus folgendem Grund von Bedeutung: Viele, die mit diesem Personenkreis arbeiten, glauben, dass die Fähigkeit zum Erkennen der paraverbalen Aspekte der Kommunikation auch nach dem Verlust des Sprachverständnisses noch vorhanden ist. Sie nehmen an, dass sich das Wohlbefinden der Betroffenen dadurch beeinflussen lässt, wie wir mit ihnen sprechen. Rufen Sie sich noch einmal unser Gedankeexperiment weiter oben in diesem Kapitel in Erinnerung, bei dem wir Sie baten, sich vorzustellen, dass Sie ohne Gedächtnis aufwachen. Stellen Sie einen Vergleich an: Welche Gefühle hätten Sie, wenn die erste Person, der Sie nach dem Aufwachen begegnen, einen zornigen Gesichtsausdruck trüge und in einem barschen, lauten, unfreundlichen Ton mit Ihnen redete? Welche, wenn sie freundlich lächelte und sanft, aber deutlich, auf eine warme und beruhigende Weise spräche? Ihr Wohlbefinden würde mit größerer Wahrscheinlichkeit im zweiten Fall erhöht als im ersteren.

Dies bei Menschen mit schwerer Demenz zu erreichen setzt natürlich voraus, dass wir tatsächlich mit ihnen reden. Können wir auch das Gefühl haben, es sei zwecklos, da sie nicht verstehen, was wir sagen, sollten wir doch damit fortfahren. Erstens ist nicht sicher, ob sie uns wirklich nicht verstehen können: Es ist möglich, dass sie es doch können, selbst wenn ihre Reaktionsfähigkeit verloren gegangen ist. Zweitens ist die Sprache ein so wesentlicher Bestandteil menschlicher Beziehungen, dass eine vollkommen stille Verbindung nicht richtig erscheint (es sei denn, einer der Beteiligten ist taub). Wir können vermuten, dass ein Demenzkranker von einer mit ihm interagierenden Person in irgendeiner Weise erwarten würde, dass sie mit ihm spricht. Schließlich besteht, wie wir gesehen haben, die Möglichkeit, dass der Betroffene die Gefühle, die wir ihm auf paraverbalem Weg beim Sprechen übermitteln, wahrnimmt und vielleicht auf sie reagiert – und ohne Sprache lassen sich diese Gefühle nicht richtig ausdrücken.

> Ich glaube nicht, dass meine Frau jetzt noch irgendjemanden erkennt, obwohl ich glaube, dass sie manchmal meine Stimme erkennt; aber ich bin mir nicht sicher, ob sie weiß, wer ich bin.

Die andere Möglichkeit, mit einem schwer demenzkranken Menschen zu kommunizieren, ist die nonverbale. Betroffene im fortgeschrittenen Stadium der Erkrankung haben einen sehr eingeschränkten Aufmerksamkeitsbereich und dürften lediglich den Personen oder Dingen visuelle Beachtung schenken können, die sich nahe bei und vor ihnen befinden. Familienangehörige und Freunde müssen sich dessen bewusst sein und – unter Anwendung der Grundsätze der Demenzempathie – Aspekte der nonverbalen Kommunikation nutzen, um die Möglichkeit zu erhöhen, dass der Betroffene sie beachten kann. Wenn sie nahe vor ihm Platz nehmen, aufrecht sitzen und ihn direkt anschauen, helfen sie ihm zu fokussieren, aufmerksam zu sein und – vielleicht – zu erkennen, wer bei ihm ist.

Berührung kann ebenfalls eine gute Möglichkeit darstellen, eine Beziehung zu einem Menschen mit schwerer Demenz aufrechtzuerhalten. Häufig scheint ein Betroffener eher auf Berührung als auf visuelle Zeichen oder auf Stimmen zu reagieren. Wie die Berührung erfolgt, hängt von der Art der früheren Beziehung ab sowie davon, woran die Beteiligten gewohnt sind. Oft aber ist das Halten der Hand des Erkrankten ein wirkungsvoller Weg, ihm zu kommunizieren, dass man für ihn da ist.

> Obwohl mein Mann nichts mehr erwidern konnte, konnten wir mit ihm reden. Nichts machte ihm Angst; er konnte seine ganzen Kräfte einfach darauf konzentrieren zu leben, und ich glaube, er war zufrieden.

7.5 Aktivität und schwere Demenz

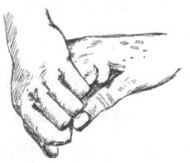

Die Versuchung ist groß, davon auszugehen, dass Aktivität für Menschen mit schwerer Demenz unmöglich oder zumindest unnötig ist. Wir mögen das Gefühl haben, die Kommunikationsschwierigkeiten, der Gedächtnisverlust und der eingeschränkte Aufmerksamkeitsbereich der Person machten es ihr unmöglich, an irgendwelchen bedeutungsvollen Aktivitäten teilzunehmen. Es ist zweifellos richtig, dass im fortgeschrittenen Stadium der Demenz viele der sozialen und unterhaltsamen Aktivitäten, über die wir in Kapitel 4 gesprochen haben, die Fähigkeiten oder das Verständnis des Betroffenen übersteigen würden. Das heißt jedoch nicht, dass schwer demenzkranke Menschen kein Bedürfnis nach Aktivität hätten oder dass es keine für sie geeigneten Beschäftigungen gäbe. Zahlreiche Personen im fortgeschrittenen Stadium der Demenz lassen Anzeichen für den Wunsch nach Betätigung erkennen und scheinen dankbar dafür zu sein, wenn andere ihnen bei Aktivitäten helfen.

Wegen der so tief greifenden kognitiven und sprachlichen Schwierigkeiten bei der schweren Demenz sind die besten Aktivitäten für Betroffene solche, die intellektuelle Prozesse „umgehen", auf der Ebene der Hauptsinne ablaufen und einfache Handlungen beinhalten – solche also, die wir gerne als „sensomotorische Aktivitäten" bezeichnen. Einige Beispiele aus unserer eigenen pflegerischen Erfahrung mögen die Bandbreite der Möglichkeiten illustrieren:

- Carol war wackelig auf den Beinen, konnte aber umhergehen, wenn jemand sie stützte. Sie hatte ihre Sprachfähigkeit verloren und verfügte offensichtlich nur über ein geringes Bewusstsein ihrer Umgebung. Drückte man ihr jedoch einen Staubwedel in die Hand, wurde sie sehr viel lebhafter. Sie ging im Zimmer umher und steckte den Staubwedel in Ecken und fuhr mit ihm über Oberflächen, um sie zu reinigen. Diese Aktivität setzte sie so lange fort, wie Personal in der Lage war, ihr zu helfen.

- Bessie hatte ihre Sprachfähigkeit ebenfalls eingebüßt und konnte nicht mehr ohne fremde Hilfe stehen. Sie war für ihre Grantigkeit bekannt. Eines Tages fand eine Musikstunde statt. Eine Pflegerin bot ihr eine Triangel an, Bessie aber verstand nicht, was sie damit tun sollte. Dann hielt die Pflegerin die Triangel an ihrer Schlaufe in die Höhe und gab Bessie den Metallschlägel. Nach einer Weile erkannte Bessie, dass sie durch Anschlagen der Triangel mit dem Schlägel ein Geräusch erzeugen konnte, woraufhin sie pausenlos damit fortfuhr. Ganz offensichtlich hatte sie ihre Freude an dieser Aktivität, denn ihr Gesicht verzog sich zu dem größten Lächeln, das die Pfleger je bei ihr gesehen hatten.

- Henry hatte immer gerne Sport getrieben, war nun aber aufs Sitzen angewiesen. Pfleger versuchten, ihn an einem Fangspiel mit weichem Ball zu beteiligen, jedoch verstand er das Prinzip des Spiels nicht. Indes fand er Gefallen daran, einen Luftballon zurückzuschlagen, der zu ihm hingetrieben wurde; diese einfachere Aktivität war für ihn verständlich und weckte sein Interesse.

- Angela war ebenfalls an den Stuhl gefesselt. Häufig wirkte sie angespannt, und manchmal schrie sie unverständlich. Eine Mitarbeiterin, die sich für alternative Heilkunde interessierte, verabreichte Angela eine einfache Handmassage mit Lavendelöl. Angela schien dieser Aktivität Beachtung zu schenken, und anschließend machte sie eine Zeit lang einen etwas entspannteren Eindruck und neigte weniger zum Schreien.

- Stan hatte sein ganzes Leben lang gerne Hunde gemocht, war nun aber nicht mehr zum Sprechen oder Laufen in der Lage. Seine Familie besorgte ihm einen lebensgroßen Stoffhund, der auf seinem Schoß lag, und Stan genoss es, ihn zu streicheln und mit ihm zu spielen.

- Eve fuchtelte viel mit den Händen herum und versuchte, nach Gegenständen zu greifen. Ihr gefiel eine elektrische Glasfaserlampe mit einem Büschel bunt leuchtender Fasern, die vibrierten und ihre Farbe wechselten. Sie hatte Freude daran, durch die Fasern zu streichen, sie in Bewegung zu versetzen und die daraus resultierenden Lichteffekte zu betrachten.

Wir könnten noch viele weitere Beispiele aufführen, doch reichen die hier erzählten Geschichten vielleicht aus, um einige wesentliche Punkte zur Aktivität schwer demenzkranker Menschen zu verdeutlichen:

- Aktivität ist für die meisten Menschen im fortgeschrittenen Stadium der Demenz möglich. Alle außer den Schwerstbehinderten verfügen noch über ein wenig Bewusstsein ihrer Umgebung und wollen sich weiterhin beschäftigen.
- Die Aktivitäten, die wir beispielhaft beschrieben haben, verbindet ihre Simplizität. Alle vermeiden die Notwendigkeit komplexer kognitiver Verarbeitung und beinhalten sensorische Stimulation oder einfache motorische Handlungen.
- Die Erfolge derartiger Aktivitäten sind klein, und eine Person kann sich möglicherweise nur für kurze Zeit konzentrieren. Jedoch scheint sie während des Ausführens der Aktivität Freude zu zeigen. Angehörige und Freunde sollten solche kleinen Erfolge schätzen – selbst kurze und einfache Aktivitäten sind besser als gar keine Aktivität.

7.6 Menschen mit schwerer Demenz bei den Aktivitäten des täglichen Lebens helfen

Im fortgeschrittenen Stadium der Demenz ist ein Mensch für die Verrichtung der Aktivitäten des täglichen Lebens wie Körperpflege (Waschen, Anziehen, Ausscheiden), Essen und Trinken wahrscheinlich vollkommen auf andere angewiesen. Wohnt er in einer Pflegeeinrichtung, wird diese Hilfe vom Pflegepersonal erbracht. Wie wir aber in Kapitel 6 erläutert haben, können Angehörige und Freunde auch dann noch manchmal – vor allem bei den Mahlzeiten – Unterstützung leisten. Lebt der Betroffene zu Hause, kommen nicht selten Pflegekräfte zur Ausführung bestimmter Tätigkeiten ins Haus, etwa um ihn zu baden und anzukleiden. Unter bestimmten Umständen aber müssen die pflegenden Angehörigen die Fertigkeit entwickeln, der Person bei den Aktivitäten des täglichen Lebens zu helfen.

Körperpflege

Das Waschen und Ankleiden eines Menschen mit schwerer Demenz sind intime Aufgaben, bei deren Verrichtung sich pflegende Angehörige durchaus unwohl fühlen können. In diesem Stadium ist der Betroffene häufig nicht mehr in der Lage, irgendeine Hilfe zu leisten, weshalb andere Personen die Aktivität unterstützen müssen.

Nicht selten hat der Demenzkranke sämtliches Bewusstsein seines Bedürfnisses, zur Toilette zu gehen, verloren. Und ist er sich dieses Drangs doch noch bewusst, kann er außerstande sein, seine Ausscheidungsbedürfnisse selbst zu befriedigen oder andere über sie zu informieren.

Die Körperpflege, darunter pflegerische Unterstützung bei der Ausscheidung, ist nicht nur unangenehm, sondern kann zudem selbst im günstigsten Fall zeitaufwändig und ermüdend sein. Dieser Fall ist dann gegeben, wenn eine Person bei dem, was getan wird, mitmacht oder sich zumindest nicht widersetzt. Manchmal jedoch wehrt sich der Demenzkranke gegen die seinem eigenen Wohl dienende Pflege. Hierfür gibt es hauptsächlich zwei Gründe, die man versteht, wenn man sich noch einmal unser „Gedankenexperiment" zu Beginn dieses Kapitels in Erinnerung ruft. Erstens besitzt der Betroffene in diesem Stadium der Erkrankung tatsächlich kein Gedächtnis mehr, und seine kognitiven Prozesse sind erheblich beeinträchtigt. Deshalb hat er keine oder lediglich eine geringe Vorstellung davon, was mit ihm angestellt wird und warum. Er ist sich jedoch der Tatsache bewusst, dass andere Menschen Dinge mit seinem Körper tun, die er nicht versteht, und kann diese durchaus als unangenehm empfinden und sich durch sie bedroht fühlen. Unter solchen Umständen ist Gegenwehr vielleicht eine natürliche Reaktion.

Der zweite Grund für Widerstand hängt mit dem ersten zusammen und rührt aus der Art her, wie die für die Körperpflege verantwortlichen Personen diese Aktivität angehen. In unserem Gedankenexperiment hatten wir Sie aufgefordert, sich zu überlegen, wie ein Mensch ohne Gedächtnis sich wohl fühlen würde, wenn er von jemandem aufgeweckt würde, der ihm unsanft die Bettdecke wegreißt, ihn grob behandelt, laute, barsche, unverständliche Geräusche von sich gibt und ihn aus seinem schönen, warmen, gemütlichen Bett zieht. Leider erkennen manche Pflegekräfte (und vielleicht auch manche pflegenden Angehörigen) nicht, dass ihr persönliches Auftreten wahrscheinlich von dem Betroffenen wahrgenommen wird und dieser mit Widerstand reagiert, wenn er falsch behandelt wird.

Aus alledem folgt, dass die Menschen, welche die Körperpflege durchführen, das Unwohlsein des Betroffenen minimieren, seine Gegenwehr verringern und damit die Körperpflege zu einer für den Demenzkranken wie für sie selbst angenehmeren Erfahrung machen, wenn sie sich an einige Grundsätze halten:

- Achten Sie darauf, dass Sie gut vorbereitet sind – holen Sie sich im Voraus alles, was Sie benötigen, und halten Sie es griffbereit. Die Person kann desorientierter und unruhiger werden, wenn Sie die Aktivität ständig wieder unterbrechen müssen, um irgendetwas zu finden.
- Wenden Sie die gesamte Zeit gute Kommunikationsprinzipien an (siehe weiter oben). Stellen Sie sicher, dass die Person um Ihre Anwesenheit weiß, bevor Sie mit

der Aktivität beginnen. Erzählen Sie ihr mit ruhiger und angenehmer Stimme, was Sie tun werden – vielleicht versteht sie, was Sie sagen, zumindest aber wird Ihr Tonfall sie beruhigen. Zeigen Sie ihr die Gegenstände, die Sie benutzen werden (Kleidungsstücke, Toilettenartikel usw.) – es kann sein, dass sie sie erkennt.

- Ziehen Sie in Erwägung, als angenehme Ablenkung von der anstehenden Aufgabe Hintergrundmusik abzuspielen.
- Manchmal kann die Person ein wenig Hilfe leisten; ermutigen Sie sie nach Möglichkeit dazu.
- Falls die Person sich weiterhin zur Wehr setzt, kann es mitunter hilfreich sein, sie eine Weile allein zu lassen und später wiederzukommen. Versuchen Sie immer, die Ruhe zu bewahren – wie wir gesehen haben, ist es gut möglich, dass die Person negative Emotionen wahrnimmt und sie mit noch stärkerem Widerstand beantwortet.
- Falls der Widerstand anhält oder die Person trotz dieser Vorgehensweisen aggressiv reagiert, die Aktivität aber verrichtet werden muss, überlegen Sie, wie Sie dies auf eine möglichst sichere und würdevolle Weise bewerkstelligen können. Als letztes Mittel kann es notwendig sein, die Person in gewissem Maße zu bändigen. Ist dies der Fall, wird mehr als ein Helfer benötigt, um eine Verletzung der Person oder anderer zu verhindern. Jegliches Bändigen sollte auf das für die Verrichtung der Aufgabe notwendige Minimum beschränkt werden.

Ernährung und schwere Demenz

Wir haben über das Thema Ernährung, Essen und Trinken ziemlich ausführlich in Kapitel 5 gesprochen. Die dort untersuchten Grundsätze gelten in gleicher Weise für das fortgeschrittene Stadium der Demenz. In dieser Phase können die zunehmenden kognitiven und körperlichen Schwierigkeiten eines Betroffenen die ihn Pflegenden jedoch vor zusätzliche Herausforderungen stellen. Zunächst einmal verliert der Demenzkranke häufig die Fähigkeit, selbstständig zu essen, und muss von anderen gefüttert werden. Selbst Strategien wie das Anbieten von fingergerechten Speisen funktionieren jetzt nicht mehr. Wie bereits gesagt, liegt die Verantwortung für die Gewährleistung einer adäquaten Ernährung in Pflegeheimen oder Krankenhäusern bei dem Pflegepersonal, doch möchten Angehörige und Freunde möglicherweise bei den Mahlzeiten helfen. Mitunter gestaltet sich das Füttern einer schwer demenzkranken Person einfach, da sie ihr Essen zu genießen scheint und bereitwillig den Mund öffnet und schluckt. In anderen Fällen sind mehr Geschick und Geduld notwendig. Zu den Grundsätzen für das erfolgreiche Füttern eines Demenzkranken zählen unter anderem folgende:

- Stellen Sie sicher, dass die Person wach und aufmerksam ist.
- Sorgen Sie dafür, dass die Person so aufrecht wie möglich sitzt.
- Geben Sie der Person weitestgehende Orientierung, indem Sie ihr erzählen, was Sie tun, oder ihr den Teller und das Besteck zeigen.
- Unterstellen Sie nicht, dass die Person nicht essen will, falls sie ihren Mund nicht öffnet. Finden Sie eine Möglichkeit, ihr zu helfen zu erkennen, dass Sie ihr Nahrung anbieten. Manchmal lässt sich jemand dadurch zum Mundöffnen ermuntern, dass man ihm sanft einen Löffel mit ein wenig Essen an die Lippen hält.
- Nehmen Sie sich Zeit. Hetzen Sie die Person nicht und versuchen Sie nicht, ihr zu große Nahrungsbrocken zu geben, selbst wenn sie diese essen zu wollen scheint. Sie könnten riskieren, dass sie keine Luft mehr bekommt oder sich verschluckt (siehe unten).
- Gestalten Sie die Mahlzeiten angenehm. Menschen mit schwerer Demenz haben ebenso große Freude am Essen und Trinken wie wir alle, und eine schöne, entspannte Mahlzeit erhöht ihr Wohlbefinden. Auch hier gilt, dass sanfte Hintergrundmusik die Erfahrung des Essens bereichern kann. Nutzen Sie die Gelegenheit zur Interaktion oder zumindest zum geselligen Zusammensein mit der Person.

Schluckbeschwerden

Es ist mit Risiken verbunden, einem Menschen mit schwerer Demenz beim Essen zu helfen. Mit dem Begriff „Dysphagie" oder Schluckstörung werden Schwierigkeiten beim Schlucken bezeichnet. Eine mögliche Folge der Dysphagie ist die „Aspiration" (Verschlucken), die auftritt, wenn Nahrung vom Mund in die Luftröhre statt in die Speiseröhre gelangt. In schwerwiegenden Fällen kann die Luftröhre blockiert werden, was zu Erstickung führt. Ständige Aspirationsepisoden können Brustkorbinfektionen zur Folge haben, darunter die Aspirationspneumonie, die bei Menschen mit schwerer Demenz manchmal eine Todesursache darstellt. Eine Dysphagie kann ganz unterschiedliche Ursachen haben. Zu diesen gehört, dass zu viel Nahrung in den Mund genommen wird, dass die Person schluckt, ohne zu kauen, anhaltend kaut oder Essen im Mund behält. Gelegentlich wird der Schluckreflex beeinträchtigt.

Ein Betroffener sollte beim Essen aufmerksam auf Anzeichen für Dysphagie oder Aspiration beobachtet werden. Diese sind zu vermuten, wenn er ständig hustet oder nach dem Schlucken ein gurgelndes Geräusch macht. Die Risiken können dadurch minimiert werden, dass man sich bei den Mahlzeiten Zeit lässt und die Person keine großen Bissen zu sich nimmt. In einigen Fällen können angedickte Flüssigkeiten und eine weiche Kost, die sich mit der Gabel zerdrücken lässt, oder glatte, breiige Speisen notwendig sein. Pürierte Nahrung sollte jedoch nicht lediglich aus Gründen der Einfachheit verabreicht werden.

Eine andere Lösung, die bisweilen in Betracht gezogen wird, ist die künstliche Ernährung, auch als Sondenernährung bekannt. Hierbei gelangt die Nahrung direkt durch eine Sonde in den Magen. Manchmal wird die Sonde über die Nase zum Magen geführt (nasogastrale Ernährung), in der Demenzpflege findet jedoch häufiger die sogenannte perkutane endoskopische Gastrostomie (PEG-Ernährung) Anwendung, bei der die Sonde auf chirurgischem Wege durch die Bauchdecke in den Magen gelegt wird. Die künstliche Ernährung demenzkranker Menschen im fortgeschrittenen Stadium ist ein umstrittenes und emotionales Thema. Schwere Dysphagie ist oft ein Hinweis darauf, dass der Betroffene sich dem Ende seines Lebens nähert, und wir mögen uns fragen, ob der Versuch gerechtfertigt ist, sein Leben durch künstliche Ernährung zu verlängern. Wir werden diese Frage im nächsten Kapitel untersuchen.

Auf Inkontinenz reagieren

Im fortgeschrittenen Stadium der Demenz kann ein Betroffener „doppelt inkontinent" werden, was bedeutet, dass er sämtliche Kontrolle über seine Blasen- und Darmfunktion verloren hat. Der Beginn der Inkontinenz lässt sich häufig dadurch verzögern, dass der Person in den früheren Stadien mit bewährten Maßnahmen bei der Befriedigung ihrer Ausscheidungsbedürfnisse geholfen wird (siehe Kapitel 5). Hat ein Mensch die Kontrolle über seine Blase und/oder seinen Darm verloren, sollte eine Untersuchung zum Einsatz von Inkontinenzvorlagen stattfinden. Solange er noch mobil ist, stellt die Verwendung von elastischen Inkontinenzslips oder Pants häufig die beste Möglichkeit dar, seine Würde zu wahren und Selbstständigkeit zu fördern. Später, wenn er bewegungsunfähig ist, müssen die Inkontinenzvorlagen unbedingt ausreichend saugstark sein und gut anliegen. Niemand sollte lange Zeit in derselben Inkontinenzvorlage sitzen oder liegen gelassen werden, und die Vorlagen sollten diskret und einfühlsam so schnell wie möglich gewechselt werden, wenn sie beschmutzt sind.

Mag es auch verlockend sein, bei harninkontinenten Menschen über den Einsatz eines Katheters nachzudenken, ist diese Lösung für Menschen im fortgeschrittenen Stadium der Demenz doch nicht geeignet – es sei denn, es besteht eine dringende medizinische Notwendigkeit, wie etwa bei akutem Harnverhalt. Katheter können die Ursache von erheblichen Beschwerden und großer Qual sein. Zudem besteht ein erhöhtes Risiko für Harnwegsinfektionen, wenn sie über längere Zeit im Körper belassen werden.

Mit Schmerzen und Beschwerden umgehen

Wie in Kapitel 5 besprochen, können Schmerzen eine wesentliche Ursache von Qual darstellen. Forschungsergebnisse haben gezeigt, dass Schmerzen bei einer Demenzerkrankung häufig unerkannt bleiben. Denken Sie daran, dass jemand im fortgeschrittenen Stadium der Demenz unter eingeschränkter Mobilität leidet und möglicherweise lange Zeit in ein und derselben Stellung verbleibt. Er kann wegen anderer körperlicher Krankheiten Schmerzen haben. Außerdem verfügt er über eine verminderte Fähigkeit, seine Schmerzen oder Beschwerden mitzuteilen. Es ist deshalb von entscheidender Bedeutung, dass wir auf Anzeichen von Schmerz achten, die mit nonverbalen Mitteln zum Ausdruck kommen. Es gibt einige speziell für Kliniker entwickelte Beurteilungsmethoden, die diesen helfen sollen, Schmerz bei Demenzpatienten zu erkennen und zu behandeln. Deren Grundprinzip besteht darin, insbesondere bei der Körperpflege und beim Bewegen des Betroffenen auf Gesten, Gesichtsausdrücke und Geräusche zu achten, die auf Schmerzen oder Qual hindeuten könnten. Falls Sie irgendwelche dieser Symptome bemerken, sollten Sie über Schmerzlinderung nachdenken und sich Rat suchen.

Zu den wichtigsten Grundsätzen für das Schaffen von Wohlbefinden im fortgeschrittenen Stadium der Demenz zählen folgende:

- Stellen Sie sicher, dass die Person schmerzfrei ist, indem Sie ihr Verhalten beobachten und für angemessene Schmerzlinderung sorgen.
- Unterstützen Sie das Wohlbefinden durch druckentlastende Matratzen und behutsames Umlagern der Person.
- Halten Sie die Haut der Person sauber und trocken, indem Sie sie behutsam waschen, abtrocknen und mit feuchtigkeitsspendenden Hautcremes einreiben.
- Verwenden Sie passgenaue Inkontinenzvorlagen und wechseln Sie diese regelmäßig.
- Sorgen Sie dafür, dass der Mund feucht und sauber bleibt.
- Wenden Sie Aromatherapie an (nutzen Sie zum Beispiel Lavendel- und Melissenöl oder vertraute Parfums and Lufterfrischer).
- Spielen Sie vertraute, beruhigende Musik ab oder singen Sie Lieblingslieder.
- Reden Sie bei der Pflege mit der Person.
- Sorgen Sie für gedämpfte Beleuchtung.
- Geben Sie der Person Gegenstände mit feiner Struktur, wie zum Beispiel weiche Stoffe oder Spielsachen, die sie halten und berühren kann.
- Setzen Sie Berührung ein; verabreichen Sie unter anderem sanfte Handmassagen, streicheln Sie das Gesicht der Person, halten Sie sie.
- Leisten Sie der Person Gesellschaft und lassen Sie sie wissen, dass Sie da sind.

7.7 Dem Ende des Lebens entgegengehen

Die tief greifenden kognitiven Schwierigkeiten im fortgeschrittenen Stadium der Demenz sowie die erhöhte körperliche Gebrechlichkeit, die durch zunehmende Probleme mit der Beweglichkeit, dem Essen und Trinken gekennzeichnet ist, bedeuten, dass sich das Leben einer Person dem Ende entgegenneigt. Wie auch bei den anderen Phasen der Erkrankung ist nur schwer absehbar, wie lange das fortgeschrittene Stadium der Demenz dauern wird – bei manchen Menschen stellt sich der Tod innerhalb von Wochen oder Monaten ein, während andere noch einige Jahre weiterleben. Jedoch ist der Tod immer jederzeit möglich, und früher oder später wird klar werden, dass der Betroffene nicht mehr lange leben wird. In dem Versuch, seinen friedlichen Tod zu gewährleisten, werden die ihn Pflegenden Entscheidungen darüber treffen müssen, wie er betreut werden soll. Im nächsten Kapitel werden wir uns mit der Pflege von Demenzkranken beschäftigen, die das Ende ihres Lebens erreicht haben. Ebenfalls befassen werden wir uns mit der Rolle, die Familienangehörige und Freunde bei Pflege- und Behandlungsentscheidungen spielen, sowie mit deren eigenen Bedürfnissen nach Verständnis und Unterstützung in dieser Zeit.

Da ich seit zwei Jahren in das Heim komme, habe ich viele andere Menschen immer weiter abbauen und sterben sehen. Ich glaube, ich habe mich mit der Tatsache abgefunden, dass dieser Prozess jetzt vielleicht bei meiner Frau einsetzt; dass sie sterben wird, aber wer weiß, wie lange das dauern wird? Sechs Monate, zwei Jahre, aber ich will es gar nicht genau wissen.

8. | Das Lebensende

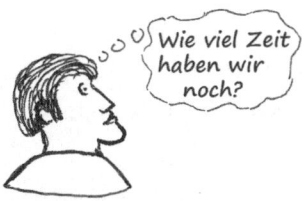

Wie wir besprochen haben, handelt es sich bei der Demenz bedauerlicherweise um eine unheilbare, fortschreitende und tödlich verlaufende Krankheit. Das bedeutet, dass alle Menschen, die eine Demenz entwickeln, mit diesem Leiden sterben werden – es wird angenommen, dass eine von drei Personen über 65 Jahren mit einer Demenz stirbt (Knapp und Prince 2007). Es ist jedoch nicht zwangsläufig so, dass all diese Menschen *an* einer Demenz sterben, und nicht alle erreichen vor ihrem Verscheiden das fortgeschrittene Stadium der Demenz. Allerdings wird eine Demenzerkrankung als Todesursache häufig unterschätzt und dadurch nicht selten die Gelegenheit versäumt, eine gute Sterbebegleitung zu bieten. In diesem Kapitel werden wir uns mit der speziellen Pflege und Unterstützung Betroffener am Lebensende beschäftigen. Dabei ist es ganz gleich, an welchem Punkt des Wegs durch die Demenz die Sterbebegleitung stattfindet und wo – Menschen mit Demenz können in einem Pflegeheim, bei sich zu Hause oder im Krankenhaus entschlafen. Das Lebensende ist häufig eine Zeit der Entscheidungen. Angesichts der Tatsache, dass der Demenzkranke sich an diesen möglicherweise nicht beteiligen kann, werden wir über die Rolle von Angehörigen und Freunden bei der Entscheidungsfindung sprechen. Wir werden außerdem untersuchen, wie Angehörige und Freunde ein friedliches Sterben des Betroffenen unterstützen und ihre eigenen Bedürfnisse nach Information, Unterstützung und Trost in dieser Zeit erfüllen können. (Wir werden hier nicht das umstrittene Thema Beihilfe zur Selbsttötung ansprechen, da dieses bereits in Kapitel 3 behandelt wurde. Wir werden auch nicht umfassend über sämtliche Aspekte der Sterbebegleitung informieren, sondern nur über jene, bei denen die Demenz besondere Probleme verursachen kann.)

8.1   Was ist mit „Lebensende" gemeint?

Für den Zweck dieses Kapitels werden wir als Lebensende den im Allgemeinen recht kurzen Zeitraum betrachten, in dem klar ist, dass der Tod unmittelbar bevorsteht. Unabhängig vom jeweiligen Stadium der Demenz hat sich der Gesundheitszustand des Betroffenen so weit verschlechtert, dass er innerhalb weniger Wochen oder Tage sterben dürfte. Diese Phase wird von Symptomen wie den folgenden begleitet:

- Verschlechterung des Schluckens
- Gewichtsverlust
- Bewusstseinsminderung
- Verminderung der peripheren Durchblutung
- Verändertes Atemmuster

Da einige dieser Symptome Merkmalen der schweren Demenz ähneln, kann die genaue Phase des Lebensendes bei Menschen in diesem Stadium der Demenz schwer zu erkennen sein. Deshalb wird dieser Abschnitt der fortgeschrittenen Demenz manchmal als „Dahinschwinden" bezeichnet. In dieser Zeit müssen die wichtigsten Entscheidungen getroffen werden, und der Betroffene sowie seine Angehörigen und Freunde benötigen spezielle Betreuung und Unterstützung.

Gleichzeitig müssen wir ebenfalls anerkennen, dass im Fall eines plötzlichen Todes – beispielsweise durch einen Herzinfarkt, Schlaganfall oder Unfall – häufig keine Zeit bleibt, um dem Erkrankten die Erfahrung der Sterbebegleitung zu ermöglichen. Dann muss unsere Aufmerksamkeit den Angehörigen und Freunden gelten, denen der Umgang mit dem Tod der Person dadurch erschwert werden kann, dass sie keine Gelegenheit hatten, sich auf ihn vorzubereiten.

8.2 Was verursacht den Tod demenzkranker Menschen?

Wie bereits angedeutet, kann der Tod während des Fortschreitens der Demenz in jedem Stadium der Erkrankung eintreten. Dies liegt natürlich darin begründet, dass die meisten Demenzkranken ältere Menschen sind, ist die Demenz doch in den höchsten Altersgruppen am weitesten verbreitet. Einige Betroffene werden vor Einsetzen der Demenz langfristige altersbedingte Leiden wie Herz-Kreislauf- und Atemwegserkrankungen oder Krebs entwickelt haben (wie wir gesehen haben, erhöht eine Vorerkrankung des Herz-Kreislauf-Systems – eine kardiovaskuläre Vorerkrankung – das Demenzrisiko) oder bekommen diese Leiden möglicherweise nach Beginn der Demenz. Viele Menschen sterben eher *mit* Demenz als *an* Demenz. Manche befinden sich erst im frühen Stadium der Erkrankung und sind häufig in der Lage, sich an den Entscheidungen und der Pflegeplanung für ihr Lebensende zu beteiligen. In der Praxis überlebt nur eine Minderheit der Betroffenen bis zum fortgeschrittenen Stadium. Wie erwähnt, ist ein plötzlicher Tod möglich und kann auf verschiedenste Ursachen zurückgehen.

Erreicht eine Person aber das fortgeschrittene Stadium der Demenz, stirbt sie nicht selten durch ein mit dieser Phase verbundenes Leiden. Wie in Kapitel 7 erwähnt, sind schwer demenzkranke Menschen häufig bewegungsunfähig oder bettlägerig und einem erhöhten Risiko des Auftretens von Schluckbeschwerden ausgesetzt. In diesem Fall kann eine Aspiration zu einer schweren und häufig tödlichen Brustkorbinfektion führen. Zusätzlich dazu ist häufig das Immunsystem der Betroffenen beeinträchtigt, wodurch sie stärker gefährdet sind, eine Lungenentzündung, eine Harnwegsinfektion oder andere Infektionskrankheiten zu entwickeln, und weniger auf Antibiotika ansprechen. Gefäßleiden wie Blutgerinnung können sich durch die Bewegungsunfähigkeit verschlimmern. Manchmal scheint eine Person einfach „dahinzusiechen", und als Todesursache wird nicht selten die Demenzerkrankung verzeichnet.

> Er erholte sich von einer Reihe von Brustkorbinfektionen, mit oder ohne Antibiotika. Mehrfach sagte der Hausarzt, wenn er zur Hausvisite kam, es würden ihm nur noch ein paar Tage oder sogar Stunden bleiben, und ich rief immer die ganze Familie zusammen. Es war jedes Mal eine Achterbahn der Gefühle.

8.3   Die Gefühle von Angehörigen und Freunden, wenn das Lebensende naht

Angehörige und Freunde haben wohl zwangsläufig gemischte Gefühle, wenn ihnen bewusst wird, dass eine Person sich dem Ende ihres Lebens nähert. Die Traurigkeit und die Trauer angesichts des bevorstehenden Verlusts werden häufig durch ein gewisses Maß an Erleichterung darüber gemildert, dass der Weg des Betroffenen durch die Demenz zu einem Ende kommt. Manche werden schon eine Zeit lang den Verlust des Menschen beklagt haben, der er einst gewesen ist – es ist bekannt, dass Familienangehörige und Freunde mit dem Durchleben eines Trauerprozesses beginnen können, sobald die Demenz festgestellt worden ist. Wenn die Krankheit dann fortschreitet und der Betroffene immer mehr von seiner Wesensart und seinen Fähigkeiten einbüßt, fühlen sie sich zunehmend beraubt. Einige haben sich mehr oder weniger mit dem Tod des Menschen abgefunden, wenn es so weit ist, und betrachten ihn nicht selten als „Erlösung" – sowohl für den Demenzkranken als auch für sich selbst.

> Ich betete immer, dass meine Mutter schneller sterben würde, als sie es tatsächlich tat. Als sie dann schließlich starb, weinte ich natürlich, aber nicht, weil meine Mutter tot war, ich war einfach erleichtert.

> Es kann am Anfang ein Gefühl von Erleichterung und Erlösung geben, weil der Mensch mittlerweile stark behindert ist und man erleichtert ist, dass er seinen Frieden hat.

Viele andere jedoch lieben den Menschen weiterhin hingebungsvoll und spüren den Schmerz des bevorstehenden Verlusts und der Trauer, egal, wie lange die Demenz schon währt oder wie weit sie fortgeschritten ist. Solche Gefühle können besonders intensiv sein, wenn der Betroffene an früher Demenz erkrankt ist und in einem relativ jungen Alter stirbt, doch ist Trauer selbstverständlich nicht altersbedingt. Angehörige und Freunde müssen einfühlsam mit den Gefühlen des anderen umgehen. Zu einem trauernden Ehegatten zu sagen: „Es ist das Beste so", ist kein Trost, wenn die Partner sich treu ergeben waren und der Zurückgebliebene durch den Verlust am Boden zerstört ist.

8.4   Wie würden wir sterben wollen?

Diese Frage mag ziemlich direkt und aufdringlich klingen. Für viele Menschen aus westlichen Kulturen ist der Tod ein unangenehmes Thema, über das zu sprechen (oder auch nur nachzudenken) häufig immer noch als Tabu betrachtet wird. Jedoch hilft uns das Reflektieren darüber, wie wir selbst gern sterben würden, beim Verstehen der Schwierigkeiten, denen ein Demenzkranker sich gegen Ende seines Lebens gegenübersieht. Auch können wir ihm dann besser helfen, so zu sterben, wie er es sich wünscht.

Im Großen und Ganzen stellen wir uns vor, dass die meisten Menschen bei ihrem Tod unter anderem gern die folgenden Grundsätze beachtet sähen:

- Wir würden die Wahrheit darüber erfahren wollen, was mit uns los ist, damit wir uns darauf einstellen und uns von unseren Angehörigen und Freunden verabschieden können. Wir würden über unseren Gesundheitszustand und über den vorgesehenen medizinischen und pflegerischen Versorgungsplan unterrichtet sein wollen. Wir würden wissen wollen, ob im Fall eines Herz- oder Atemstillstands Versuche zu unserer Wiederbelebung unternommen werden würden.
- Wir würden an einem Ort unserer Wahl sterben wollen. Für viele von uns wäre das unser Zuhause; manche aber, die allein leben oder nicht wollen, dass ihre Angehörigen sie pflegen müssen, könnten das Sterben in einer Einrichtung vorziehen, in der Fachkräfte für die Pflege zur Verfügung stehen.
- Wir würden uns körperlich so wohl und schmerzfrei wie möglich fühlen wollen. Wenn wir nicht in der Lage wären, unsere alltäglichen Bedürfnisse selbst zu befriedigen, würden wir sie in einer Weise erfüllt bekommen wollen, die unser Wohlbefinden und unsere Würde bewahrt.
- Wir würden die Option haben wollen, dass unser Leben nicht verlängert wird, wenn klar ist, dass das Ende unmittelbar bevorsteht. Wir würden über jegliche medizinischen Behandlungen und Eingriffe Bescheid wissen wollen, die Ärzte oder

Schwestern bzw. Pfleger an uns vorzunehmen beabsichtigen, und in der Lage sein wollen, sämtliche von uns nicht gewünschten Behandlungen abzulehnen.

- Falls wir einem Glauben anhängen, würden wir imstande sein wollen, religiöse oder spirituelle Aktivitäten auszuüben (oder für uns ausüben zu lassen). Außerdem würden wir wollen, dass mit unserem Körper nach unserem Tod gemäß unseres religiösen Glaubens umgegangen wird.
- Wir würden nicht allein sterben wollen. Im Idealfall würden wir bei unserem Dahinscheiden mit geliebten Personen zusammen sein wollen, sollte das aber nicht möglich sein, würden wir Menschen bei uns haben wollen, denen unser Wohl am Herzen liegt und die Trost und Unterstützung bieten können.
- Wir würden wissen wollen, dass wir auch dann noch mit Würde und Mitgefühl behütet und behandelt werden, falls wir bei Näherrücken des Todes bewusstlos werden.
- Wir würden wollen, dass unsere Liebsten unterstützt, umsorgt und getröstet werden, und zwar sowohl in der Zeit vor unserem Tod als auch in der danach.

Es ist eine traurige Tatsache, dass zahlreichen nicht an Demenz erkrankten Menschen ein Tod zuteilwird, der vielen dieser Grundsätze nicht entspricht. Wenn dies der Fall ist, welche Chancen haben dann demenzkranke Menschen, einen „guten Tod" zu sterben? Im nächsten Abschnitt werden wir darüber sprechen, wie eine Demenz die Erfahrung einer Person am Lebensende beeinträchtigen kann. Und wir werden beschreiben, wie sich Demenzkranken helfen lässt, zu diesem Zeitpunkt ein so gutes Erlebnis wie möglich zu haben.

8.5 Demenz und Sterbebegleitung

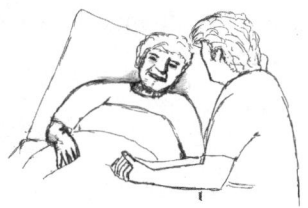

Wie den Lesern klar sein dürfte, schmälert eine Demenzerkrankung die Wahrscheinlichkeit, dass ein Mensch einen Tod erfährt, der den oben aufgeführten Grundsätzen genügt. Je nachdem, welchen Punkt er auf seinem Weg durch die Demenz erreicht hat (und je nach seinem körperlichen Zustand bei Näherrücken des Lebensendes), hat der Betroffene voraussichtlich mehr oder weniger große Schwierigkeiten mit der Kommunikation, dem Bewusstsein und der Entscheidungsfindung. Sie alle beeinflussen seine Erfahrung. Wir werden jeden Aspekt einzeln untersuchen und darüber nachdenken, wie Angehörige und Freunde der Person zu diesem Zeitpunkt helfen können.

Kommunikationsschwierigkeiten

In den späteren Stadien der Demenzerkrankung beeinträchtigen die Sprach- und Kommunikationsschwierigkeiten eines Menschen seine Fähigkeit, anderen mitzuteilen, wie er sich fühlt oder welches seine Wünsche sind. Er ist zudem außerstande zu begreifen, was andere ihm über seine Krankheit erzählen. Es kann insbesondere schwerfallen zu erkennen, ob er Schmerzen oder Beschwerden hat. Angehörige und Freunde können hier helfen, indem sie mit ihrer eigenen Kenntnis des Betroffenen versuchen, seinen Grad an Schmerzen oder Beschwerden einzuschätzen. Anzeichen für mögliche Schmerzen sind erhöhte Verwirrung, Unruhe oder Rastlosigkeit sowie Veränderungen des Schlafmusters. Weitere Anhaltspunkte sind gegeben, wenn der Erkrankte angespannter oder steifer erscheint als üblich oder in stärkerem Maße Laute von sich gibt. Vor allem beim Bewegen der Person ist es wichtig, auf Anzeichen von Qual zu achten, die auf Schmerz hindeuten könnten. Hierzu gehören zum Beispiel ein Verziehen des Gesichts, Stöhnen, Tränen oder Schutzhaltungen. Derartige Veränderungen sind dem Ärzte- oder Pflegepersonal zu melden, das als Reaktion einen Versuch mit einer stärkeren Schmerztherapie oder anderen Mitteln zur Erhöhung des Wohlbefindens unternehmen sollte.

Wie wir in Kapitel 7 gesagt haben, ist es wichtig, dass mit dem Betroffenen weiterhin so gesprochen wird, als könnte er verstehen, was ihm mitgeteilt wird. Wahrscheinlich kann er das Gesagte auf irgendeiner Ebene begreifen, und die Anwesenheit von Angehörigen und Freunden sowie deren fortwährende Bereitschaft, mit ihm zu interagieren, verschaffen ihm ein Gefühl der Beruhigung.

Bewusstsein

Sind sich Menschen mit mittelschwerer und schwerer Demenz zu diesem Zeitpunkt der Tatsache bewusst, dass ihr Leben zu Ende geht? In den meisten Fällen ist es unmöglich, diese Frage zu beantworten, und wir dürfen annehmen, dass die Betroffenen über wenig oder gar kein Bewusstsein dessen verfügen, was mit ihnen geschieht. Dieser Gedanke mag uns einen gewissen Trost bereiten, denn fehlendes Bewusstsein bedeutet weniger Leiden.

Gleichzeitig kann es negative Folgen für den Kranken haben, wenn Fachkräfte wie Ärzte, Schwestern, Pfleger und das Personal von Pflegeheimen – und Angehörige und Freunde – glauben, er verfüge über kein Bewusstsein seiner Situation. Schlimmstenfalls kann dies zu der Einstellung führen, es sei „egal, was wir tun, er weiß es ja doch nicht". Zumindest sollten die religiösen oder spirituellen Wünsche des Betroffenen geachtet und berücksichtigt werden, selbst wenn er sich des Stattfindens eines Rituals oder einer Zeremonie nicht bewusst ist. Auch sollte die Person weiterhin mit Respekt und Würde behandelt und ihr vermutlich vorhandenes Bedürfnis nach Gesellschaft unterstützt werden. Familienangehörige und Freunde müssen möglicherweise gegenüber Fachkräften – oder untereinander – für den Patienten eintreten, wenn sie das Gefühl haben, dass er nicht mit angemessenem Respekt behandelt oder mit der richtigen Pflege umgeben wird.

Entscheidungsfindung

Fehlt es einem Betroffenen zum Lebensende an der Einwilligungsfähigkeit, ist er daran gehindert, sich an Entscheidungen zu seiner Pflege und Behandlung und seinem Sterbeort zu beteiligen. Möglicherweise sind seine Wünsche dann nicht bekannt, oder es wird nicht ihnen entsprechend gehandelt. Forschungsergebnisse zeigen, dass die meisten Menschen ihr Leben in einer vertrauten Umgebung beenden möchten und nicht im Krankenhaus sterben wollen. Es ist jedoch eine Tatsache, dass in Ländern wie Deutschland eine Vielzahl von Menschen ihr Leben dennoch im Krankenhaus beenden. Bei Demenzkranken dürfte die Wahrscheinlichkeit hierfür besonders hoch sein. Das liegt mitunter daran, dass pflegende Angehörige sich nicht in der Lage fühlen, die Person zu Hause zu pflegen. Dieses Gefühl wird manchmal von Fachkräften verstärkt, die den pflegenden Angehörigen erzählen, es würden ihnen die Möglichkeiten fehlen, zu Hause angemessene pflegerische oder medizinische Unterstützung zu leisten. Auch das Personal eines Pflegeheims glaubt nicht selten, dass es ihm an der Kompetenz oder den Mitteln zur Pflege Sterbender mangelt, und überweist den Betroffenen dementsprechend in ein Krankenhaus – obwohl es, wie wir in Kapitel 5 gesehen haben, vielen Krankenhausmitarbeitern selbst an Kenntnissen über Demenzerkrankungen und an Qualifikation in der Demenzpflege fehlt. Auch hier besteht das Risiko, dass die Person einen unwürdigen Tod erfährt. Zwar kann die Krankenhausaufnahme in manchen Fällen im Interesse des Betroffenen sein, doch ermöglicht die Fürsprache von Angehörigen und Freunden es ihm in anderen Fällen, sein Leben in einer geeigneteren Umgebung zu beenden, umsorgt von Menschen, die ihn kennen und respektieren.

Zu den möglicherweise erforderlichen Behandlungs- oder Pflegeentscheidungen gehören die, ob der Kranke im Fall eines Herz- oder Atemstillstands wiederbelebt werden soll, ob bei Schluckbeschwerden auf künstliche Ernährung zurückgegriffen werden soll und ob lebensverlängernde Medikamente oder Behandlungsmethoden eingesetzt werden sollen. Wie wir in Kapitel 3 gesehen haben, kann ein demenzkranker Mensch seine diesbezüglichen Wünsche bekannt geben, solange er noch einwilligungsfähig ist, indem er eine Patientenverfügung aufsetzt. In den meisten Fällen wäre diese Verfügung rechtlich bindend, vorausgesetzt, sie wurde ordnungsgemäß erstellt und unmissverständlich formuliert. Alternativ kann der Betroffene einen Angehörigen oder Freund als seinen Bevollmächtigten bestimmen, der in seinem Namen Pflegeentscheidungen trifft. Fehlen solche formalen Regelungen, haben Angehörige und Freunde keine rechtliche Befugnis, für die Person Beschlüsse zu fällen. Gute Praxis beinhaltet jedoch, dass Ärzte oder Schwestern bzw. Pfleger Angehörige hinzuziehen, wenn derartige Entscheidungen getroffen werden müssen.

> Bei seiner letzten Brustkorbinfektion sah mein Mann erschöpft aus; er konnte seinen Kopf nicht mehr hochhalten und verlor komplett seine Schluckfähigkeit. Er nahm sehr niedrig dosierte orale Antibiotika, und der Arzt fragte, ob ich ihn ins Krankenhaus einliefern lassen wollte, damit die Antibiotikaverabreichung und Hydrierung intravenös erfolgen könnten, oder ob ich ihn zu Hause behalten und der Natur ihren Lauf lassen wollte.

Entscheidungen zum Verzicht auf Wiederbelebung

In Ländern wie Deutschland gilt, dass das Personal eines Krankenhauses zu einem Reanimationsversuch verpflichtet ist, wenn bei einem Patienten das Herz oder der Atem stillsteht und *keine* Entscheidung zum Verzicht auf Widerbelebung (VaW) getroffen worden ist. Die Reanimation kann für die betroffene Person würdelos und unangenehm sein, und es gilt als sehr unwahrscheinlich, dass sie bei Menschen in den späteren Stadien der Demenz erfolgreich verläuft. Falls der Betroffene überlebt, kann er sich vor seinem letztlichen Tod mit weiteren Gesundheitsproblemen und Krisensituationen konfrontiert sehen.

VaW-Entscheidungen können nur von einem Arzt getroffen werden. Angehörige und Freunde dürfen Ärzte nicht dazu anweisen, die Person entweder wiederzubeleben oder dies zu unterlassen. Der Betroffene selbst kann jedoch mittels einer Patientenverfügung den Willen äußern, dass er unter diesen Umständen nicht wiederbelebt werden möchte. Ärzte respektieren diesen Wunsch in den meisten Fällen.

Gleichzeitig sollte es nicht so sein, dass automatisch bei allen Menschen mit Demenz, die an einer schweren Krankheit leiden, VaW-Entscheidungen getroffen werden. Eine Reanimation kann das Leben verlängern, und wenn die Person sich im frühen Stadium der Demenz befindet, kommt sie möglicherweise in den Genuss vieler weiterer guter Jahre, falls sie sich von der körperlichen Erkrankung erholt. Wir würden jedes Gesundheitssystem ablehnen, das demenzkranke Menschen benachteiligt, indem es ihnen allein aufgrund der Tatsache, dass sie eine Demenz haben, eine Behandlung verweigert. Alle derartigen Entscheidungen sollten im Interesse des Patienten, nicht des Gesundheitssystems gefällt werden.

Künstliche Ernährung

Wie in Kapitel 7 besprochen, wird künstliche Ernährung manchmal für Menschen mit schwerer Demenz vorgeschlagen, die gegen Ende ihres Lebens Probleme mit dem Schlucken bekommen. Hierbei handelt es sich in diesem Zusammenhang um eine höchst umstrittene Behandlung. Während es aktuellen Empfehlungen zufolge kein Totalverbot von künstlicher Ernährung und Flüssigkeitszufuhr geben sollte, wird für das Lebensende weder zu nasogastralen Sonden noch zu PEG-Ernährung geraten. Zwar wird behauptet, künstliche Ernährung könne die Stärke und die Fähigkeiten eines Betroffenen verbessern und durch eine Erhöhung seines Körpergewichts Druckwunden reduzieren, doch gibt es keine Beweise dafür, dass diese Vorteile tatsächlich eintreten. Außerdem ist das Legen einer nasogastralen oder PEG-Sonde für einen Menschen unangenehm und würdelos, und diese Form der Ernährung verringert den Kontakt mit anderen, der sich durch das Essen und Trinken ergibt. Es können Komplikationen auftreten, wenn die Sonde infiziert wird oder verrutscht oder wenn der Patient sie herauszieht. Mag der Betroffene auf oralem Wege auch nicht viel Nahrung zu sich nehmen, ist fehlender Appetit am Lebensende doch üblich, und er stirbt wahrscheinlich eher an dem zugrunde liegenden Krankheitsprozess als durch Verhungern.

Dies scheinen schlagkräftige Argumente gegen die Sondenernährung zu sein. Das Verfahren wird heutzutage auch nur selten angewendet, doch können Familienangehörige und Freunde bezüglich seines Einsatzes um Rat gefragt werden. Ein Erkrankter, der eine Patientenverfügung aufsetzt, möchte möglicherweise Stellung dazu nehmen, ob er im Fall einer schweren Demenz künstlich ernährt werden wollte oder nicht. Alternativ könnte er hierüber die Person informieren, die als sein Bevollmächtigter fungiert.

> Ich musste dem Pflegeteam versichern, dass wir meinen Mann nun, wo er nicht mehr schlucken konnte, nicht an Hunger sterben lassen würden. Denn im Sterbeprozess verspürte er weder Hunger noch Durst, vorausgesetzt, sein Mund wurde feucht und sauber gehalten.

8.6 Ein guter Tod?

Denken Sie über die folgende wahre Geschichte nach, wie sie von Michael erzählt wurde, einem Pflegeassistenten in einem Altenpflegeheim:

> James wohnte ungefähr seit sechs Monaten im Heim, aber er war stark behindert und vollkommen abhängig geworden. Er war von Beruf Buchhalter gewesen. Seine Frau besuchte ihn viel, aber er schien sie nicht zu erkennen, er murmelte einfach vor sich hin, wenn sie da war. Dann wurde er merklich schwächer, und es war klar, dass er nicht mehr lange leben würde. Er war nicht mehr in der Lage, feste Nahrung zu sich zu nehmen, und wurde mit einer Schnabeltasse gefüttert, wenn auch unter Schwierigkeiten. Eines Nachmittags zur Kaffeezeit brachte ich James sein Getränk und bereitete mich darauf vor, ihn zu füttern. Er sah mich aufmerksam an und schien zu versuchen, mit mir zu kommunizieren. Er sagte mit leiser, deutlicher Stimme: „Nein … nein …" Ich nahm das Getränk weg, ohne zu versuchen, ihn zu füttern. An dem Abend starb James friedlich, mit seiner Frau an seinem Bett.

Was halten wir von Michaels Geschichte? Glauben wir, dass James tatsächlich versuchte, ihm seinen wahren Wunsch mitzuteilen? Und wie denken wir über Michaels Entscheidung, diesem offensichtlichen Wunsch zuzustimmen und das Getränk wegzunehmen? Manchen Autoren liegen ähnliche empirische Belege für sogenannte „zeitweilige Spontanremissionen" vor: kurze, normalerweise gegen Ende des Lebens auftretende Augenblicke, in denen Menschen mit schwerer Demenz offenbar einen lichten Moment hatten und allem Anschein nach in der Lage waren, mit anderen sinnvoll zu kommunizieren. War dies ein solcher Augenblick? Und falls ja (oder falls nicht), tat Michael das Richtige, indem er James das Getränk nicht gab? Es ist höchst unwahrscheinlich, dass Michael mit seiner Entscheidung James' Tod beschleunigte, und wir können das, was er tat, vielleicht als menschlichen individuellen Akt betrachten. Eine gute Pflege Demenzkranker am Lebensende ist im Wesentlichen dasselbe wie eine gute Pflege in jedem Stadium der Demenz. Die Grundsätze, die wir im gesamten Buch in den Vordergrund gestellt haben – Personenzentriertheit, Flexibilität und die Behandlung demenzkranker Menschen als Individuen, die Respekt verdienen –, gelten ebenso am Lebensende wie zu jedem anderen Zeitpunkt auf dem Weg des Betroffenen durch die Demenz.

> Am Ende platzierten wir uns so, dass wir ihn halten und zärtlich an uns drücken konnten, und er hörte mit dem rasselnden, angespannten Geräusch auf, es ließ nach und ging in normales Atmen über. Die Abstände zwischen den Atemzügen wurden größer und größer, und er glitt einfach dahin – es war sehr friedlich.

8.7 Unterstützung nach dem Tod

Die Fähigkeit, an jemandes Lebensende für Trost und Wohlbefinden zu sorgen, kann von besonderer Bedeutung sein, da viele Menschen nach dem Tod des Betroffenen mit der Erinnerung an sein Ableben zurückbleiben. Bei jenen, die wegen außerhalb ihrer Kontrolle liegender Umstände nicht in der Lage sind, dieses Ziel zu erreichen, kann es ein überwältigendes Gefühl von Schuld und Verlust geben. Sind wir hingegen imstande, die bestmögliche Pflege einer Person sicherzustellen, können sich stattdessen Gefühle der Zufriedenheit und der Beruhigung einstellen.

Nachdem der Demenzkranke verstorben ist, brauchen Angehörige und Freunde weiterhin Unterstützung. Der Tod eines engen Verwandten oder Freundes mit Demenz kann, was das Gefühl des Verlusts und der Trauer angeht, dieselbe Wirkung haben wie das Verscheiden eines jeden anderen Menschen – selbst wenn es erwartet wird und man erleichtert ist, dass der Betroffene nicht länger „leidet". Wie bei jedem Tod oder Verlust können die praktischen Vorkehrungen für die Beerdigung Menschen anfänglich beschäftigt halten. Häufig sind während dieser Zeit auch noch andere da, die Unterstützung und Hilfe bieten. Ist die Beisetzung jedoch vorbei, kann eine Lücke zurückbleiben. Dies ist vor allem bei den Menschen der Fall, die sehr in die Pflege eingebunden waren, sei es zu Hause oder mittels regelmäßiger Besuche im Pflegeheim. Manche haben in diesem Zusammenhang von „verzögerter Trauer" gesprochen. Angehörige und Freunde sollten versuchen, einander weiterhin zu unterstützen. Für die Menschen, die besonders stark betroffen sind, stellt zudem möglicherweise Trauerarbeit eine nützliche Form der Hilfe dar.

> 16 Monate, nachdem mein Mann gestorben war, traf mich dieser Trauerschock wie ein Hammerschlag, und ich wusste nicht, was mit mir los war, sowohl körperlich als auch psychisch; ich habe es immer noch nicht richtig auf die Reihe bekommen.

Schlussbemerkung: Unter Demenz leiden oder mit Demenz leben?

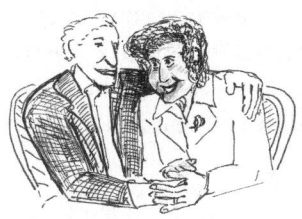

„So und so leidet unter Demenz." Wie oft haben wir diesen Satz nicht gehört oder gelesen? Wir müssen seine Bedeutung nicht erklären. Die Person „leidet"; sie erfährt Qual, Unbehagen und eine schlechte oder gar keine Lebensqualität. Und dasselbe gilt deshalb auch für ihre Freunde und Angehörigen. Derartige Sätze gehören zum negativen Stereotyp der Demenz, wie es in den Medien noch immer dargestellt wird. Gelegentlich lesen wir etwas über bekannte Menschen oder Berühmtheiten, die Demenz haben, und aller Voraussicht nach werden auch sie als unter der Krankheit „leidend" beschrieben.

Aber nicht alle demenzkranken Menschen leiden, nicht einmal alle bekannten. Nehmen wir zum Beispiel den amerikanischen Popsänger und Gitarristen Glen Campbell. Anfang 2011, als er 75 Jahre alt war und seit einigen Jahren Gedächtnisschwierigkeiten hatte, wurde bei ihm Alzheimer diagnostiziert. Anstatt sich von der Öffentlichkeit zurückzuziehen und unter seiner Krankheit zu „leiden", begab Campbell sich auf eine weltweite Konzerttournee, sang vor Tausenden von Zuhörern seine berühmten Songs „Rhinestone Cowboy" und „Wichita Lineman" und spielte genauso gut Gitarre wie in seinen jungen Jahren. Suchen Sie auf YouTube nach der Tour, und Sie werden Ausschnitte von einigen dieser Konzerte finden. Was an den Clips auffällt, ist die Tatsache, dass Campbell – weit davon entfernt, zu „leiden" – sich großartig amüsiert. Er macht das Beste aus der Zeit, die ihm noch bleibt, und ist dabei ein klassisches Exempel für jemanden, der *mit Demenz lebt*.

Ein weiteres Beispiel ist das von George Melly, dem britischen Jazzmusiker und Sänger, der 2007 im Alter von 80 Jahren starb. Bei ihm wurde eine vaskuläre Demenz festgestellt, und trotzdem gab er noch bis wenige Monate vor seinem Tod weiter Livekonzerte. Gemeinsam mit seiner Frau Diana drehte er einen Film über die vaskuläre Demenz und über die Auswirkungen, die sie auf Demenzkranke und Pflegende hat.

Natürlich konnten weder Glen Campbell noch George Melly diese Ziele ohne fremde Hilfe erreichen. Der Beistand und die Unterstützung von Angehörigen und Freunden waren unverzichtbar. Was Glen Campbell angeht, spielten drei seiner Kinder in seiner Band, um ihn auf der Bühne zu unterstützen und zu betreuen, und seine Familie förderte aktiv sein Wohlbefinden. Er verwendete Teleprompter, die ihm bei den Songtexten halfen. George Melly wurde von seiner Frau sowie von langjährigen Bandmitgliedern kompetent unterstützt, die ihm bei vertrauten Songs Zeichen geben konnten. Mit derartiger Mitarbeit wurden die Lebensqualität und das Wohlbefinden beider Künstler maximiert – und sie konnten zudem ihren Fans weiterhin Vergnügen bereiten.

Wir vertrauen darauf, dass unsere Leser in diesen Geschichten einige der Themen und Ideale dieses Buchs wiedererkennen. Und wir hoffen, diese Beispiele erzeugen in ihnen die Hoffnung, dass auch ihr eigener Weg durch die Demenz, trotz all seiner Prüfungen und Schwierigkeiten, nicht nur aus Leiden bestehen wird. Mit professioneller Hilfe können Angehörige und Freunde im Leben demenzkranker Menschen viel bewirken. Und wenn der Weg zu Ende ist, haben sie die befriedigende Gewissheit, dem Betroffenen geholfen zu haben, *mit* Demenz zu leben.

Literatur

ADELMAN, S., BLANCHARD, M., RAIT, G., LEAVEY, G. & LIVINGSTON, G. (2011): „Prevalence of dementia in African-Carribbean compared with UK-born White older people: two-stage cross-sectional study". *British Journal of Psychiatry 199*, 2, S. 119–125.

ALZHEIMER'S ASSOCIATION (2002): *African Americans and Alzheimer's Disease: The Silent Epidemic.* Abrufbar unter ↗ http://www.alz.org/national/documents/report_africanamericans-silentepidemic.pdf, zuletzt besucht am 06.09.2016.

ALZHEIMER'S ASSOCIATION (2012): „Alzheimer's Disease Facts and Figures". *Alzheimer's and Dementia 8*, 2. Abrufbar unter ↗ http://www.alz.org/downloads/Facts_Figures_2012.pdf, zuletzt besucht am 06.09.2016.

ALZHEIMER'S SOCIETY (2009): *Counting the Cost: Caring for People with Dementia on Hospital Wards.* London: Alzheimer's Society.

ALZHEIMER'S SOCIETY (2011): *Optimising Treatment and Care for Behavioural and Psychological Symptoms of Dementia: A Best Practice Guide.* Abrufbar unter ↗ http://www.alzheimers.org.uk/bpsdguide, zuletzt besucht am 06.09.2016.

BAYLEY, J. (1998): *Iris: A Memoir of Iris Murdoch.* London: Duckworth.

GRAHAM, N. (2003): „Editorial: Dementia and family care: the current international state of affairs". *Dementia 2*, S. 147–149.

KITWOOD, T. (1997): *Dementia Reconsidered: The Person Comes First.* Buckingham: Open University Press.

KNAPP, M. & PRINCE, M. (Hg.) (2007): *Dementia UK – A Report into the Prevalence and Cost of Dementia.* London: Alzheimer's Society. Abrufbar unter ↗ http://www.psige.org/public/files/Dementia_UK_Summary.pdf, zuletzt besucht am 06.09.2016.

LEACH, P. (2001): *Die ersten Jahre deines Kindes.* München: dtv.

LUENGO-FERNANDEZ, R., LEAL, J. & GRAY, A. (2010): *Dementia 2010: The Prevalence, Economic Cost and Research Funding of Dementia Compared with Other Major Diseases.* Cambridge: Alzheimer's Research Trust.

PRINCE, M. & JACKSON, J. (Hg.) (2009): *World Alzheimer Report 2009.* London: Alzheimer's Disease International. ↗ http://www.alz.co.uk/research/files/WorldAlzheimerReport.pdf, zuletzt besucht am 06.09.2016.

THE INDEPENDENT (2008): „Brown calls for ‚sensitivity' over assisted suicide". Abrufbar unter ↗ http://www.independent.co.uk/news/uk/politics/brown-calls-for-sensitivity-over-assisted-suicide-1060787.html, zuletzt besucht am 06.09.2016.

THOMPSON, R. & HEATH, H. (2011): *Dignity in Dementia; Transforming General Hospital Care. Summary of Findings from Survey of Carers and People Living with Dementia.* London: Royal College of Nursing. Abrufbar unter ↗ http://www2.rcn.org.uk/__data/assets/pdf_file/0007/397564/RCN_Dementia_project_Summary_of_findings_from_carer_and_patient_survey_July_26_2011-11.pdf, zuletzt besucht am 06.09.2016.

Deutsche Quellen

BUNDESMINISTERIUM FÜR GESUNDHEIT (2015): *Österreichischer Demenzbericht*. Abrufbar unter ↗ http://www.bmg.gv.at/cms/home/attachments/6/4/5/CH1513/CMS1436868155908/demenzbericht2014.pdf, zuletzt besucht am 06.09.2016.

DEUTSCHE ALZHEIMER GESELLSCHAFT E. V. (2014): *Das Wichtigste: Die Häufigkeit von Demenzerkrankungen*. Abrufbar unter ↗ http://www.deutsche-alzheimer.de/fileadmin/alz/pdf/factsheets/infoblatt1_haeufigkeit_demenzerkrankungen_dalzg.pdf, zuletzt besucht am 06.09.2016.

DEUTSCHE ALZHEIMER GESELLSCHAFT E. V.: *Demenz im jüngeren Lebensalter*. Abrufbar unter ↗ http://www.deutsche-alzheimer.de/die-krankheit/demenz-im-juengeren-lebensalter.html, zuletzt besucht am 06.09.2016.

DEUTSCHE ALZHEIMER GESELLSCHAFT, LANDESVERBAND BAYERN E. V. (2010): *Menschen mit Demenz im Krankenhaus*. Abrufbar unter ↗ http://www.alzheimer-bayern.de/pdf_antraege/Konzept_Demenz_FP.ber.pdf, zuletzt besucht am 06.09.2016.

DEUTSCHES ÄRZTEBLATT (2012): „Immer mehr demente Patienten in deutschen Krankenhäusern". Abrufbar unter ↗ http://www.aerzteblatt.de/nachrichten/51644, zuletzt besucht am 06.09.2016.

SCHWEIZERISCHE ALZHEIMERVEREINIGUNG (2015): *Zahlen und Fakten zur Demenz*. Abrufbar unter ↗ http://www.alz.ch/index.php/zahlen-zur-demenz.html, zuletzt besucht am 06.09.2016.

Informationsquellen für Angehörige und Freunde

Nachfolgend finden Sie die Kontaktdaten von gemeinnützigen und staatlichen Organisationen in Deutschland, Österreich und der Schweiz, die Auskunft zur Pflege Demenzkranker geben und Familienangehörigen und Freunden Unterstützung anbieten. Die Informationen stammen von den Internetseiten der Organisationen.

Deutschland

Aktion Demenz e. V.

Der Verein „Aktion Demenz – Gemeinsam für ein besseres Leben mit Demenz" hat sich zum Ziel gesetzt, die Lebensbedingungen für Menschen mit Demenz zu verbessern. Hierfür schafft und bietet er einen Rahmen zur Wahrnehmung zivilgesellschaftlicher Verantwortung. Im Lauf der Zeit hat sich das Thema „Demenzfreundliche Kommune" als Dachthema des Vereins herauskristallisiert.

Tel. 0641 99 232 06

↗ *http://www.aktion-demenz.de*

Deutsche Alzheimer Gesellschaft e. V.

Die Deutsche Alzheimer Gesellschaft und ihre Mitgliedsgesellschaften sind Selbsthilfeorganisationen, die sich bundesweit für die Verbesserung der Situation der Demenzkranken und ihrer Familien einsetzen. Zum Verein, der umfassende Informationen bietet, gehören 137 auf Landes- und regionaler Ebene organisierte Alzheimer-Gesellschaften.

Tel. 030 259 37 95 14

↗ *http://www.deutsche-alzheimer.de*

Wegweiser Demenz

Dieses Informationsportal des Bundesministeriums für Familie, Senioren, Frauen und Jugend gibt Auskunft und Rat zu Fragen rund um die Demenz, darunter auch zum Thema gesetzliche Leistungen.

↗ *http://www.wegweiser-demenz.de*

Österreich

Alzheimer Austria

Alzheimer Austria ist ein gemeinnütziger Verein, der sich für die Rechte von demenziell erkrankten Menschen und deren Angehörigen engagiert und sich für die Erhaltung der Würde dieses Personenkreises einsetzt. Der Verein bietet u. a. Information, Beratung und Unterstützung sowie Training für Angehörige.

Tel. 01 332 51 66

↗ *http://www.alzheimer-selbsthilfe.at/*

Demenzhilfe Österreich

Die Demenzhilfe Österreich ist eine Initiative der Volkshilfe. Im Mittelpunkt ihrer Arbeit steht die Verbesserung der Situation von erkrankten Personen und deren Angehörigen. Sie bietet ein Informationsportal, Betreuungsangebote, Demenzprojekte und finanzielle Unterstützung durch den Demenzhilfe-Fonds.

Tel. 01 402 62 09

↗ *http://www.demenz-hilfe.at*

Österreichische Alzheimer Gesellschaft

Die Österreichische Alzheimer Gesellschaft hat sich zum Ziel gesetzt, Betroffene und deren Angehörige zu informieren und zu unterstützen und die Forschung im Demenzbereich sowie die Gründung unabhängiger Selbsthilfegruppen für Angehörige zu fördern.

Tel.: 01 890 34 74

↗ *http://www.alzheimer-gesellschaft.at*

Schweiz

Schweizerische Alzheimervereinigung

Die Schweizerische Alzheimervereinigung ist eine unabhängige, konfessionell und politisch neutrale gemeinnützige Organisation. Sie engagiert sich für die Erhaltung der Würde von Menschen mit einer Demenz und ihren Angehörigen und für die Verbesserung ihrer Lebensqualität.

Tel. 024 426 20 00

↗ *http://www.alz.ch*

Index

Hausapotheke für die Seele

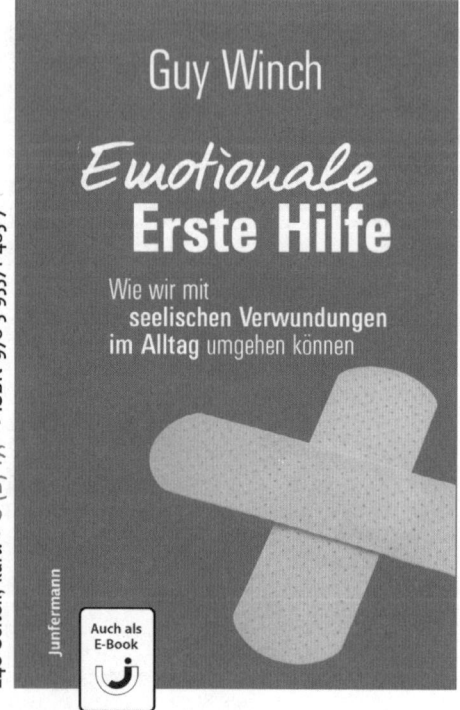

240 Seiten, kart. • € (D) 17,– • ISBN 978-3-95571-485-7

Junfermann

Auch als E-Book

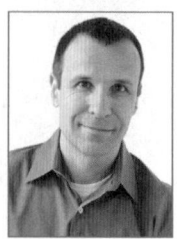

Guy Winch, Ph.D. ist als Psychotherapeut in eigener Praxis tätig. Er ist sehr erfolgreich als Vortragsredner, u. a. für die Organisation TED.

GUY WINCH

»Emotionale Erste Hilfe«

Wie wir mit seelischen Verwundungen im Alltag umgehen können

Auf ein aufgeschlagenes Knie kleben wir ein Pflaster. Was aber unternehmen wir, um die seelischen Verletzungen zu behandeln, die wir im Alltag erleiden? Gleich zum Therapeuten zu gehen ist nicht immer sinnvoll, denn viele seelische Verletzungen sind nicht so schwer, dass sie professionelle Hilfe erfordern.

Dieses Buch ist eine Hausapotheke für die kleineren seelischen Verletzungen, die wir uns im täglichen Leben holen. Guy Winch führt Sie Schritt für Schritt in die Behandlung der häufigsten psychischen Verwundungen ein: Zurückweisung, Einsamkeit, Verlust, Schuldgefühle, Grübeln, Scheitern und ein geringes Selbstwertgefühl – hier lernen Sie, wie Sie mit emotionalen Wunden wirksam umgehen und so zu mehr Resilienz und Selbstvertrauen finden.

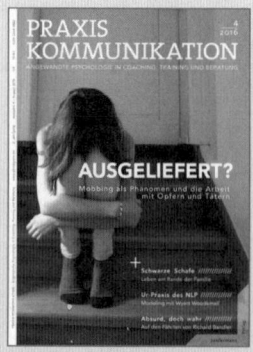